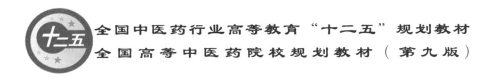

全国中医药行业高等教育"十二五"规划教材
全国高等中医药院校规划教材（第九版）

中医工程学导论

（供中医学类、中西医临床医学等专业用）

主　审　杨华元（上海中医药大学）

主　编　邵建华（上海中医药大学）

　　　　侯俊玲（北京中医药大学）

副主编　顾柏平（南京中医药大学）

　　　　刚　晶（辽宁中医药大学）

　　　　黄　浩（福建中医药大学）

　　　　柴　英（大连医科大学）

　　　　郭晓玉（河南中医学院）

U0335627

中国中医药出版社

·北　京·

图书在版编目（CIP）数据

中医工程学导论/邵建华，侯俊玲主编．—北京：中国中医药出版社，2012.7
全国中医药行业高等教育"十二五"规划教材
ISBN 978 – 7 – 5132 – 0925 – 0

Ⅰ.①中…　Ⅱ.①邵…②侯…　Ⅲ.①中医学 – 中医药院校 – 教材　Ⅳ.①R22

中国版本图书馆 CIP 数据核字（2012）第 098994 号

中国中医药出版社出版
北京市朝阳区北三环东路 28 号易亨大厦 16 层
邮政编码　100013
传真　010 64405750
北京市卫顺印刷厂印刷
各地新华书店经销

＊

开本 787×1092　1/16　印张 13.25　字数 294 千字
2012 年 7 月第 1 版　2012 年 7 月第 1 次印刷
书　号　ISBN 978 – 7 – 5132 – 0925 – 0

＊

定价　24.00 元
网址　www.cptcm.com

全国中医药行业高等教育"十二五"规划教材
全国高等中医药院校规划教材（第九版）
专家指导委员会

吴咸中（天津中西医结合医院主任医师　中国工程院院士）

吴勉华（南京中医药大学校长　教授）

肖培根（中国医学科学院研究员　中国工程院院士）

陈可冀（中国中医科学院研究员　中国科学院院士）

陈立典（福建中医药大学校长　教授）

范永升（浙江中医药大学校长　教授）

范昕建（成都中医药大学校长　教授）

欧阳兵（山东中医药大学校长　教授）

周　然（山西中医学院院长　教授）

周永学（陕西中医学院院长　教授）

周仲瑛（南京中医药大学教授　国医大师）

郑玉玲（河南中医学院院长　教授）

胡之璧（上海中医药大学教授　中国工程院院士）

耿　直（新疆医科大学副校长　教授）

高思华（北京中医药大学校长　教授）

唐　农（广西中医药大学校长　教授）

梁光义（贵阳中医学院院长　教授）

程莘农（中国中医科学院研究员　中国工程院院士）

傅克刚（江西中医学院院长　教授）

谢建群（上海中医药大学常务副校长　教授）

路志正（中国中医科学院研究员　国医大师）

廖端芳（湖南中医药大学校长　教授）

颜德馨（上海铁路医院主任医师　国医大师）

秘　书　长　王　键（安徽中医学院院长　教授）

洪　净（国家中医药管理局巡视员兼人事教育司副司长）

王国辰（全国中医药高等教育学会教材建设研究会秘书长
中国中医药出版社社长）

办公室主任　周　杰（国家中医药管理局人事教育司教育处处长）

林超岱（中国中医药出版社副社长）

李秀明（中国中医药出版社副社长）

办公室副主任　王淑珍（全国中医药高等教育学会教材建设研究会副秘书长
中国中医药出版社教材编辑部主任）

裴　颢（中国中医药出版社教材编辑部副主任）

全国中医药行业高等教育"十二五"规划教材
全国高等中医药院校规划教材（第九版）

《中医工程学导论》编委会

前　言

　　全国中医药行业高等教育"十二五"规划教材是为贯彻落实《国家中长期教育改革和发展规划纲要（2010－2020年)》、《教育部关于"十二五"普通高等教育本科教材建设的若干意见》和《中医药事业发展"十二五"规划》，依据行业人才需求和全国各高等中医药院校教育教学改革新发展，在国家中医药管理局人事教育司的主持下，由国家中医药管理局教材办公室、全国中医药高等教育学会教材建设研究会在总结历版中医药行业教材特别是新世纪全国高等中医药院校规划教材建设经验的基础上，进行统一规划建设的。鉴于由中医药行业主管部门主持编写的全国高等中医药院校规划教材目前已出版八版，为便于了解其历史沿革，同时体现其系统性和传承性，故本套教材又可称"全国高等中医药院校规划教材（第九版)"。

　　本套教材坚持以育人为本，重视发挥教材在人才培养中的基础性作用，充分展现我国中医药教育、医疗、保健、科研、产业、文化等方面取得的新成就，以期成为符合教育规律和人才成长规律的科学性、先进性、适用性的优秀教材。

　　本套教材具有以下主要特色：

　　1. 继续采用"政府指导，学会主办，院校联办，出版社协办"的运作机制

　　在规划、出版全国中医药行业高等教育"十五"、"十一五"规划教材时（原称"新世纪全国高等中医药院校规划教材"新一版、新二版，亦称第七版、第八版，均由中国中医药出版社出版），国家中医药管理局制定了"政府指导，学会主办，院校联办，出版社协办"的运作机制，经过两版教材的实践，证明该运作机制符合新时期教育部关于高等教育教材建设的精神，同时也是适应新形势下中医药人才培养需求的更高效的教材建设机制，符合中医药事业培养人才的需要。因此，本套教材仍然坚持这个运作机制并有所创新。

　　2. 整体规划，优化结构，强化特色

　　此次"十二五"教材建设工作对高等中医药教育3个层次多个专业的必修课程进行了全面规划。本套教材在"十五"、"十一五"优秀教材基础上，进一步优化教材结构，强化特色，重点建设主干基础课程、专业核心课程，加强实验实践类教材建设，推进数字化教材建设。本套教材数量上较第七版、第八版明显增加，专业门类上更加齐全，能完全满足教学需求。

　　3. 充分发挥高等中医药院校在教材建设中的主体作用

　　全国高等中医药院校既是教材使用单位，又是教材编写工作的承担单位。我们发出关于启动编写"全国中医药行业高等教育'十二五'规划教材"的通知后，各院校积极响应，教学名师、优秀学科带头人、一线优秀教师积极参加申报，凡被选中参编的教师都以积极热情、严肃认真、高度负责的态度完成了本套教材的编写任务。

　　4. 公开招标，专家评议，健全主编遴选制度

本套教材坚持公开招标、公平竞争、公正遴选主编原则。国家中医药管理局教材办公室和全国中医药高等教育学会教材建设研究会制订了主编遴选评分标准，经过专家评审委员会严格评议，遴选出一批教学名师、高水平专家承担本套教材的主编，同时实行主编负责制，为教材质量提供了可靠保证。

5. 继续发挥执业医师和职称考试的标杆作用

自我国实行中医、中西医结合执业医师准入制度以及全国中医药行业职称考试制度以来，第七版、第八版中医药行业规划教材一直作为考试的蓝本教材，在各种考试中发挥了权威标杆作用。作为国家中医药管理局统一规划实施的第九版行业规划教材，将继续在行业的各种考试中发挥其标杆性作用。

6. 分批进行，注重质量

为保证教材质量，本套教材采取分批启动方式。第一批于 2011 年 4 月启动中医学、中药学、针灸推拿学、中西医临床医学、护理学、针刀医学 6 个本科专业 112 种规划教材。2012 年下半年启动其他专业的教材建设工作。

7. 锤炼精品，改革创新

本套教材着力提高教材质量，努力锤炼精品，在继承与发扬、传统与现代、理论与实践的结合上体现了中医药教材的特色；学科定位准确，理论阐述系统，概念表述规范，结构设计更为合理；教材的科学性、继承性、先进性、启发性及教学适应性较前八版有不同程度提高。同时紧密结合学科专业发展和教育教学改革，更新内容，丰富形式，不断完善，将学科、行业的新知识、新技术、新成果写入教材，形成"十二五"期间反映时代特点、与时俱进的教材体系，确保优质教育资源进课堂，为提高中医药高等教育本科教学质量和人才培养质量提供有力保障。同时，注重教材内容在传授知识的同时，传授获取知识和创造知识的方法。

综上所述，本套教材由国家中医药管理局宏观指导，全国中医药高等教育学会教材建设研究会倾力主办，全国各高等中医药院校高水平专家联合编写，中国中医药出版社积极协办，整个运作机制协调有序，环环紧扣，为整套教材质量的提高提供了保障机制，必将成为"十二五"期间全国高等中医药教育的主流教材，成为提高中医药高等教育教学质量和人才培养质量最权威的教材体系。

本套教材在继承的基础上进行了改革与创新，但在探索的过程中，难免有不足之处，敬请各教学单位、教学人员以及广大学生在使用中发现问题及时提出，以便在重印或再版时予以修正，使教材质量不断提升。

国家中医药管理局教材办公室

全国中医药高等教育学会教材建设研究会

中国中医药出版社

2012 年 6 月

编写说明

　　随着传统中医学的不断发展，现代科学技术在中医学中的应用日益扩大，形成了一门全新的学科——中医工程学。中医工程学是生物医学工程中的一个重要分支，它将现代科学技术的原理和方法与中医学紧密结合，为疾病的诊断和治疗提出合理的解释，对传统中医学的发展起到了积极的推动作用。

　　本教材是在《中医工程学概论》（谈正卿、顾启秀主编）的基础上汲取现代最新研究成果编写而成的。编者来自全国十五所中医院校长期在教学第一线的教授、学者。全书分上下两篇。上篇为生物力学基础。主要介绍骨力学、运动力学、血液流变学和血管动力学，每章末附有思考题。下篇为中医现代化方法。主要介绍与中医学理论体系密切相关的系统论、信息论、控制论，中医学客观化方法的研究，数据分析方法在中医学中的应用，中医诊疗设备。

　　在编写中我们注意将教材的先进性、科学性、实用性有机地结合起来，同时充分考虑到中医院校学生的基础和本学科与中医学的相关联系。

　　本书主要供中医院校中医、中西医结合、针灸推拿、护理、中医工程、影像、运动医学、中药、药学等专业学生使用。我们在编写时注意由浅入深，避免繁琐的数学运算，力求文字简练、流畅，最大限度满足教学和学生的实际需要。对于广大中医工作者和中医院校的研究生而言，本书也可谓是一本有益的参考书。

　　本书在整个编写和出版过程中始终得到了中国中医药出版社、上海中医药大学、北京中医药大学、辽宁中医药大学、南京中医药大学、福建中医药大学等院校领导和同仁的大力支持和帮助，在此谨向他们表示衷心的感谢。除全体编委参加编写外，赵莹、孙继佳、林蓉、刘海英、高清河、李维峰等教师协助编写和校对了部分章节，在这里一并表示感谢。

　　本书的编写内容新、涉及面广，对全体编写者也是一种挑战，存在不足之处，敬请广大读者提出宝贵意见，以便再版时修订提高。

《中医工程学导论》编委会

2012 年 6 月

目　录

绪论 ·· 1
　　一、中医工程学的研究目的 ········· 1
　　二、中医工程学的研究内容 ·············· 1

上篇　生物力学基础

第一章　骨力学 ·························· 3
　第一节　力学基础知识 ················· 4
　　一、静力学基础 ··················· 4
　　二、应力、应变、弹性模量 ·········· 5
　　三、黏弹性 ························· 9
　第二节　骨的力学特性 ················· 11
　　一、骨的力学功能 ················· 13
　　二、骨的承载功能 ················· 13
　　三、骨的生物力学特征 ············· 13
　第三节　骨骼变形的基本形式 ·········· 16
　　一、骨的载荷形式 ················· 16
　　二、骨骼的基本变形 ··············· 18
　　三、骨折的生物力学 ··············· 18
　第四节　骨的功能适应性 ·············· 21
　　一、骨形态结构的功能适应性 ······· 21
　　二、骨组织结构的功能适应性 ······· 22
　第五节　肌肉活动对骨应力分布的影响 ·· 23
第二章　运动力学 ······················ 25
　第一节　膝关节力学 ·················· 25
　　一、运动范围 ····················· 26
　　二、运动力学 ····················· 27
　第二节　髋关节力学 ·················· 30
　　一、运动范围 ····················· 31
　　二、静力学分析 ··················· 32
　　三、外部支持物对髋关节反作用力的影响 ·· 33
　第三节　脊柱力学 ···················· 35
　　一、脊柱的运动范围 ··············· 36

　　二、运动力学 ……………………………………………… 37
　第四节　踝关节、肩关节和肘关节力学 …………………… 41
　　一、踝关节 ………………………………………………… 41
　　二、肩关节 ………………………………………………… 43
　　三、肘关节 ………………………………………………… 45
　第五节　肌肉和关节软骨力学 ……………………………… 47
　　一、骨骼肌的力学性质 …………………………………… 47
　　二、心肌的力学性质 ……………………………………… 49
　　三、关节软骨的力学性质 ………………………………… 50
　第六节　运动力学的测量方法 ……………………………… 51
　　一、肌力矩的测试方法 …………………………………… 51
　　二、动态测力的方法 ……………………………………… 52

第三章　血液流变学 …………………………………………… 57
　第一节　流体力学基础 ……………………………………… 57
　　一、理想流体的稳定流动 ………………………………… 57
　　二、伯努利方程及其应用 ………………………………… 59
　　三、黏滞性流体的流动 …………………………………… 62
　　四、泊肃叶定律 …………………………………………… 66
　　五、斯托克斯定律 ………………………………………… 68
　第二节　人体的血液循环系统 ……………………………… 69
　　一、循环系统 ……………………………………………… 69
　　二、循环系统中血流速度的分布 ………………………… 70
　　三、血细胞的轴向集中 …………………………………… 71
　　四、循环系统中血压的分布 ……………………………… 71
　第三节　血液的流变性质 …………………………………… 72
　　一、血液的组成 …………………………………………… 73
　　二、血液的黏度 …………………………………………… 73
　　三、血液的屈服应力 ……………………………………… 76
　　四、血液的黏弹性和触变性 ……………………………… 77
　第四节　黏度的测定 ………………………………………… 78
　　一、奥氏黏度计 …………………………………………… 78
　　二、旋转圆筒黏度计 ……………………………………… 79
　　三、圆锥平板黏度计 ……………………………………… 80

第四章　血管动力学 …………………………………………… 82
　第一节　心脏内血液的流变性 ……………………………… 82
　　一、用流体动力学讨论心脏内血液流变的特点 ………… 82
　　二、瓣膜启闭的流体力学机理 …………………………… 82
　第二节　心脏作功 …………………………………………… 84

一、心血管系统的血压变化情况 ·············· 84
二、用功能原理计算心脏每搏作的功 ·············· 84
第三节　脉搏波的形成 ·············· 86
第四节　血管中弹性波的传播特性 ·············· 88
第五节　桡动脉脉搏波波形 ·············· 89
一、妊娠妇女的桡动脉波形 ·············· 90
二、正常青年人的桡动脉波形 ·············· 91
三、高血压患者的桡动脉波形 ·············· 92

下篇　中医现代化方法

第五章　系统论、信息论、控制论 ·············· 96
第一节　系统论 ·············· 96
一、系统论的基本知识 ·············· 97
二、系统方法的特点、程序步骤 ·············· 98
三、系统论在中医上的应用 ·············· 100
第二节　信息论 ·············· 102
一、信息论的基本知识 ·············· 103
二、信息方法及其医学应用 ·············· 108
第三节　控制论 ·············· 110
一、控制论的基本知识 ·············· 110
二、控制论的基本方法 ·············· 113
三、控制论在中医学上的应用 ·············· 117
第六章　中医学客观化方法的研究 ·············· 119
第一节　望诊客观化 ·············· 119
一、色诊原理 ·············· 119
二、望诊的客观化方法 ·············· 124
三、舌诊的客观化方法 ·············· 125
第二节　闻诊客观化 ·············· 125
一、闻诊客观化的基本物理概念 ·············· 125
二、闻诊的客观化方法 ·············· 125
第三节　问诊客观化 ·············· 128
第四节　脉诊客观化 ·············· 129
一、脉诊客观化的基本知识 ·············· 130
二、脉象客观化方法 ·············· 132
第五节　经络与证的客观化 ·············· 132
一、经络客观化方法 ·············· 132
二、证的客观化方法 ·············· 136
第七章　数据分析方法在中医学中的应用 ·············· 142
第一节　数理统计方法 ·············· 142

一、数理统计的基础知识 ……………………………………… 142

二、方差分析 ……………………………………………………… 144

三、回归分析 ……………………………………………………… 146

四、主成分分析 …………………………………………………… 147

五、因子分析 ……………………………………………………… 149

六、聚类分析 ……………………………………………………… 150

七、判别分析 ……………………………………………………… 152

第二节　数据挖掘方法 ……………………………………………… 152

一、数据挖掘的定义与过程 …………………………………… 152

二、几种常用数据挖掘技术 …………………………………… 155

三、数据挖掘在中医药领域的应用 ………………………… 158

第八章　中医诊疗设备 …………………………………………… 161

第一节　医用传感器 ………………………………………………… 161

一、医用传感器 ………………………………………………… 161

二、医用传感器的分类及工作原理 ………………………… 163

三、医用传感器的进展 ………………………………………… 164

第二节　脉象仪 ……………………………………………………… 166

一、时域分析法 ………………………………………………… 166

二、频域分析法 ………………………………………………… 168

三、综合分析法 ………………………………………………… 169

第三节　舌诊仪 ……………………………………………………… 172

一、三色测量法 ………………………………………………… 172

二、分光光度法 ………………………………………………… 173

三、活体舌显微镜观测法 ……………………………………… 173

四、染料印色法 ………………………………………………… 174

五、标准色卡法 ………………………………………………… 175

六、舌体湿度测定仪 …………………………………………… 175

第四节　电针仪 ……………………………………………………… 175

一、电针仪的种类 ……………………………………………… 176

二、电针仪的物理参数 ………………………………………… 176

三、电针仪的临床应用 ………………………………………… 178

第五节　灸疗仪 ……………………………………………………… 178

一、红外线灸疗仪 ……………………………………………… 178

二、艾灸仿真仪 ………………………………………………… 183

第六节　其他医疗设备 ……………………………………………… 183

一、激光针疗仪 ………………………………………………… 183

二、微波针灸仪 ………………………………………………… 186

三、磁疗器材 …………………………………………………… 188

参考文献 ……………………………………………………………… 197

绪　论

随着传统中医学的不断发展，现代科学技术在中医学中的应用日益扩大，形成了一门全新的学科——中医工程学。中医工程学是生物医学工程中的一个重要分支，并具有它本身的特点。它将现代科学技术的原理和方法与中医学紧密结合，为疾病的诊断和治疗提出合理的解释，对传统中医学的发展起到了积极推动作用。

中医学是人类知识体系中的重要组成部分。随着自然科学的发展，人们越发认识到中医学的基本观点和知识体系与自然科学所关注的自然界客观规律的最终极致（宇宙的本源、物质的本源、生命的本源）密切相关。中医学中的一些理论和方法，就目前而言超越了自然科学所能解释的范畴。上世纪 40 年代以来出现的系统科学、运筹学、数理逻辑、模糊数学、突变理论、非标准分析等新理论，恰恰又与中医学的基本理论和认知方法有着内在的联系，为中医学的研究提供了新的契机。近年来，工程技术在仪器设备、实验方法上的长足进步，尤其是计算机和信息技术的发展，为中医学学科的发展提供了新的支点。

一、中医工程学的研究目的

中医工程学的研究目的是运用现代科学技术，对中医学的理论和诊疗机制加以解释。对中医学中的一些模糊概念作系统化的归类和整理，将其转化成可挖掘的数据，使中医的诊疗过程指标化、客观化、数字化和标准化。

二、中医工程学的研究内容

1. 生物力学

生物力学是近几十年才发展起来的，是处于自然科学前沿的一门新兴边缘学科。研究对象是生物体的力学问题，即运用力学原理和规律探索生命现象，具有学科间相互渗透、交叉的特点。生物力学的研究内容包括从生物体的细胞、组织、器官、系统直至生物体整体的力学功能问题。根据生物材料不同可分为固体力学和生物流体力学。本书重点阐述人体运动系统、血液循环系统的力学原理以及构成这些系统的生物材料的力学特性。生物力学能揭示某些疾病的内在机理并探求理想的治疗方法，对进一步丰富力学的内容，推动力学的发展具有深远的影响。中医的脉诊、针灸、推拿、生物体组织、循环系统疾病的诊治等都与生物力学的知识有关。

2. 系统论、信息论、控制论在中医学中的应用

中医学理论体系的基本特点是整体观。控制论是研究系统中控制规律的学科，中医学从功能上来考察人体，以调节机制的原则建立人体的功能模型，如经络、脏象模型等都与系统论方法相吻合。系统的行为由信息在系统各部分之间传递来控制。从信息论观点来看，人体与外界除有物质和能量的交换外，还有信息的传输，使人体各部分具有相应熵的稳定性。中医的针灸、推拿、气功等治疗使信息输入人体，使人体熵值下降，机体自我调节能力增强。

3. 中医学客观化方法的研究

中医学的发展已有数千年的历史，形成了完整的中医理论体系和望、闻、问、切的四诊方法。随着现代科学技术的发展，诊断更从主观化向客观化发展，即定量化、标准化。当今在中医四诊、证、经络客观化等方面进行了大量的研究。运用图像分析、信息分析技术、传感技术、计算机、医疗电子仪器等新理论、新方法和新科技，加快了中医学的现代化步伐。

4. 数据分析方法在中医学中的应用

统计分析是中医学研究领域中最常用的数据分析方法，一般包括：数据描述性分析、参数估计、假设检验、回归分析、方差分析、聚类分析等方法。但是，随着近年来中医学研究中所产生和积累的海量数据，由于其所具有的大规模、噪声和高维性，传统的方法常常不适合分析这些数据集，需要新的数据分析技术。数据挖掘是一门新兴技术，是从大型数据库中提取人们感兴趣的、有效的、新颖的、潜在有用的知识的过程。它包括数据选择、预处理、数据转换、数据挖掘、模式解释和知识评价等多个步骤，基本算法有决策树、贝叶斯网络、神经网络、支持向量机、关联分析、智能算法等。目前，数据分析方法已经广泛地应用在中医临床诊断、中药药物分析、方剂配伍规律、中医药文献研究等许多领域，成为中医现代化研究的重要组成部分，加速了中医现代化的进程。

5. 中医医疗设备的研制

随着现代电子技术、计算机、传感技术、图像分析技术等的发展，现代医疗设备在中医中得到了广泛的使用，研制出了脉象仪、舌诊仪、电针仪、艾灸仪、激光针疗仪、微波针疗仪、各种磁疗器材等医疗设备。相信今后会研制出更多的、具有中医特色的医疗设备。除此之外，现代诊疗如心电、脑电、肌电、超声波成像、同位素扫描、光纤内窥镜、放射免疫分析、X – CT、核磁共振等设备在中医学的研究和诊疗中也发挥了重要的作用，为中医学的现代化提供了强有力的支撑。

总之，在中医工程学中希望将现代科学技术的理论和方法与中医学的基础理论紧密结合，为中医学中的疾病诊断原理和治疗方法进行合理的解释并使诊疗过程指标化、客观化、数字化和标准化。这样传统中医学将发挥其独特的理论体系、独特的方法为人类的健康、文明作出更大的贡献。

上　篇　生物力学基础

生物力学是研究生物体中力学问题的科学，发展至今已有几十年，是力学、生物学、医学科学之间的一门边缘学科。生物体是一个活动的整体，有整体运动、生物体的平衡、肢体与各组织器官的伸缩旋转等运动。血液流变学主要研究血液的循环系统、心脏与血管的动力学等问题。生物力学通过对生物体的受力分析，讨论其力学性质以及在力的作用下生物体的反应，揭示生命过程与生命运动的规律。

本篇主要介绍骨力学、运动力学、血液流变学、血管动力学等相关知识。

第一章　骨力学

骨骼是组成脊椎动物的坚硬器官，其功能是运动、支持和保护躯体，制造血细胞和储藏矿物质等。骨骼有各种不同的形状，其特性与功能决定了其自身独特的复杂结构，使其在减轻自重的同时能够最大化地发挥其力学功能。

人体的骨骼是运动系统的一部分，骨与骨之间一般由关节和韧带连接。人体骨骼大致可分为躯干骨、颅骨和四肢骨三部分。骨是一种器官，主要由骨组织（骨细胞、胶原纤维和基质）构成，具有一定的形态和构造，外面是骨膜，内部有骨髓，含有丰富的血管、淋巴管及神经，不断进行新陈代谢和生长发育，并有修复、再生和改建的能力。经常锻炼可促使骨良好发育，长期废用则出现疏松。基质中有大量钙盐和磷酸盐沉积，是钙、磷的储存库，参与体内钙、磷代谢，骨髓还有造血功能。

成人一般有206块骨，约占体重的五分之一。骨具有一定的韧性和弹性，并可随力学的要求而改变自身的性能和形状。学习骨骼的生物力学知识需要了解力学的基本知识与力学规律，本章将简单介绍静力学、应力与应变、黏弹性等基本力学知识，重点介绍骨的生物力学特征、骨变形的基本形式、骨的功能适应性、肌肉活动对骨应力分布影响等知识。

第一节 力学基础知识

一、静力学基础

静力学研究物体在外界作用下维持平衡的条件和规律，主要用来分析刚性物体（刚体）在平衡状态下的受力情况。刚体是指无论在多大的外力作用下，其大小和形状都不会发生变化的物体，是一个理想化的力学模型。在生物力学中，有些情下况可以把人体看作是一个多刚体的体系。

1. 力与力矩

力可使物体的形状或运动状态发生变化。能使物体的形状发生改变的力的效应称为力的变形效应（内效应）；能使物体的运动状态发生改变的力的效应称为力的运动效应（外效应）。力对物体的作用效应取决于力的大小、力的方向和力的作用点，三者缺一不可。根据物体所受的力可以把力分为外力和内力。

（1）外力与内力 外力是指研究对象受到其他物体的作用力。按力的分布情况，外力可分为体积力与表面力。体积力是指受力物体的各个点都受到力的作用，例如生物体自身受到的重力。表面力是指作用在物体表面上的力，若表面力连续作用于物体的某一表面上时就称为分布力；若表面力只作用在物体表面的一点上时就称为集中力。当然，真正的集中力是不存在的，但当表面力的分布面积远小于物体的表面积时可近似看成作用力集中在一点了。体积力的单位通常为牛顿·米$^{-3}$（N·m^{-3}），表面力的单位为牛顿·米$^{-2}$（N·m^{-2}）。

按照力作用时间的长短，外力可分为永久性载荷与暂时性载荷。例如生物体自身的重量是永久性载荷；当人举重时身体所受到的附加的力就是暂时载荷。

按照载荷作用的性质，外力可分为静载荷及动载荷。静载荷是指载荷由零慢慢增加到某一定值后，载荷不再改变或改变很小，即可忽略加速度所引起的惯性力；动载荷是指物体在载荷的作用下，能引起物体的某些部分或各个部分具有显著的加速度，例如人从高处往下跳时，地面将给人体的股骨、胫腓骨等一冲击载荷的作用，这种载荷将有可能引起骨折等严重后果。

内力是指同一物体的各部分之间的相互作用力。若物体受到外力作用下发生变形，则在其内部将产生附加内力以抵抗变形和破坏，当然它的抵抗能力有一定限度，这个限度将反映材料本身的强度。

（2）力系 一个物体若同时受几个外力的作用，这些外力就形成一个力系。根据力系中各力的作用线的几何特征，力系可分为汇交力系或共点力系、平行力系、一般力系等。共点力系又可分为平面共点力系和空间共点力系，平行力系和一般力系也可分为平面力系和空间力系。

（3）力矩 力矩是力对物体转动作用的量度，其大小等于力与力臂的乘积，其正负号可根据力矩使物体的转向来确定。一般规定，当力矩使物体按逆时针方向转动时，力矩为正；反之，力矩使物体按顺时针方向转动时，力矩为负。在国际单位制中，力矩的单位是牛顿·米（N·m）。

当组成物体的各点都围绕同一直线（即转轴）作圆周运动时，这种运动称**转动**，转动轴保持不变的转动称为**定轴转动**。

2. 受力分析

在力学中，一般把相对于地球处于静止或匀速运动的状态称为**平衡状态**。静力学就是研究物体在各种力系作用下的平衡规律。在平衡状态时，要对研究对象所受的全部外力进行分析。进行受力分析时，首先要把研究对象从其所处的物体系中分离出来，分离出的研究对象称作分离体，这个过程称为取分离体。在分离体上画出其所受的全部外力的图形称为研究对象的受力分析图。选取合适的研究对象并对其进行正确的受力分析，是研究物体力学规律的重要前提。

3. 物体平衡条件

当物体所受的合外力和合外力矩均为零时，物体运动的线加速度和角加速度也都为零，这时物体处于静止状态或匀速运动状态，即物体处在平衡状态。根据牛顿第二定律可知，只有当物体所受合外力为零时，物体运动的加速度才为零；根据刚体转动定律，只有当刚体所受合外力矩为零时，物体运动的角加速度才为零。所以物体平衡的力学条件就是物体所受合外力和所受合外力矩都为零，即 $\sum \vec{F_i} = 0$ 和 $\sum \vec{M_i} = 0$。

例 1-1　试分析人体的前臂前平伸肘弯曲 $90°$ 时，前臂的受力情况。

解　人体的前臂前平伸肘弯曲 $90°$ 时，把前臂隔离开分析周围其他物体对它的作用，可认为前臂共受三个力的作用：即前臂的重力，其方向竖直向下，其作用点在前臂的重心；肱二头肌力，其方向竖直向上，作用点为肌腱在桡骨上的附着点；作用在肘关节中尺骨滑车窝上的力，其方向竖直向下，作用点过肘关节的转动轴心。

二、应力、应变、弹性模量

物体在外力作用下其形状和大小要发生改变，这种改变称为**形变**。在物体的形变范围内，若撤去外力，物体仍能完全恢复原状，这种形变称为**弹性形变**；若物体不能完全复原，即形变超过了弹性限度，这种形变称为**塑性形变（范性形变）**。物体在外力作用下产生的形变和外力之间的关系属于弹性力学的内容，下面讨论物体在弹性范围内发生形变时的应力、应变及弹性模量等概念，这些概念是分析骨力学特征的基础。

1. 应力与应变

一般来讲，物体受力后的形变分为：拉伸、压缩、剪切、弯曲和扭转等五种基本形式。人体承受负荷时，产生的形变往往是上述几种基本形变的组合，如图 1-1 所示。

（1）正应力与正应变　物体受到拉力或压力时，其长度往往会发生变化，如图 1-2 所示，表示的是截面积处处相等的棒。若在棒的两端施加大小相等而方向相反的拉力或压力 F 时，则棒处于张力或压缩状态。假设在棒中作一与棒垂直的截面（如图中的虚线所示），这时截面就把棒分为 I、II 两个部分，根据物体的平衡条件可知，I、II

两部分相互之间存在一对大小相等、方向相反的作用力与反作用力 $F_\perp$，这一对力是内力，其方向与截面垂直。

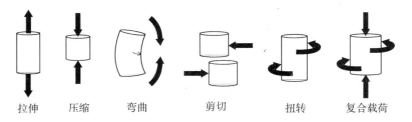

拉伸　　压缩　　弯曲　　剪切　　扭转　　复合载荷

图 1 – 1　　五种基本形变

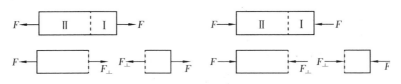

图 1 – 2　　正应力与正应变

我们定义：垂直作用在物体某截面上的内力 $F_\perp$ 与该截面面积 S 的比值称为物体在该截面处所受的**正应力**。当棒受到拉力作用时称为**张应力**，当棒受到压力作用时称为**压应力**，用 σ 表示正应力，则

$$\sigma = \frac{F_\perp}{S} \qquad\qquad (1-1)$$

在国际单位制中，正应力的单位是牛顿·米$^{-2}$（$N \cdot m^{-2}$）。

细棒在外力的作用下，其长度会发生改变。设棒的原长为 l_0，其长度的改变量为 Δl，我们定义：物体在正应力的作用下，物体长度的改变量与物体原长的比值称为**正应变**，正应变说明材料在长度上的改变程度，用 ε 表示，则

$$\varepsilon = \frac{\Delta l}{l_0} \qquad\qquad (1-2)$$

ε 通常用百分数来表示。若物体受张应力的作用而伸长，此时的应变称为**张应变**；若物体受压应力的作用而缩短，此时的应变称为**压应变**。

例 1 – 2　现对一原长 $l_0 = 400\text{mm}$ 的骨骼施加 $F = 1256\text{N}$ 的拉力作用，受力后它的长度变为 $l = 410\text{mm}$，假设骨骼截面的半径 $r = 10\text{mm}$，求骨骼伸长了多少？截面上的正应力是多少？正应变是多少？

解　骨骼伸长了 $\Delta l = l - l_0 = 410 - 400 = 10$（mm）

截面上的正应力为 $\sigma = \dfrac{F}{S} = \dfrac{F}{\pi r^2} = \dfrac{1256}{3.14 \times (10 \times 10^{-3})^2} = 4.00 \times 10^6$（$N \cdot m^{-2}$）

其正应变为　$\varepsilon = \dfrac{\Delta l}{l_0} = \dfrac{10}{400} = 2.5\%$

（2）**切应力与切应变**　物体受到外力作用的另一种情况是外力的方向与物体的作用面平行，如图 1 – 3 所示。图中表示在某一立方体的上、下底面处，分别施加一与其

表面相切的作用力 F，这两个力大小相等、方向相反。假设在这一对力的作用下，立方体发生了形变而变为平行六面体。若在立方体的内部任取一个与其底面平行的横截面，由于力的传递作用，截面上、下的两部分也互相施加与截面相切的内力 $F_{//}$，其大小相等、方向相反。若立方体发生如图中虚线所示的平行位移，这种形变称为**剪切形变**。我们定义作用在物体某截面上的切向内力 $F_{//}$ 与该截面面积 S 的比值称为物体在此截面处所受的**切应力**，用 τ 表示，即

$$\tau = \frac{F_{//}}{S} \qquad\qquad (1-3)$$

τ 的单位是牛顿·米$^{-2}$（N·m^{-2}）。

在剪切形变中，若物体只有形状的变化而体积不变，由图 1-3 可以看出，和底面距离不同的截面移动的距离也不同。假设他们的截面积都是 S，若某截面相对于底面产生的位移为 Δx，该截面与底面之间的垂直距离为 d，我们定义 Δx 与 d 的比值称为**切应变**。用 γ 表示，即

$$\gamma = \frac{\Delta x}{d} = \tan\varphi \qquad (1-4)$$

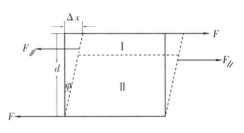

图 1-3　切应力与切应变

式（1-4）中 φ 角是物体产生切应变时，切变面移动的角度。φ 一般很小，当 φ 很小时，上式可近似表达为 $\gamma \approx \varphi$。

（3）**体应变与体压强**　当物体受到压力或拉力作用时，若其形状保持不变而体积发生变化时，如图 1-4 所示，我们把体积的变化量 ΔV 与原体积 V_0 的比值称为**体应变**，用 θ 表示，即

$$\theta = \frac{\Delta V}{V_0} \qquad\qquad (1-5)$$

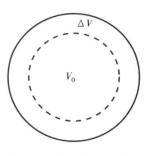

图 1-4　物体的体应变

对各向同性的物体，在外力作用下，引起它的体积发生变化的应力是物体内部各个方向的截面上都有的相同的正应力，即具有相同的压强，那么，我们就可以用压强 P 来表示使体积发生变化的应力，这时的压强 P 就称为**体压强**。

由上述可知，内力是由外力引起的，应力是作用在物体内单位截面上的内力，应力反映了物体在外力的作用下发生形变时物体内部的紧张程度，应变是指物体在应力作用下的相对形变，反映物体的形变程度，是一个无量纲的物理量。要注意的是，物体在外力的作用下，物体内不同截面上的内力即应力一般是不相同的，其内力的大小也不一定等于外力。

2. 弹性模量

（1）**材料的弹性与塑性**　材料在外力作用下发生形变而产生的应力与应变的关系反映了材料的力学性质，研究材料的力学性质常需要测定材料的应力 - 应变曲线，不同的材料有不同的应力 - 应变曲线，但却有共同的基本特征。

图 1-5 是某材料的张应力与张应变的关系曲线图，曲线包括弹性区和塑性区。曲

线的开始部分，应力和变形之间存在着线性关系，如图中 oa 段，应力 – 应变曲线显示为直线段，即应力与应变成正比关系。当撤去外力时材料会恢复到原来的形态，a 点所对应的应力 σ_a 是应力 – 应变关系成正比的最大应力，我们称其为**正比极限**；从 a 点到 b 点的应力与应变不再成正比关系，但撤去外力时材料仍能恢复原来的大小和形状，我们把从 o 点到 b 点的范围称为材料处于弹性形变的范围，在弹性范围

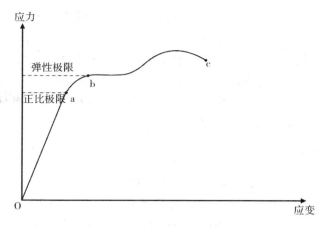

图 1 – 5　某材料的拉伸实验

内外力不会造成材料的永久性变形，b 点所对应的应力 σ_b 是材料处于弹性区内的最大应力，我们称其为**弹性极限**，常把 b 点称为材料的**屈服点**；从屈服点开始，若进一步加载，材料就会发生永久性变形，这就是材料的**塑性**，b 点以后的这部分曲线就是材料的**塑性区**，处在塑性区内的材料其结构已受损且发生永久变形；到了曲线的末端，即**断裂点 c**，材料会断裂，断裂点所对应的应力 σ_c 称为材料的**极限强度**（也称**最大强度**或**抗断强度**）。

材料在张应力作用下发生断裂的应力称为**抗张强度**，材料在压应力作用下发生断裂的应力为**抗压强度**，统称**强度**。材料的强度反映了材料抵抗破坏的能力。

在材料的应力 – 应变关系曲线中，若塑性区的起点（屈服点 b）和终点（断裂点 c）对应的应变范围较大（即两点相距较远），说明该材料能发生较大的塑性形变，具有延展性（延性），这种材料称其为塑性材料；反之，说明材料具有脆性。

（2）**弹性模量**　从应力 – 应变曲线可以看出，在正比极限范围内，应力与应变成正比，这就是著名的胡克（Hooke）定律。对于不同的材料有不同的比例系数，称为材料的**弹性模量**，弹性模量的单位是牛顿·米$^{-2}$（N·m^{-2}）。

杨氏模量：当物体单纯受到张应力或压应力作用时，如图 1 – 5 所示，在正比极限范围内，张应力与张应变之比或压应力与压应变之比称为杨氏（Young）模量，用 E 表示，即

$$E = \frac{\sigma}{\varepsilon} = \frac{Fl_0}{S\Delta l} \qquad (1-6)$$

有些材料在张应力和压应力下对应的杨氏模量是不相等的，例如人的骨骼拉伸时的杨氏模量和压缩时的杨氏模量各约为 $16 \times 10^9 \text{N} \cdot \text{m}^{-2}$ 和 $9 \times 10^9 \text{N} \cdot \text{m}^{-2}$。

切变模量：当物体受到切应力时，在弹性范围内，切应力与切应变的比值称为切变模量，用 G 表示，即

$$G = \frac{\tau}{\gamma} = \frac{Fd}{S\Delta x} \qquad (1-7)$$

体积模量: 当材料发生体应变时,若压强的增量为 ΔP 时,引起材料体积的改变量为 ΔV,相应的体应变为 θ,在弹性范围内,压强的变化量与体应变的比值称为体积模量,用 K 表示,即

$$K = -\frac{\Delta P}{\theta} = -V_0 \frac{\Delta P}{\Delta V} \qquad (1-8)$$

式中的负号表示压强增加时体积是缩小的。体积模量的倒数定义为**压缩系数(压缩率)**,用 k 表示,即

$$k = \frac{1}{K} = -\frac{\Delta V}{\Delta P \cdot V_0} \qquad (1-9)$$

物质的压缩系数 k 值越大,说明物质越容易被压缩。

弹性模量的数值说明物体变形的难易程度,弹性模量越大,物体越不容易变形,材料抵抗变形的能力越大,所以材料的弹性模量也称为该材料的**刚度**。当物体所受的作用力较小时,应力与应变成正比,比例系数即弹性模量为一常数。但当物体所受的作用力较大时,应力与应变则表现为非线性关系,其弹性模量与形变有关,也就是弹性模量不再是一个常数,一般我们把弹性模量与物体形变有关的物体称为**非线性弹性体**。大多数生物材料为非线性弹性体。

物体在外力作用下之所以能产生应力发生的应变,是因为外力对物体做了功,通过外力作功,物体吸收了外部能量并通过变形把该能量转变成形变势能储存在其内部。物体在被破坏前单位体积所储存的能量可以用应力 - 应变关系曲线下所覆盖的面积来表示,该面积越大,表明相应的材料在遭到破坏前所储存的能量越大,抵抗破坏的能力越强。

在材料的弹性区,当撤去外力时,即应力完全消除后,材料内储存的能量可以完全释放出来,材料可以完全恢复原状;而在塑性区,材料发生塑性形变后,应力即使完全消除,储存的能量也不会完全释放,会有一部分留在永久变形的材料内成为材料的形变势能。材料负载的过程是其吸收储存能量的过程,若加载过程中导致材料被破坏,那么材料吸收储存的能量会骤然快速地释放出来。

例 1-3 设某骨的原长度 $l_0 = 0.20\mathrm{m}$,平均横截面积 $S = 2.5\ \mathrm{cm}^2$,现给骨施加 $F = 250\mathrm{N}$ 的压缩载荷,若骨的压缩弹性模量为 $9 \times 10^9 \mathrm{N} \cdot \mathrm{m}^{-2}$,则骨将缩短多少?

解 由式(1-6)可知

骨的缩短量 $\Delta l = \dfrac{Fl_0}{SE} = \dfrac{250 \times 0.2}{2.5 \times 10^{-4} \times 9 \times 10^9} = 2.2 \times 10^{-5}\mathrm{m}$

即骨缩短了 0.022mm。

三、黏弹性

在上面讨论材料的应力 - 应变的关系时知道,当材料受到一定的应力作用时,将相应产生一定的应变,即材料的应力与应变是一一对应的关系,并且这种关系是瞬间达到,不需要时间的积累。但有些材料,如橡胶、高分子塑胶、高温的铁,还有几乎所有

的生物材料等，它们的应力与应变之间达到稳定的一一对应关系需要一段时间，也就是说在施加外力和撤去外力时，这些材料是逐渐发生变形和复原的，说明该材料不但具有弹性固体的力学性质，也具有黏滞性流体的力学性质。或者说这些材料的力学性质介于弹性固体和黏滞性流体之间，我们称这类材料为**黏弹性物质**。黏弹性物质具有固体和流体的双重特性。

黏弹性物体的变形程度取决于外力以如何的速率施加，那么黏弹性材料的应力 - 应变关系不是唯一的，而是一个与时间有关的函数，即黏弹性材料具有时变性，好像材料具有"记忆"性的，下面介绍黏弹性材料的一些基本性质。

1. 延迟弹性

对于弹性体，应变对应力的响应是即时的，不需要时间的积累，而黏弹性材料的应变对应力的响应并不是即时的，应变滞后于应力，如图 1 - 6 所示。黏弹性材料在恒定应力作用下，应变不是立即达到平衡状态，而是经历一个动态过程：开始是一个迅速较大的应变随后是一个缓慢持续的应变过程最后达到平衡状态；当应力撤除后，先有一个迅速较大的应变然后逐渐减小到零，也就是说应变总是滞后于应力的变化，这种性质称为**延迟弹性**。

2. 应力松弛

当黏弹性物体发生形变时，若维持黏弹性物体的应变保持恒定，则应力需随时间的增加而缓慢减小，如图 1 - 7 所示，这种现象称为**应力松弛**。当时间 $t \to \infty$ 时，若应力减小为零，则称**完全松弛**，若应力虽然减小但仍大于零，则称**部分松弛**。在日常生活中，应力松弛现象是常见的，例如用橡皮筋箍紧一物体，随着时间的延长，橡皮筋箍得再也没有开始时那么紧了，这是应力松弛的一个实例。

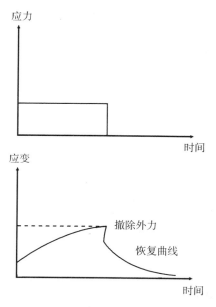

图 1 - 6　黏弹性材料的延迟弹性

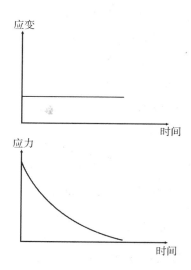

图 1 - 7　黏弹性材料的应力松弛

3. 蠕变

若黏弹性材料在恒定应力的作用下，其应变随着时间的增加而增加，直到具有恒定应变量的平衡状态，材料的这种性质称为**蠕变**，如图 1-8 所示。一些关节软骨就具有这种特点。蠕变性质常常受到材料延迟弹性的影响。

4. 弹性滞后

若对黏弹性材料进行周期性的加载和卸载，研究其应力-应变关系特征时发现，其加载时的应力-应变曲线与卸载时的应力-应变关系曲线不重合，即应力增加时的上升曲线与应力减小时的下降曲线不相吻合，如图 1-9 所示，这种现象称为黏弹性材料的**弹性滞后**，或称迟滞。若对黏弹性材料进行循环的加载与卸载后，在同一个坐标系中得到的加载与卸载的应力-应变关系曲线能形成一个闭合环，此环称为黏弹性材料的**滞后环**，又称**迟滞环**（如图 1-9 所示）。对于黏弹性材料，由于蠕变现象的存在，其滞后环的大小与周期性加卸载的速率有关，环所包围的面积代表黏弹性材料在应变过程中所消耗的能量，面积越大，对应过程中所消耗的能量越多，黏弹性是引起能量消耗的重要原因。

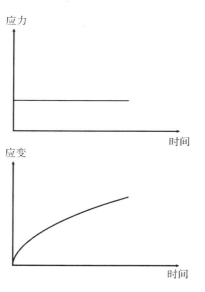

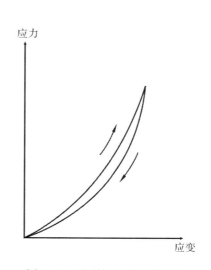

图 1-8　黏弹性材料的蠕变　　　　图 1-9　黏弹性材料的滞后环

人体的骨骼、关节软骨、肌肉、血管壁、皮肤等组织都是黏弹性材料，其力学性质还与温度、压力等外界环境有关。

第二节　骨的力学特性

人体的骨骼系统是人体重要的力学支柱，是机体的基本构架。骨骼独特的结构和力学性能起到实现和维持人体体形、完成运动和保护内脏器官的作用。骨是体内最坚硬的组织之一，又具有一定的弹性和韧性，各种骨骼因其所在的部位不同而有不同的形状、大小和功能，它们的结构和性能也会随其所处的力学环境的不同而改变，即骨骼具有其本身的功能适应性。

骨组织是一种特殊的结缔组织，它既具有一定的形态结构和力学特性，又具有很强的自我修复功能及功能适应性。研究骨骼的力学特性时，经常用强度和刚度来描述骨骼材料的性质。**强度**（抗拉或抗压）表示骨骼在载荷作用下抵抗破坏的能力，**刚度**表示骨骼在载荷作用下抵抗形变的能力，骨的强度与刚度取决于骨的成分与结构。

人体中的骨骼因其部位不同而功能也不同，其中最有代表性的就是软骨和管状骨。

软骨在骨骼系统中是不可缺少的，其作用非常重要，软骨具有柔韧性、弹性及润滑性等。例如在人体运动特别是跳跃时，软骨能起到缓冲作用，就像弹簧一样，减缓对大脑的震动，同时还能辅助与之相连在一起的骨骼在一定范围内作各种运动。又如，关节软骨可以提供关节表面的润滑，使关节面能以最小的摩擦和磨损进行各种相对运动。

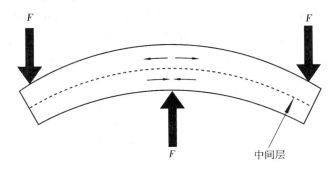

图 1-10　横梁的弯曲

管状骨是在生物进化过程中，根据力学的需要而形成的，如股骨、胫骨等都属于管状骨。图 1-10 是受负荷作用而弯曲的横梁，若将其分成若干层，可以找到一个应力为零的中间层，中间层以上各层均受到拉伸而具有张应力，中间层以下各层均受到压缩而具有压应力，由此可见中间层以及其附近层所承受的应力作用较小，近似于相互抵消，这就是管状骨生成的力学依据。管状骨中央为空腔，其层状结构十分巧妙，最外层是韧性很好的骨膜，再向里为密质骨、疏质骨、骨髓腔等，将密度较大和强度较高的材料配置在高应力区，这种结构既减轻了骨重量，又有较高的受力强度。另外，这类骨的两端比中部肥大，可以增大关节处的接触面积，减少压强。因此，骨骼是一种截面和外形极为合理的优良承力结构。

骨骼受到外力作用，会产生内应力。用新鲜股骨做拉伸实验，测量其张应力与

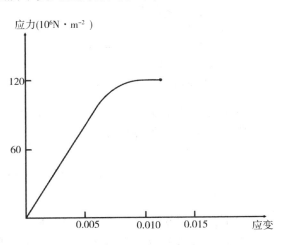

图 1-11　股骨的拉伸应力 - 应变曲线

张应变的关系如图 1 – 11 所示，其应力 – 应变曲线在开始时，非线性程度较低，近似服从胡克定律，此时可认为是线性弹性体。随着应力的增大，非线性的程度也越来越大，当应力约为 120×10^{6} N·m^{-2} 时，股骨试件断裂。根据材料试验表明，骨的密度比钢和花岗岩小，但是其抗张强度约为钢的 1/4，抗压强度接近于花岗岩。骨的力学特征与骨的材料及结构密切相关。

一、骨的力学功能

1. 支撑功能

骨的有机连接构成一个有机整体，使机体保持一定的形态和姿态，支撑机体并负荷机体自身的重量及载荷等。

2. 杠杆功能

在神经系统的支配下，运动系统通过骨骼肌的收缩，牵拉骨骼围绕关节完成各种机械运动，骨在其中发挥着力学中的杠杆功能及承重作用等。

3. 保护功能

一些骨骼相互连接围成腔隙或体腔，以保护脏器。如胸骨、胸椎和肋骨与关节、软骨等围成胸廓，以保护心、肺、大血管等。另外，骨骼的某些结构能避免神经受到压迫和维持血管的正常形态，如足部骨形成的足弓结构使足底的神经和血管免于受压。

二、骨的承载功能

骨骼的承载功能要求骨骼有强大的承载能力，一般我们从骨的强度、骨的刚度和骨的稳定性三个方面衡量骨骼的承载能力。

1. 骨有一定的强度

为了保证骨的正常功能，首先要求骨骼具有一定的强度，以保证身体在正常受载时不会发生破坏，骨的强度指骨在承受载荷时抵抗破坏的能力。例如运动员举重时下肢骨和上肢骨等在承受较大载荷时不致发生骨折。

2. 骨有一定的刚度

骨骼的大小和形状会在载荷的作用下发生变化，即发生变形，但变形不应超过正常的极限限度，否则会发生骨折。骨骼的刚度是反应骨骼在外力的作用下抵抗变形的能力

3. 骨有一定的稳定性

骨骼的稳定性是指骨骼保持原有平衡形态的能力。如长骨在较大的压缩载荷作用下有可能弯曲，骨骼的稳定性要求其在正常的生理条件下要保持原有的平衡状态的形状。

三、骨的生物力学特征

骨的生物力学特征包括骨骼的材料力学特征和骨骼的结构力学特征，也就是说骨的生物力学特征不但与骨的材料有关，还与骨的几何形状密切相关。

1. 骨的静态（不受载荷）生物力学特征

（1）各向异性　骨材料具有各向异性的力学性能，实验说明骨在不同方向的负荷

作用下，表现出不同的强度，如图 1 - 12 所示（图中粗黑短线表示负载施加的方向）。从图中可以看出，在骨的纵轴方向上施加负载时，样品的强度最大，而在横轴方向上施加负载时强度最小，所以骨骼的抗剪切能力比抗压缩能力要弱得多。

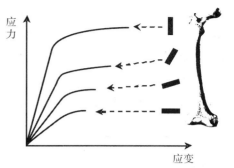

图 1 - 12　股骨在不同方向的受力强度

骨骼的中间部为多孔介质的板层结构材料，这种材料沿不同的方向其力学性质是不同的，这是骨材料具有各向异性的力学性能的主要原因。这种材料称为**各向异性材料**（或称各向异性体）。如有 5 个层次结构的密质骨（皮质骨）在各个方向的弹性特性并不相同，但这与其生理功能相适应；多孔结构的松质骨（网状骨）也具有明显的各向异性，不同解剖部位的骨小梁的结构差异有时很大，这种差异是因不同部位的骨小梁要适应其在该部位要承受的应力而形成的，承重部位的松质骨的各向异性性质明显大于非承重部位。实验表明，椎体的骨松质的各向异性最为显著。松质骨的各向异性性质明显强于密质骨。特别要注意的是，骨松质的各向异性性质随年龄的增加而显著。

（2）弹性和坚固性　骨组织是由水、无机物和有机物组成的坚硬的结缔组织，它的有机成分使骨具有柔韧性、弹性和抗张能力；骨的无机成分使骨具有很好的强度和刚度，使骨具有坚固性和抗压能力。

（3）抗压能力比抗张能力强　实验表明，骨骼对沿其轴线方向的压缩载荷的抵抗最强，即在压应力作用下不易受损；而在张应力作用下易受损，这主要与骨小梁的网状结构特征有关。新鲜骨有较好的延展性，而干骨有明显的脆性。

（4）抗冲击力和持续力差　在冲击载荷的作用下，骨骼会发生很大的形变，即骨对冲击力的抵抗比较小。另外，和其他材料相比较，骨的持续性能和耐疲劳性能也较差。

（5）应力强度的方向性　由于结构的不同，骨的各向异性使它们对应力的反应在各个方向上也不相同。

（6）强度和刚度　骨的应力–应变关系曲线反映了骨的几个指标，即骨在破坏前所能承受的载荷、骨在失效前所能承受的变形、骨在失效前所能贮存的能量等。曲线弹性区的斜率代表了骨组织的刚度，斜率越大则其刚度就越高；骨组织在遭到破坏前承载的载荷越大，骨组织的强度也越大。但应力集中会使骨骼的强度降低。

一般来讲，骨组织在生理上经常承受载荷的方向上，其强度和刚度最大，同时也具有最好的力学性能。

（7）骨的应变率依赖性　骨组织是一种黏弹性材料，其生物力学特征随着其承受的加卸载的速度的变化而发生变化。骨的强度和刚度与应变发生的快慢即应变率（单位时间内所产生的应变量）的关系十分密切，如图 1 - 13 所示。试验说明，加载于骨组织的加载速率越高，骨组织的应变率也越大，骨骼在骨折前表现出的刚度就越大，抗断强度也越大，所以骨骼能承受的载荷也就越大。这说明骨骼能够在短时间内承受一非常大的载荷而不会断裂，但同样的载荷若长时间作用于骨组织，则很可能发生骨折。

在人体内，应变率时刻发生着相当大的变化，如慢步行走时的应变率是每秒 0.001，而慢跑时的应变率则变为每秒 0.03。一般来说，活动越剧烈，应变率就越高，骨组织的强度也会变大。测试发现，等量的应变率变化，所产生的极限强

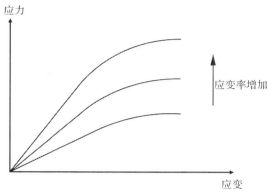

图 1 - 13　骨的应变率依赖性

度的变化比杨氏模量（刚度）的变化大。测试数据还显示：快速行走时骨的强度比慢速行走时要高近 30%；骨的强度增加 3 倍时，骨的杨氏模量增加了两倍。若应变率异常增高（每秒大于 1），则意味着骨组织受到了冲击，此时骨的脆性会增大，极易发生骨折现象。

若加载速率处在骨组织可以承受的生理范围内，那么加载速率越高，骨组织积累的能量就越大。同时加载速率的大小也影响着骨折的类型和骨折处周围组织的损伤程度，对临床有重要的意义。

2. 骨的动态（受载）生物力学特征

（1）骨的应力－应变关系　骨骼的应力－应变关系曲线如图 1 - 14 所示，包括弹性区和塑性区。在弹性区内，载荷的骨组织不会造成永久性形变；若超过屈服点 B，在塑性区内就会发生永久变形；塑性区的末端是极限失效点 C，当超过极限失效点时，骨骼会发生破坏（骨折）。曲线弹性区 AB 段的斜率（弹性模量或杨氏模

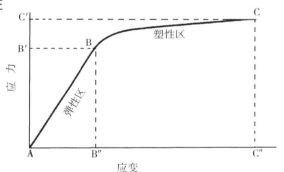

图 1 - 14　密质骨标本的拉伸应力－应变关系曲线

量）代表的是骨骼的刚度，斜率越大，骨组织的刚度就越大；整个曲线下的面积代表骨组织在负载时积累的能量，面积越大，说明骨组织积累的能量就越多。

（2）骨组织对应力的反应　在骨承受载荷的极限内，成熟骨对载荷（机械力）的反应是由应力决定的。在正常情况下，骨组织与应力之间存在着生理上的平衡。当机体活动增加或骨组织承受的应力增大时，骨组织的生成增加，骨量增加，骨组织的承载面变大，以适应运动加强的需求，与此同时，骨组织承受的应力将减小而达到新的平衡；反之，当骨组织承受的应力降低时，骨的吸收功能增大，骨量减少，使应力增加。由此可知，骨组织的重量是处于动态平衡的，骨组织对应力刺激的反应也是处于动态平衡的。应力越大，骨组织的增生和皮质骨增厚就越显著，最终会提高骨组织的生理应力能

力。所以，应力对骨组织的修复、重建起着调节作用，应力不足和应力过大都会影响骨的发育，对骨有不良作用。因此，骨组织存在着一个最佳的应力范围。

（3）密质骨在受载时的力学特征　由于骨组织结构的各向非均匀性和力学性质的各向异性，使得骨承受不同载荷时有不同的极限强度和极限应变。承受压缩时的极限强度比承受拉伸时的极限强度大，但承受压缩时的弹性模量比承受拉伸时的弹性模量小。

密质骨有很高的抗压强度，能承受较大的压缩应力。实验表明，骨的极限强度随其承受的载荷类型和载荷方向的变化而不同。

受载时的密质骨与松质骨相比，密质骨在断裂前的应变较小，一般应变为2%时就发生断裂，而松质骨的应变超过7%才断裂，这与密质骨的结构疏松度和储存能量的能力与松质骨不同有关。

（4）松质骨在受载时的力学特征　具有多孔结构和较高能量储存能力的松质骨在骨骼体系中的应力分布和应力传递方面起着重要的作用。

松质骨在不同部位显微结构的不同，是其适应不同受力特点和不同力学环境的表现。松质骨的结构密度与其所受的应力大小成正比。骨小梁的排列方向依赖于作用在松质骨上的应力特征。松质骨的压力强度和拉力强度基本相同，其弹性模量在拉力载荷和压力载荷下亦大致相等。

第三节　骨骼变形的基本形式

日常生活中，人体骨骼受力形式多种多样。按照外力和力矩的方向把骨骼受力形式分为以下五种，即拉伸、压缩、弯曲、剪切、扭转等，但在实际生活中，作用在人体骨骼上的负荷往往是上述几种负荷的复合作用（如图1-1）。

一、骨的载荷形式

1. 拉伸载荷

拉伸载荷是指在骨的两端受到一对向外拉伸的负荷，施加负荷的力大小相等、方向相反且沿轴线的方向。拉伸负荷在骨骼内部将产生张应力和张应变，使骨伸长并同时变细。如在进行吊环运动时，上肢骨被拉伸时所受到的就是拉伸载荷。

2. 压缩载荷

压缩载荷是在骨的两端施加向骨内部的负荷，骨组织受到两个沿轴线方向的大小相等、方向相对的载荷，该载荷将使物体内部产生压应力和压应变。在压缩载荷的作用下，骨骼有缩短和增宽的趋势。如举重运动员举起杠铃后上肢和下肢骨将被压缩。

图1-15给出几种骨骼受压缩载荷时的应力-应变关系曲线。由图可知，椎骨的抗压强度较小。因此在临床上，压缩性骨折常见于受到高强度压缩力的椎骨和关节周围肌肉异常剧烈收缩时导致的关节压缩性骨折。

3. 弯曲载荷

弯曲载荷是指骨骼受到沿着某个轴线（中性轴），使其轴线发生弯曲的载荷。例如当人体前屈或后仰时，脊柱的弯曲即为弯曲载荷。当骨骼受到弯曲载荷时，它同时受到拉伸和压缩两种应力作用，张应力和张应变作用在中性轴的一侧，压应力和压应变作用在中性轴的另一侧，中性轴上则认为无应力和应变。某处的应力的大小与其所在位置距中性轴的距离呈正相关关系，即距中性轴越远，应力越高。一般情况下，由于骨骼的几何形状的不对称，应力分布也不均匀。

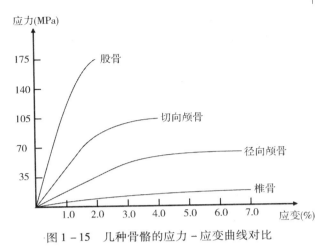

图 1 - 15　几种骨骼的应力 - 应变曲线对比

　　弯曲载荷一般有三点弯曲和四点弯曲两种作用方式，如图 1 - 16 所示。三点弯曲载荷是指三个力作用于同一物体上，其中有两个力作用在物体的两端，其大小、方向都相同，另外一个力作用在物体的中点，和两端力的方向相反，如图 1 - 16A 所示，三个力均垂直于物体的长轴。在三点弯曲载荷的作用下，若物体屈服，对于匀质、对称、无组织或结构损伤的物体，其断裂处往往发生在中间力的作用点处。

　　四点弯曲载荷是指两个力偶（力偶是指两个大小相同、方向相反且作用线平行的力）共同作用于同一物体上，产生两个力矩，如图 1 - 16B 所示。这种情况下，在两个力偶之间物体受到的两个弯矩强度是相同的，断裂点一般就发生在物体结构的薄弱点处。

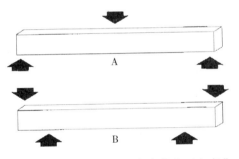

图 1 - 16　弯曲载荷的三点弯曲和四点弯曲

4. 剪切载荷

　　剪切载荷是指骨的表面受到一对大小相等、方向相反、相距较近且与骨的横截面相切的力的作用，在骨内部将产生剪切应力和剪切应变。在剪切应力的作用下，物体内部会发生角形变。一般情况下，当物体承受拉伸或压缩载荷时，也会伴随着产生角形变，如图 1 - 17 所示。

　　成人密质骨对拉伸、压缩、剪切表现出不同的极限应力，承受的压缩应力大于承受的拉伸应力，而承受的拉伸应力又大于承受的剪切应力。临床生物力学研究发现，压缩应力导致压缩性稳定骨折，而张应力或扭转应力将导致较为严重的骨折。一般剪切骨折多见于松质骨。

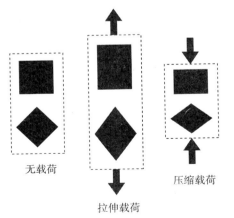

图 1 - 17　材料在拉伸和压缩载荷下出现的角形变

5. 扭转载荷

扭转载荷是指骨骼受到沿其轴线使骨骼扭转的力矩载荷，扭转载荷将在骨组织内部产生扭矩。物体在扭转载荷的作用下，剪切应力分布整个物体，同时物体还要承受张应力和压应力。物体发生扭转时，这些剪切应力的强度与它们距中性轴的距离呈正相关关系。

6. 复合载荷

人体在运动时，骨组织很少只受一种载荷的作用。由于骨的几何结构不规则，同时又受到多种不确定的载荷，使得活体骨的受力情况很复杂，往往使骨处于承受两种或多种载荷的状态，即处于复合载荷的情况。

二、骨骼的基本变形

骨骼在承受各种不同载荷时会发生不同程度的形变，根据骨骼受载形式及受载后的变形特征，可将其变形分为拉伸、压缩、剪切、弯曲和扭转等五种基本形变。

载荷和形变之间的关系，反映了完整骨的结构行为。假设某骨在一定量的负荷情况下，骨骼受载会出现形变，在正常生理承受范围内，当把该载荷撤去时，骨组织能完全复原。但当骨组织承受的载荷超出了其所能承受的载荷极限时，则会引起骨组织的严重形变，并可能发生骨断裂。

决定骨断裂抵抗力和变形特征的主要因素是骨所承受的载荷的特征（力的大小、方向和作用点）及组成骨组织的材料特性等。骨所承受的载荷越大，引起骨的变形就越严重，越易引起骨的断裂。骨在承受轴向载荷、弯曲载荷和扭转载荷方面存在着很大的差异。骨的几何结构对抵抗特殊方向的力具有一定的特殊性，大骨抵抗力的能力优于小骨。在影响骨的形变和断裂特征方面，骨组织的物质特性也对骨的形变有着重要的影响。例如，几何学形态相同的松质骨与正常骨相比，在承载时松质骨会有较大的形变，且在较小的力的作用下，松质骨会发生骨断裂。

三、骨折的生物力学

在骨组织的形变过程中，若骨的完整性或连续性遭到破坏，则发生骨折现象。骨折的类型和骨骼承受的载荷方式有着密切的关系。

在骨骼的应力－应变曲线上，达到极限强度时曲线下面的面积表示导致骨折所需要的能量。若在生理承受范围内，给骨加载使骨产生弹性形变，当撤去载荷后，骨形变储存的能量能完全释放，使骨恢复原状；但若载荷超过弹性极限时，则骨组织将发生塑性形变，即使载荷撤掉，骨在塑性区的能量不能完全释放，留下永久形变，严重时将产生骨折。

若加载速率小时，能量一般通过形成单一骨折线释放。若加载速率越来越大时，更多的能量不能通过形成单一骨折线释放，这时就会发生广泛性的软组织损伤和粉碎性骨折。根据骨折时释放的能量大小的特征，将骨折分成三类：即低、高、超高能量的骨折。

从生物力学的角度来看，骨折是由应力和功能的不均匀分布引起的。不同类型的骨折的生物力学特征各有不同。

1. 拉伸载荷导致的骨折

从微观受载角度来看，在拉伸载荷下产生骨折的机制主要表现为骨组织结合线的分离和骨单位的脱离。骨组织微观结构的改变对于导致骨断裂的不可逆变化有着重要的作用。骨组织的微裂纹是皮质骨中能量耗散的主要形式，也就是说微裂纹是皮质骨微观结构不可逆变化的主要表现形式。

临床上，拉伸载荷所导致的骨折常见于松质骨，多为撕裂性骨折且伴有不同程度的软组织拉伤。如小腿三头肌的强力收缩对跟骨会产生非常高的拉伸载荷，导致跟骨骨折。

2. 压缩载荷导致的骨折

在压缩载荷作用下产生的骨折的机制主要是骨单位的斜行破裂。压缩载荷所导致的骨折常见于椎体，如运动员在单双杠失手或跳伞运动员落地技术不正确时所导致的胸腰椎骨折（图 1 – 18 所示），大多是由于从高处落地时，椎体瞬间承受高冲击力，冲击力沿纵向挤压，使得椎体骨产生压缩性骨折，椎体骨将缩短且变宽。此外，骨关节周围肌肉的异常强力收缩也会造成骨关节的压缩性骨折。

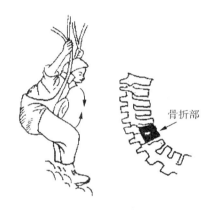

骨折部

图 1 – 18 跳伞落地方式不正确时
引起的胸腰椎骨折

3. 剪切载荷导致的骨折

剪切骨折常见于骨松质，其对骨组织的损伤多见于骨骺的滑脱。如股骨头骨骺的滑脱，股骨髁和胫骨平台骨折等。正常生理状态下，骶骨关节的关节面是承受剪切载荷的典型结构，载荷来自于躯干重力和下肢对体重的支持力，当剪切载荷超过其剪切强度时，骶骨关节会产生脱位或半脱位现象。

较粗的骨骼在拉伸或压缩载荷的作用下，整体上看骨骼产生拉伸或压缩形变，但在其内部不同方位的局部也可能产生剪切形变，而骨骼的剪切强度极限远小于抗张强度，更小于抗压强度，所以长骨在拉伸或压缩载荷的作用下发生的骨折常常伴随着剪切骨折。

4. 弯曲载荷导致的骨折

我们知道骨骼在弯曲载荷的作用下产生的弯曲变形是张应变和压应变的组合。由于骨骼的抗张强度小于抗压强度，那么骨在弯曲载荷下发生的破坏取决于产生张应变部位的抗张强度。当骨骼承受的弯曲载荷超出极限时，发生张应变的部位已达到了抗张强度，从而发生骨组织的弯曲断裂。

骨骼在三点弯曲或四点弯曲载荷作用下产生的骨折，其骨折部位多发生在组织结构最薄弱处，其特点是：由于骨组织的抗张能力小于抗压能力，所以一般张应力的一侧产生横向裂纹，裂纹穿过骨的中轴线后，在骨骼的另一侧受压应力继续延伸而发生斜行破裂。

例如，滑雪过程中，滑雪者向前摔倒时发生在靴口部位的骨折就是典型的三点弯曲骨折。滑雪者向前摔倒时，滑雪靴的靴口作为一个固定点，靴口上方的胫骨近端受到一垂直于胫骨向前的作用力，地面的固定的靴子和滑雪板给靴口以下的胫骨远端一作用力，其方向也是垂直于胫骨的向前的力。当胫骨近端向前弯曲时，骨的前方会产生压应力和压应变，骨的后方会产生张应力和张应变，那么在靴口位置处就会发生胫腓骨骨折。由于成熟骨骼的抗张性能弱于抗压性能，因此骨折常先发生在受张应力的后侧。未成熟的（儿童的）骨骼具有很好的延展性，因此骨折常先发生在受压应力的前侧，并形成皱曲骨折。

图1-19是股骨的四点弯曲骨折示意图。患者在股骨的骨折康复治疗期间，若僵硬膝接受了不正确的推拿治疗，就会造成膝关节后方的关节囊和胫骨形成了一个力偶，股骨头和髋关节囊形成了另外一个力偶，当力偶形成的弯矩作用在股骨时，股骨就很可能在其最薄弱的部位（原骨折的地方）发生骨折。

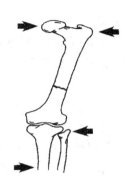

图1-19　四点弯曲
骨折示意图

5. 扭转载荷导致的骨折

扭转载荷导致的骨折常见于前臂、骨关节等作旋转活动过程中的骨骼。如当手的腕关节作旋转动作时，前臂骨受到的扭转作用即为扭转载荷。试验发现，在超出正常的扭转载荷的作用下，骨骼首先是在剪切应力作用下发生骨折，最初发生的骨折裂纹与骨的中性轴平行，接着发生的骨折常见于沿着最大张应力面分布的区域。

6. 复合载荷导致的骨折

以上只是骨骼在单一载荷作用下而产生的骨折，实际上体内骨骼常同时承受多种形式的载荷，同时骨骼几何结构的不规则性，进一步增加了其所承受载荷的复杂性，因此临床所见的骨折形变也很复杂。如临床上所见的长斜形、短斜形、嵌插型、螺旋形、粉碎性等骨折，都是复合载荷所导致的骨折类型。

7. 骨松质的微细骨折

在显微镜下所能观察到的骨小梁裂损称为骨松质的微细骨折。在不同因素的作用下，随着骨量减少，骨小梁会逐渐变细变薄，体积减小，发生断裂，进而导致骨松质的微细骨折（如骨质疏松症）。有观点认为，微细骨折也可以是正常生理活动的结果，在正常生理情况下，骨松质具有修复微细骨折的能力，且骨折和修复之间存在着动态平衡，这种性能对维持骨松质的正常结构和力学性能的完整性有着重要的作用。但当骨松质微细骨折的程度超出生理范围，就会产生病理结果，增加骨折的危险性。

8. 疲劳性骨折（应力性骨折）

骨折可以由超过其极限强度的单一载荷造成，也可以由低能量载荷反复加载造成。骨骼在重复循环加载（如经常性的长时间行军、锻炼）的作用下，其应变能量不能及时完全释放而发生微损伤。由于损伤的不断积累，骨组织的抗断强度会逐渐减小，以致在较小的载荷下也会发生骨折，这种骨折称为疲劳性骨折。它主要是高载荷几次反复或正常载荷的多次反复所导致。

骨疲劳不仅与载荷强度有关，还与载荷频率有关。由于疲劳性骨折是疲劳积累导致的，其特点是骨折和修复并存。只有在骨重建不足以弥补骨疲劳损伤时才发生疲劳性骨折，也就是说频繁性的载荷妨碍了骨骼为防止骨折而进行的重建活动。

临床显示，疲劳性骨折最常发生于下肢骨，其次是上肢骨和躯干骨。疲劳性骨折通常发生在持续过度活动的部位，持续而剧烈的体力活动造成肌肉疲劳，收缩乏力，大大削弱了他们贮存能量和抵消应力的能力，促使骨骼上的应力分布发生改变而使骨骼受到的应力异常增高，最终导致应力性骨折。疲劳性骨折多发生在骨组织的张力侧，为横断骨折，并很快发展为完全性骨折；疲劳性骨折在骨组织的压力侧发生的比较缓慢，不容易妨碍骨的重建，所以在压力侧不易发生完全骨折。

疲劳性骨折在骨的重建、年龄相关性骨折、关节退化性疾病、软骨下骨塌陷和其他骨骼疾病中扮演着重要的角色。

适当合理的运动，充足均衡的合理营养摄入，是预防疲劳性骨折的最好措施。

第四节　骨的功能适应性

骨的功能适应性是指骨组织对其功能（所担负的工作）的适应性，是骨的一个十分重要性质，其内容包括骨的形态、结构和骨应力等。生物力学认为，骨是一个具有反馈功能的有生命的系统，骨有能够适应其承载的最优结构和形态，并能随着其受到的应力特征的变化而进行结构和形态的再造。

一、骨形态结构的功能适应性

骨是具有强大生命力的材料，骨的结构与其承受的载荷有关，另外骨的结构还能适应载荷的变化并遵从一定的规律调整自身的结构。应力对骨的生长、吸收和重建有着重要的作用，通过外部形态的改变（外表的再造）以适应机械应力的变化。如下肢骨承受的载荷远大于上肢骨，所以下肢骨在形态上比上肢骨更为粗大。

长期的骨组织重建，使得每块骨都有一个最适宜的应力范围，应力过高或过低都会使骨骼逐渐萎缩，所以在骨骼发育的关键时期，运动和机械应力决定着骨骼的形态。若缺乏这种作用，会引起骨重建的异常，从而会导致骨骼畸形。在形态再造的过程中，早期机械应力的作用方式会直接影响软骨内骨化的形成及进程，在骨骼的生长时期，尤其是骨凹、骨粗隆、骨结节、骨干的轻微弯曲、干骺端的复杂形状等均需要运动和机械应力的作用。

实践证明，有规律的、有系统的且合理的运动，对骨骼的形态结构有非常好的影响，骨骼形态结构随着其所受应力的情况的变化而再造，使得骨骼在功能上表现出抗拉、抗压、抗扭曲等各种能力的显著提高。并且不同形式的载荷对骨骼形态的不同影响，也充分体现出骨组织对应力的功能适应性。

要特别注意的是，某些外部因素，如放射线、药物等因素也会干扰或改变骨的形态。所以，先天性或发育性骨异常和相应的肢体畸形，不仅与基因异常、缺乏适当的运动和机械应力的作用有关外，还与外来因素的干扰有关。

二、骨组织结构的功能适应性

骨组织为了适应不同力学功能的需要，在骨的形态结构再造的同时，其内部组织结构（骨的疏密度、矿物含量、骨的密度等）也进行再造，进而使骨骼具有最优的结构形态。骨组织的这种再造过程称为骨的自适应过程。

骨组织的形成、发育特点与其所承受的应力有着密切的关系，每个骨组织都有一个适合自身的最佳应力值 σ_0，在此应力作用下，骨组织的再生和吸收处于动态平衡，且骨骼还存在一个自身允许的应力范围。当骨骼承受的实际应力 σ 处于 $\sigma_0 < \sigma < \sigma_{max}$ 的范围时，成骨细胞的活性大于破骨细胞的活性，骨组织的增生占优势，骨量增加，骨的承载面积变大，应力随之减小；当骨骼承受的实际应力 σ 处于 $\sigma_{min} < \sigma < \sigma_0$ 的范围时，破骨细胞的活性大于成骨细胞的活性，骨组织的吸收占优势，骨量减少，骨组织萎缩，应力随之变大。因此，骨组织就是在自身的反馈调节系统的控制下维持其正常的生理功能和最佳状态，以体现其功能的适应性。因此，在骨的再造过程中，骨组织的结构与其内部的应力分布有关。周期性有规律的应力刺激对增强骨组织对其力学功能的适应是非常有利的，可以提高骨组织的强度和刚度。如骨外科手术的病人进行适当的活动有利于康复，废用或活动减少对骨骼是有害的。部分或完全制动状态下，骨组织不能受到正常的应力刺激，会引发骨膜和骨膜下的骨吸收而导致骨骼的力学性能下降。试验观察，用模具对猕猴进行全身的固定以限制其运动，60 天后观察到，固定组猕猴的骨组织的强度和刚度与正常组相比显著降低。经测试，对猕猴的椎体进行体外压缩试验显示，固定组猕猴椎体的骨折载荷和能量积累能力约是正常组椎体的 1/3，椎体的刚度也显著下降，如图 1 - 20 所示。

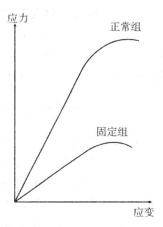

图 1 - 20　正常组和固定组的某骨组织力学性能对比

骨骼肌的活动或者重力也是对骨组织的一种加载。骨量和身体的重量成正比关系，身体越重，对应的骨量就越多。相反，长期处于失重状态会导致承重骨的骨量丢失，如宇航员经常在失重状态下会导致骨量减少。

另外，骨的功能适应性在年龄增长方面也有所表现。当年长衰老导致骨量减少时，应力小的部位骨量流失的快一些，应力大的部位骨量则保存的较好。

在研究骨组织的负载情况与其再生或萎缩的关系时发现，适当的应力刺激能促进新生骨的生长，对骨折的愈合有非常大的影响。适时的张应力和压应力对骨组织功能的影响是相同的，在骨折愈合的不同时期，有不同的使骨骼愈合的应力特征。在骨折初期，骨组织断面的压应力有利于骨折的愈合，在保证很好的复位和固定的前提下，应该施加给骨折面适当的压应力刺激，使成骨细胞活跃成骨痂，进而来增强骨折部位骨组织的力学性能；而在骨折后期，适度的张应力、压应力和切应力的综合作用对骨折部位骨组织的再造是非常有益的，在此阶段，要尽可能多给以正常生理功能状态的机械应力的刺激，使骨组织的再造在正常生理应力控制下快速进行，以使骨组织尽量尽快恢复到其原来形态，从而骨骼能逐渐恢复其正常的力学性能。

综上所述，骨组织根据力学情况进行整体骨组织的形态、结构、骨量的大小和分布的调节，以适应其功能的需求。

第五节　肌肉活动对骨应力分布的影响

骨骼在体内受到载荷时，附着于骨骼的肌肉会收缩，进而改变骨骼内的应力分布。肌肉收缩在骨组织内产生的压应力能够部分或完全地抵消外加载荷使骨骼承受的张应力，通过降低或者解除骨骼的张应力作用，其效果是增强了骨组织承受载荷的能力。

肌肉的收缩活动对骨应力分布的影响可用胫骨三点弯曲为例加以说明。如滑雪者在滑雪过程中向前跌倒时，胫骨受到弯曲载荷作用，在不考虑小腿三头肌的收缩作用时，在胫骨的后侧产生了很高的张应力，胫骨的前侧产生了很高的压应力，由于骨的抗压性比抗张性强，结果处在靴口处的胫骨后侧由于受到很高的张应力则会发生骨折现象。但当小腿三头肌收缩时，会在胫骨的后侧产生很高的压应力，这样就抵消了弯曲载荷在胫骨的后侧所产生的很高的张应力，从而防止胫骨在张应力作用下发生骨折，小腿三头肌的收缩虽然同时加大了胫骨前侧的压应力，但成熟骨骼的抗压性能很好，往往能够承受这种压应力而不发生压缩性骨折。对于未成熟的骨组织，由于延展性较好，抗张强度与抗压强度接近，所以儿童会在靴口部位的胫骨前侧发生压缩性骨折。

髋关节周围的肌肉收缩也能增强髋关节的承载能力，如图1-21所示，髋关节在活动时弯曲力矩作用于股骨颈，不考虑臀中肌的收缩时，在颈上部的皮质骨处产生张应力。当臀中肌收缩会在股骨颈的上部产生压应力，这种压应力抵消了股骨颈上部、外侧的张应力，最终的结果就是股骨颈上部的皮质骨既不受张应力也没有受到压应力，因此肌肉的收缩使股骨颈能够承受更高的载荷。

综上可知，肌肉的收缩活动可以全部或部分地抵消骨组织中承受的张应力，由于骨骼的抗张强度较低，所以肌肉收缩的这一作用可以提高骨骼的承载能力。

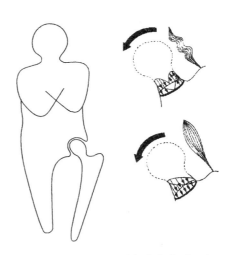

图1-21　股骨颈承受弯曲载荷时颈部截面上的应力分布

思考题

1. 简述力与力矩的概念。

2. 简述物体的平衡条件。

3. 简述应力、应变、弹性模量的概念。

4. 简述黏弹性材料的一些基本性质。

5. 骨骼有什么生物力学特征?

6. 简述骨折的基本类型及其生物力学特点。

7. 简述骨骼的功能适应性。

第二章　运动力学

　　人体的运动是复杂和多层次的，运动力学所研究的人体运动主要指人体的机械运动，即在神经系统的调控下骨、关节和骨骼肌所进行的运动。成年人体中共有206块骨，借助韧带、肌肉等连成一个骨骼系统。根据骨与骨连接的方式不同，可分为直接连结和间接连结两种。直接连结的功能是支持有关组织或器官，其特点是结构牢固，坚韧性强，只能做微弱的活动。而间接连结的功能是以传递力和运动功能为主，其特点是结构灵活性强，这种连结具体体现为关节。

　　关节的基本结构包括关节面、关节软骨、关节囊及关节腔等。各种关节结构不同，但有其共同的特点：①运动灵活性强，因为要满足肌体运动的要求，一般都可做三维方向的屈曲和旋转，而且往往某一种运动要伴随着另外一种运动。②关节面摩擦系数很小，且有较强的耐磨性，其摩擦系数小于冰与冰之间的摩擦系数。③关节不但要有一定的强度，保证在传递力时不发生关节内的骨伤，而且还要有一定的刚度，即在受力后不能变形过大，以保证运动的完成。更重要的要有一定的稳定性。关节的灵活性和稳定性常常是矛盾的。维持关节稳定性有三个主要因素：关节骨骼、关节面的构造形式、韧带（肌）和周围肌肉。

　　分析关节运动和受力情况的关键，首先要了解关节的瞬时旋转（转动）中心；其次要知道肌肉作用的起止点，即肌力的大小；再次就是在肌力作用下，求出作用在关节面上力的大小和方向。

　　要了解关节内产生的力及其影响，必须知道关节的运动范围，也就是关节在空间的运动轨迹，这属于运动学范畴。研究关节活动时外力负荷在关节内产生的内效应，以及此效应使关节产生应力等，这属于动力学的范围。

第一节　膝关节力学

　　膝关节是人体中负重多而运动量最大的关节，它由两个关节组成，即髌骨关节和胫骨关节。它不但传递力而且提供复杂的运动技巧，同时还具有保存动量的作用。其结构如图2－1所示。

　　膝关节的主要运动为屈伸运动，在伸侧和屈侧都有强大的肌肉。为保持膝关节的稳定，其周围有较多的韧带。在关节中部有前、后十字韧带，在股骨髁关节面和胫骨髁中间有半月板。任何膝关节结构的失常都可影响膝关节正常的力学平衡，导致膝关节功能受限，或造成损伤、疼痛。

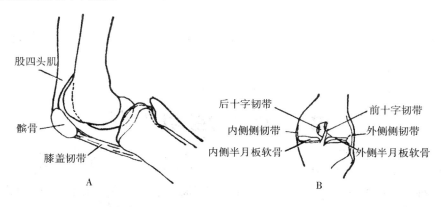

图 2 - 1　膝关节的组成

一、运动范围

胫骨关节在矢状面上的活动幅度最大，从完全伸直到完全屈曲的幅度约为 0°～140°。从膝完全伸直到 90°屈曲，胫骨关节在横截面上的活动范围增加。完全伸直时，在横截面上几乎不可能有活动。这主要是由于股骨内髁比外髁长，而使股骨髁与胫骨髁嵌锁。屈曲 90°时，膝外旋幅度为 0°～15°左右，内旋为 0°～30°左右。膝屈曲超过 90°后，横截面中的活动幅度减少，而这主要是受软组织的制约。膝屈曲到 30°时，冠状面活动增加，但即使达到最大值，被动外展或被动内收仅仅几度。屈曲超过 30°时，由于软组织的限制，而使冠状面上的活动减少。

关节面的运动形式一般有三种：平移、转动和滑动。在关节面上其主要运动形式为滑动和转动。转动要有一转动中心，例如车轮作纯转动时，其转动中心为车轴中心。如果车轮既转动又移动时，其转动中心与地面接触点 P 相重合，如图 2 - 2A 所示。而 P 点随时在改变，与 P 点相重合的转动中心即为瞬时转动中心。当关节活动时，在某一瞬间接触于某一点，该点速度为零，

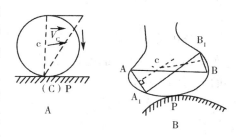

图 2 - 2　瞬时转动中心 c 的作法

此瞬间的一点称为**瞬时旋转中心**。如图 2 - 2B，在关节上任取两点 A、B，经一段时间 Δt 后，移动到 A_1、B_1 两点，则 AA_1 及 BB_1 两连线之中垂线的交点 c 就是瞬时转动中心。

人体中关节面相对移动的轨迹可用瞬时转动中心测量出来，下面以膝关节为例来说明。膝关节的活动主要是弯曲、伸展，内外翻、旋转的范围并不大。先确定膝关节弯曲、伸展运动时的瞬时旋转中心：首先用 X 光拍摄膝关节由最大弯曲开始逐渐伸直的侧面图。每隔 10°照一张片，直到完全伸直为止。摄片时必须避免关节旋转，并保持正确

的侧面位置。对膝关节有病的患者，仅摄可能弯曲、伸展的运动范围。摄片前，在股骨上找解剖上容易区别的 A、B 两点，然后利用重叠法，将每张 X 光片上的 A、B 两点确定出来，A、B 的移动轨迹可用记录仪记录下来。即当股骨由 A 伸展 10° 到 A_1 时，先将 A_1 和 A 连接，再作其中垂线，用同样方法再作 BB_1 的中垂线，则两垂线的交点便是伸展过程中每旋转 10° 的瞬时旋转中心。正常人膝关节的瞬时旋转中心为半圆形，如图 2 - 3 所示。

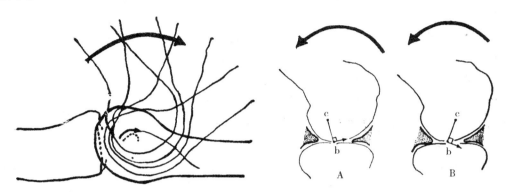

图 2 - 3　正常膝关节瞬时旋转中心是半圆形　　图 2 - 4　瞬时旋转中心移位后，两个胫骨
　　　　　　　　　　　　　　　　　　　　　　　　　　　　关节面活动

瞬时旋转中心确定后，关节面的相对运动便可表示出来，如图 2 - 4 所示。从重叠的一组 X 光片上，确定股骨与胫骨关节面的接触点 b，将此点和瞬时旋转中心 c 连接。再过点 b 作 cb 的垂线，则此垂线即表示这一接触点的移动方向。正常膝关节在整个弯曲、伸展过程中，股骨在胫骨关节面上作滑动或滚动，即接触点的移动方向和胫骨关节面平行或瞬时旋转中心刚好和接触点重叠。如果瞬时旋转中心循不正常轨迹移动时，关节面可能会在相互分离或相互压迫的情况下进行运动。图 2 - 4A 表示膝关节继续弯曲时，关节面相互分离；图 2 - 4B 表示膝关节继续弯曲时，关节面相互压迫。因此，不正常的瞬时旋转中心，常导致关节面松弛，或因为相互压迫而使关节面损伤。此情景如同车轮胎向一边歪斜时会加速磨损。

研究髌骨关节的瞬时旋转中心表明，髌骨的运动主要是滑动，膝关节从伸直到弯曲髌骨可下滑 7cm 左右。因此，当膝关节由伸直到弯曲 90° 时，髌骨面和股骨髁面完全接触；当弯曲超过 90° 时，由于髌骨开始外转，只剩下髌骨关节面的内半部和股骨髁间的内侧关节面接触。膝关节整个弯曲时，髌骨就会陷入股骨髁的骨沟内。

二、运动力学

运动力学包括静力学和动力学。**静力学**是讨论肢体在平衡状态或静止状态时的力效应，动力学则是讨论肢体在动态时的力效应。

1. 胫骨关节的静力学

完整的静力学分析包括施加在关节上的所有力。不同运动状态下不同的骨骼、关节均受不同的力，因此静力学分析极为复杂。可采用**分离体法**，即将身体的一部分与整个身体分开，取出的部分为研究对象，并确定作用在分离体上的力，作出受力分析图。

以胫骨关节为例来具体说明分离体简化方法。设一个人上楼梯时，作用在膝关节内关节面上的力如图2－5所示。假设这些力都作用在同一平面内，则此分离体（下肢）上所受的力有地面支持力 W（W 等于体重减去分离体的重量），因分离体是一脚，重量很轻，所以力 W 几乎等于体重。股四头肌产生的张力为 P，胫股关节面的反作用力为 J，在图上作出三个力的方向。因肢体处于平衡状态，所以三力必交于一点。已知力 P 和力 W 的作用点，则把两力作用线的交点与力 J 在胫骨表面的作用点连接起来，则可从矢量图确定出力 J 的作用线。

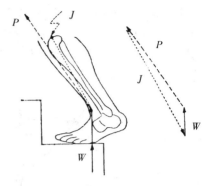

图2－5 人上楼梯时小腿受力分析

因为下肢处于平衡状态，力 J 的作用线确定后，就可作出力三角形。首先作力 W 的矢量线，然后，从力 W 矢量的顶端作出力 P，力 P 的作用线和方向可画出，因力 P 大小不知，故 P 的长度不确定，接着作 J 矢量的作用线，则 J 和 P 的交点就是矢量 P 的顶点和矢量 J 的起点。此时力 P 和力 J 的大小可从力三角形图中测得。结果韧带的张力约3.2W，膝关节的压力约为1.4W，可见肌肉作用力对关节负荷的影响，远比因体重引起的地面反作用力大得多。更值得提出的是，以上分析仅推算出关节反作用力的最小值，如果将肌力也考虑进去，则关节负荷将增加。

2. 胫骨关节的动力学

上面用静力学原理计算出作用在关节上的力，但膝关节大多处在活动状态中，分析活动中作用在关节上的力，还必须用动力学理论。

动力学分析中所考虑的主要是肌肉、体重、结缔组织和外部载荷所产生的力。正常关节活动中摩擦力很小，可忽略不计。在动力学分析中，除考虑静力学分析中的因素外，还要考虑两个因素：①所计算部分身体的加速度；②该部分身体的转动惯量。

动力学分析在医学上有很大用途。假设利用高速摄影术测得一位足球运动员在踢球时膝关节的最大角加速度 β 为453r·s^{-2}，并且此角加速度发生在小腿几乎呈垂直的瞬间，设该运动员此时的转动惯量 J 为0.35kg·m^2，则根据转动定律，围绕胫骨关节的转矩为

$$M = J\beta = 0.35 \times 453 = 158.5 \text{N} \cdot \text{m}$$

转矩 M 到胫骨关节瞬时旋转中心的距离为0.05m，则股四头肌的肌力 F 为

$$F = \frac{M}{d} = \frac{158.5}{0.05} = 3170 \text{N}$$

设足球运动员的体重为100kg，那么踢球时股四头肌所用的力约为体重的3倍，又利用小腿为分离体，并设小腿重为5kg，且小腿在垂直瞬间的角加速度几乎等于零，则

$$3170 - 50 = 3120 \text{N}$$

因此膝关节面的压力（股四头肌的压力）等于3120N（最大值）。

以上分析除了能了解膝关节在运动过程中各种动作本身对关节面所产生的压力之外，更主要的是为设计人工关节提供有益的资料。

肢体在运动过程中，要计算关节面所受的压力的最小值，可按下列步骤计算：

（1）肢体的解剖构造及位置关系。

（2）肢体的加速度。

（3）肢体的转动惯量。

（4）使肢体产生加速度的肌肉作用力的大小。

（5）使肢体产生旋转运动的转矩。

（6）利用静力学理论计算出在某一时刻的关节面反作用力的大小。

3. 髌骨关节的动力学

在日常生活中髌骨关节承受相当大的压力，这种压力与膝关节的弯曲程度有关。一般弯曲角度越大，股四头肌使膝关节伸直的力也越大，则髌骨关节面的压力也越大。

步行站立相中期膝关节屈曲度最大时，关节压力的峰值约等于体重的1/2；在上、下楼梯膝关节屈曲约90°时，此力峰值约等于体重的3.3倍，几乎等于平地走时的7倍。在膝屈曲90°时，髌骨关节压力最大，如图2－6所示。在膝屈曲的整个过程中，髌骨关节反作用力都高于股四头肌肌力。一般髌骨关节的压力随膝屈曲程度的增加而提高，所以降低髌骨关节的反作用力的途径是尽量减少膝关节的屈曲度。尤其是关节紊乱病患者，为减少疼痛应尽量避免膝关节的屈曲。

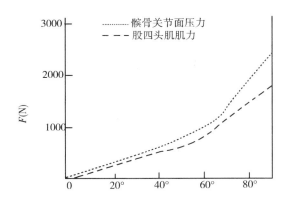

图2－6　膝屈曲时，髌骨关节压力和股四头肌肌力分布

以上分析包括体重的因素，如果不考虑体重的影响，髌骨关节面的负荷略有减少。图2－7给出人在坐姿，并脚穿长筒靴自由悬空时，髌骨关节压力、股四头肌肌力与膝屈曲度的关系。屈曲90°时髌骨关节压力为零；当膝关节逐渐伸直时，髌骨关节压力也增加，而伸展到36°左右，其压力为体重（体重为1000N）的1.4倍，继续伸直时，则压力逐渐减小，当完全伸直时压力减少到体重的1/2。对于股四头肌肌力，在膝关节屈曲到90°时等于零。但继续伸展时肌力增加，到完全伸直时肌力最大。如果脚部放一重物如图2－8所示，则膝关节屈曲90°，髌骨关节的压力约等于体重的1.4倍，而当膝关节逐渐伸直时，压力反而减少。因此，患有髌骨关节病的人，在有阻力的情况下，膝关节在屈曲20°的范围内运动并不觉得疼痛。

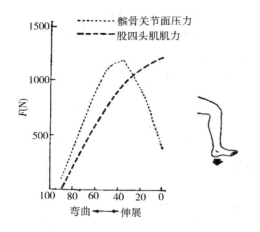

图2－7　脚无重物，髌骨关节压力、
股四头肌肌力与膝屈曲度的关系

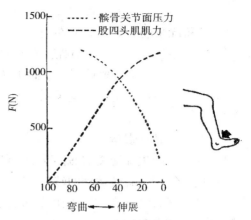

图2－8　脚有重物，髌骨关节压力
股四头肌肌力与膝屈曲度的关系

第二节　髋关节力学

　　髋关节为连接躯干与下肢的多轴杵臼关节，由股骨头、髋臼和股骨颈组成，其周围有强有力的肌肉层覆盖，系体内最深的关节。髋关节负责及维持相当大范围的运动，并有极大减轻振动的能力。

　　股骨头为一个2/3的球状体，其上方略呈扁平，内侧、中央部分的关节软骨较厚，边缘处变薄。髋臼关节面为马蹄形，边缘处较厚。髋臼周缘上有纤维软骨形成的关节盂缘，从而加深了髋臼的深度，如图2－9所示。

　　股骨颈与股骨干二者的长轴在冠状面上相交形成**颈干角**，成年人其正常范围可在110°～140°，大多数在125°～135°。颈干角的存在使股骨干离骨盆较远，不影响髋关节的活动范围。颈干角度正常时，股骨头的负荷与股骨颈所承受的应力之间达到生理平衡，当颈干角减小（髋内翻）时，股骨头负荷减小，但股骨颈所承受的

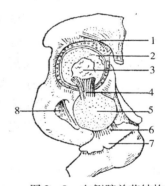

图2－9　左侧髋关节结构

1. 关节囊　2. 髋臼月状面　3. 臼窝内脂肪
4. 股骨头圆韧带　5. 股骨头　6. 被滑膜遮盖
的股骨颈　7. 关节囊　8. 闭孔膜

应力增大；反之，当颈干角增大（髋外翻）时，股骨头负荷增加，但股骨颈所承受的应力则相应减少，可使剪应力完全变为压缩力（如图2－10）。无论髋内翻还是髋外翻，均可引起股骨近端负荷及应力的改变，导致髋关节继发性结构异常和功能障碍。

　　股骨颈与股骨干在身体水平面上形成的角度称为**前倾角**（或称前扭角）。它是股骨颈长轴和通过双侧股骨髁的轴线在水平面上相交而成的角度，成年人的股骨颈前倾角为12°左右。女性前倾角比男性前倾角大，正常的前倾角变化不大。股骨颈前倾角大于正常值时

称为前倾，此时股骨头前的一部分暴露在髋关节外，因此走路时小腿有内旋倾向以使股骨头保持在髋臼内；反之若前倾角小于正常值时称为后倾，此时小腿需要外旋方能使股骨头全部在髋臼内。股骨头发生前倾或后倾常见于小孩，长大后一般会消失。

股骨颈内部的骨小梁分为内、外两个系统。内倾骨小梁系统和股骨头关节面的压力线平行，是支持负荷的主要组织；外倾骨小梁系统是抵抗外展肌产生的收缩压力的主要组织。儿童的股骨头生长线和骨小梁走向垂直，是股骨头抵抗负荷的有效位置。

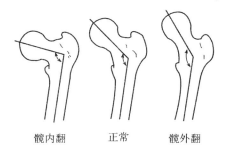

图 2 - 10　股骨颈干角

一、运动范围

髋关节为球臼关节，是典型的球形结构。它的活动相当灵活，可以做多轴运动，即在三个面上运动。图 2 - 11 给出髋关节的运动范围。图 A 是屈膝时屈髋，可使大腿与腹壁相接触，屈曲角度可达 130°～145°（α 角），图 B 中的 β 角是髋关节伸展时的角度，可达 10°～15°；图 C 中 γ 角为屈膝 90°时，髋关节外旋 30°～40°（内旋 40°～50°）；图 D 中 ω 角为髋关节在横断面外展的角度，可达 30°左右（内收 25°左右）。在下肢固定的情况下，骨盆可以沿额状轴做前、后倾运动，这个运动是两侧髋关节联动的结果。

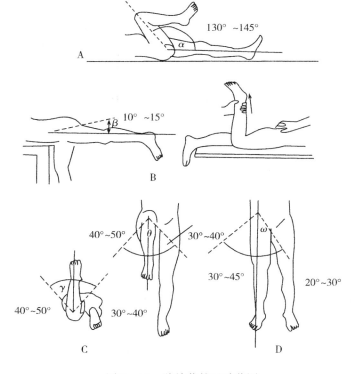

图 2 - 11　髋关节的运动范围

虽然髋关节可做多轴运动，但髋臼很深，股骨头的关节面并不大，因此运动要受到周围肌肉的限制，其灵活性不如肩肱关节。

髋关节的运动主要为股骨头在髋臼内的运动，因其运动发生在三个面内，所以不能在髋关节内进行瞬时旋转中心分析。只有绕股骨头旋转中心的旋转，才能使关节面滑动。

二、静力学分析

人双脚站立时，人体重心经过耻骨联合处后方。体重由两个髋关节来承担，下肢重量约为体重的1/6，因此，实际负荷的重量为2/3体重，即两髋关节各负荷体重的1/3。但为了保持平衡，在有肌肉作用时，髋关节的压力也将随之增加。

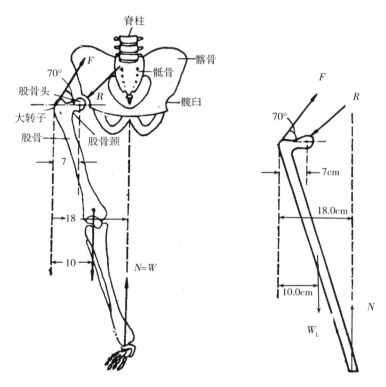

图2-12 股骨和髋骨的基本结构　　　图2-13 股骨受力图

现用静力平衡条件来确定人处在单腿站立时作用在髋外展肌上的力，以确定髋臼施于股骨头上的力。图2-12给出了人处在单腿站立时大腿骨和髋骨的示意图。大转子和股骨头中心的距离为7cm，大转子与地面施于脚的支持力 N 的作用线之间的距离为18cm，F 表示髋外展肌（臀大肌、臀中肌）作用在大转子上的力，R 表示髋臼作用在股骨头上的力。现将图2-12简化为图2-13。

设 W 表示人的体重，则 $N = W$。W_L 表示腿的重量，根据解剖学知 $W_L = \frac{1}{6}W$，且作用于腿的重心。R 的分力为 R_x 和 R_y。现根据静力平衡条件得

$$F\sin 70^0 + W = R_y + \frac{1}{6}W$$

$$F\cos 70^0 = R_x$$

以股骨头的中心为旋转中心，髋臼作用在股骨头上的力 R 通过此点，因而对应的力矩等于零。根据力矩平衡得

$$F\sin 70^0 \times 7 + \frac{1}{6}W（10-7）= W(18-7)$$

由上面三式得 $F = 1.61W$, $R_x = 0.55W$, $R_y = 2.33W$

$$R = \sqrt{R_x^2 + R_y^2} = 2.39W, \quad \delta = \arctan\frac{R_x}{R_y} = 13^\circ$$

由此可知，当人单腿站立时股骨头所受的作用力约为体重的2.4倍。

上面通过静力平衡原理讨论了髋外展肌力和股骨头上所受作用力，下面进一步分析它们在解剖学和临床上的意义。

从解剖上可以看到，股骨头和股骨颈的内层是由骨小梁构成的海绵状松质骨。进一步观察可以看出，骨小梁的轴线沿着力 R 的作用线方向排列，并且随着骨的发育，骨端线会发生旋转，使其总是垂直于骨小梁，从而使骨端软骨底部不受切向作用力。这一事实表明，骨的生长受作用在其上的力的影响。

当髋外展肌受到损伤或麻痹而不起作用时，人不可能得到单足独立的平衡。为了获得平衡，病人将本能地移动身体使其重心处在股骨头中心的正上方，即把身体倾斜到肌肉衰弱的那一边。这时，除着地腿以外的人体（包括头、躯干、臂和不着地的腿）将在重力和股骨头法向反作用力下平衡。由力的平衡条件可知，股骨头的法向反作用力方向应竖直向上，大小等于体重的5/6。因而，股骨头受到髋臼的作用力的方向应竖直向下，大小也为体重的5/6。由于力的方向竖直向下，股骨头将向正上方生长以适应与所受的力垂直。这样将使股骨颈变粗并转向上方，产生髋外翻。这将导致双足站立时，其中一个股骨比另一个长，骨盆扭曲，进而引起脊柱弯曲。

以上计算还可知影响股骨头上反作用力的关键因素是髋外展肌力臂和重力臂的比值，小比值所产生的关节反作用力大于大比值的关节反作用力。例如，在髋外翻时，将造成一个小比值，从而增加髋关节反作用力。做全髋关节置换时，将大粗隆外移，以增加力臂的比值而减小关节反作用力。将杯状假体置于髋臼较深处，将会减少重力臂，从而增加力臂的比值，使关节反作用力减小。

三、外部支持物对髋关节反作用力的影响

股骨头所受作用力的大小，除受人的体重影响外，还决定于髋外展肌力的大小。而髋外展肌力的大小又决定于负重脚所受作用力对股骨头中心的力矩。如图 2－14A 给出手杖支持部分体重的情形，分析此时作用于髋关节上的力。

先取整个人体（包括手杖）为研究对象，其受力如图 2－14A 所示，如果不计手杖的重力，则人体重为 W，支持力为 N_A，N_B。假设手杖支持体重的1/6，即 $N_B = \frac{1}{6}W$，

且手杖与人体重力作用线间的距离为 30cm，并以 L 表示负重脚与重力作用线的距离，列出力平衡方程为

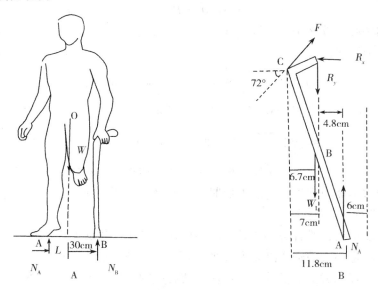

图 2 - 14　手杖对髋关节受力的影响

$$N_A + N_B - W = 0$$
$$N_B（30 + L）- WL = 0$$

计算得负重脚所受地面支持力 $N_A = \dfrac{5}{6}W$，负重脚偏离重力作用线的距离 $L = 6$cm。

可见使用手杖时，不仅使负重脚所受地面支持力减小，而且使其作用线向股骨头中心靠近（靠近 6cm），这自然会减小它对股骨头中心的力矩。

下面计算使用手杖时髋外展肌力 F 和作用于股骨头的力 R。

取负重腿为研究对象，其受力如图 2 - 14B 所示，其平衡方程为

$$F\cos 72° - R_x = 0$$

$$F\sin 72° - R_y - \frac{W}{6} + \frac{5W}{6} = 0$$

$$\frac{5W}{6} \times 4.8 + \frac{W}{6} \times（7 - 6.7）- F\sin 72° \times 7 = 0$$

解得

$$F = 0.61W, \quad R_x = 0.19W, \quad R_y = 1.25W$$

于是，股骨头所受作用力的大小和方向分别为

$$R = \sqrt{R_x^2 + R_y^2} = 1.26W$$

$$\alpha = \text{acrtan}\,\frac{R_x}{R_y} = 8.6°$$

与不使用手杖情况相比较，使用手杖使髋外展肌力由 1.61W 减至 0.61W，作用在股骨头上的力由 2.39W 减至 1.26W。当然这是在手杖支持体重 1/6 的情况下，如果手杖

支持更多的体重，则作用在负重脚髋关节上的力减小得更多。

因此手杖的使用具有重要的临床意义。若髋外展肌受伤，使用手杖可使髋外展肌力减小，从而明显地减轻疼痛；若股骨颈骨折，使用手杖会有助于防止其他病变发生。对股骨颈骨折的患者，在骨折的前六个月内，行走时都要使用手杖以减少髋关节负荷。

下面讨论两种减小髋关节上压缩应力的方法即增加关节的负重面积或减少髋关节的负荷。

1. 股骨上端截骨术

波维尔和马克特主张采用粗隆截骨术增加髋关节负压面积，以减轻髋关节内的压力。这样可行内翻或外翻截骨术，使股骨头转到与髋臼最合适的位置。行内侧截骨术时，截去一个以内侧为底的楔形，可以增加外展肌力并少许加长外展肌的力臂。有人认为这种手术还可以使髋臼受的合力移向髋臼内侧，使其作用在较大面积的关节面上。此手术一般用于较严重的骨性关节炎，其内侧往往有骨赘形成。这种手术一般同时采用外展肌、内收肌及腰大肌的肌腱切断，以减少髋关节的负荷。

2. 髋关节形成术

使用带柄的人工股骨头做置换手术时，应尽可能保持股骨颈的长度。股骨颈过短会造成外展肌的力臂变短，使单腿站立时外展肌要向外拉伸以维持身体的平衡。此外，可加深髋臼并将人工股骨头移向内侧以减少髋关节内侧力矩，从而减少所需的肌肉拉力。

第三节　脊柱力学

脊柱是人体的主要支柱，由 24 块椎骨、1 块骶骨和 1 块尾骨，借椎间盘、韧带和关节连接而成，能在三个面上运动。

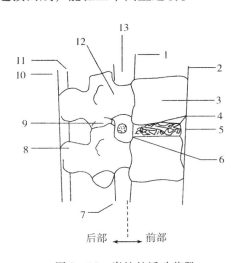

图 2-15　脊柱的活动节段

1. 后纵韧带 2. 前纵韧带 3. 椎体 4. 软骨终板 5. 椎间盘 6. 椎间孔与神经根 7. 黄韧带 8. 棘突 9. 椎间关节和关节面 10. 棘上韧带 11. 棘间韧带 12. 横突 13. 椎管

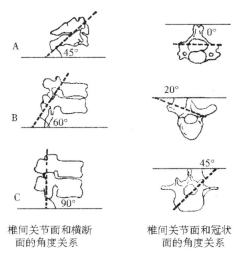

图 2-16　椎间关节面的方向

A. 下颈段脊柱　B. 胸段脊椎　C. 腰段脊柱

脊柱的功能单位是活动节段，包括两个椎体及其间的软组织，如图 2－15 所示。脊柱不但起保护脊髓的作用，而且起传递力和力矩的作用。它具有较大的活动范围，有六个活动曲度，它的弯曲力矩与人体的运动、平衡和减少对神经中枢的振动有关。脊柱主要承受压缩负荷，其结构排列为颈椎到胸椎再到腰椎，其受压力也越来越大，为适应其功能，椎骨体也越往下越大。各块椎骨体之间都由椎间盘相连接，椎间盘的胶液具有流体力学的功能，而使压力能均匀分布。椎间盘又像个垫子，在激烈冲击时能吸收很大的能量。椎间盘在日常生活中受压缩、弯曲、扭转等综合负荷作用。脊柱屈伸和侧弯主要在椎间盘中产生拉应力和压应力，旋转则产生剪切力。

脊柱后部的主要构造在于椎间盘关节面的排列，此关节面不仅主管运动方向，而且也承担负荷，随着脊椎弯曲位置不同，此关节面可承担 0%～30% 的负荷，在后弯时承担着最大负荷。关节面随着排列方向的不同会产生不同的运动范围，如图 2－16 所示。图 A 为下颈段脊柱，关节面的方向和横断面间呈 45°，与冠状面平行。图 B 为胸段脊柱，关节面的方向和横断面间呈 60°，与冠状面呈 20°。图 C 为腰段脊柱，关节面的方向和横断面间呈 90°，与冠状面呈 45°。颈椎（C3～C7）间关节面的排列允许做屈、伸、侧屈和旋转活动；腰段关节面的排列允许做屈、伸、侧屈活动，但几乎不能做旋转运动；腰骶关节与腰段其他椎间关节不同，其关节面的方向和外形允许作一些旋转运动。但必须指出这些都是近似值，对于不同的人方向分布不同，即便是同一个人关节面方向也会发生差异。

研究表明，关节面的承载能力较复杂，关节面和椎间盘之间的负荷分布会随脊椎姿势的不同而不同。当脊柱处于滑脱和关节缺损时，椎体有向前移危险，这一事实表明，椎弓和椎间关节对抗剪切力有重要意义。

脊柱稳定性很重要，正常脊柱的稳定结构有内外两类。外在因素主要靠腹、腰、背等肌肉主动调节；内部结构主要靠骨关节、韧带进行控制。在内部稳定结构中除椎体和关节突的形状限制着脊柱的活动外，椎骨间韧带也维持着脊柱的稳定。如椎弓间韧带、棘间韧带和后纵韧带可限制脊柱的过度前屈。韧带的另一个功能是把拉伸负荷由一个椎骨体传递到另一个椎骨体，使脊柱在生理范围内以最小的阻力进行平稳的运动。

一、脊柱的运动范围

脊柱的运动范围随脊柱部位不同而不同，任何两脊椎骨之间的运动，取决于其间的椎间盘厚度以及人体水平方向尺寸（腹、胸部）。椎间盘好像万向节，因而脊椎具有六个自由度。脊椎的可活动范围随年龄的增长而逐渐减小，从青年到老年运动范围可减少50%。脊椎的瞬时旋转中心可用 X 射线来研究，一般情况下其瞬时旋转中心在椎间盘内，也有人在实验中发现瞬时旋转中心在椎间盘外或靠近椎间盘。

颈椎可作较大的屈伸和转动，几乎在四个方向可作 90° 的弯曲。最大移动发生在 C4 到 C5 之间，C3 到 C7 大约可作 40° 的转动，C1 和 C2 之间可有 50° 左右的转动。

胸椎由于有肋骨支持，活动范围较小。胸椎的屈伸在上部可达 4° 左右，中间部分约 6°，下部约 8°～9°。胸椎在某一方向上大约可转动 40°，而且要伴随弯曲。

腰椎活动范围较大，但随年龄不同而不同。儿童可有 80° 左右屈曲，到老年人可能只有 25°左右。腰椎每一节转动都不一样，在 L4～L5 之间最大可达 20°左右，这也是发生椎间盘突出和老年腰痛的原因。

使用支架或紧身褡有时反而会影响腹肌的运动。因为限制某一节椎骨运动，可能增加其他椎骨节的应力。另外，借支架和紧身褡的帮助，腹肌只需用极小力量，就可以使躯干的前方得到支持，也会减少腹肌的运动量。在研究脊椎稳定性时也不能忽略肋骨、腹肌收缩力及椎间盘等的作用。

二、运动力学

脊柱在静态和动态时所受负荷不同，可用分离体法计算脊椎不同部位的负荷。腰椎是脊柱主要承载区，又是疼痛易发生部位，下面讨论腰椎在各种运动或在各种姿势时的受力情况。

1. 姿势对脊柱负荷的影响

根据椎间盘、纵韧带和弹性黄韧带的特性，可以把脊柱看成是弹性杆件。脊柱在矢状面上的前凸与后凸也为脊柱提供弹力，并且比脊柱挺直时承受能力高。躯干肌肉不仅在运动时为稳定脊柱提供外部支持，而且在直立位置上也为脊柱提供外部支持。

人在站立相时，维持姿势的肌肉在不停地活动，身体成立正姿势时，肌肉活动较弱。身体上部的重心在脊柱前方，躯干的重心线通过第四腰椎椎体中心的前方。由于此重心能产生向前弯曲的力矩，因此必须由背部的韧带和肌力所产生的力矩来平衡向前弯曲的力矩。事实上，即使一个人认为自己站得很稳（平衡态），也并不完全处于平衡位置。肌电图显示脊肌、腹肌，甚至腰大肌都会产生间歇的摆动。因为重力线的任何移位都会产生弯曲力矩，为了维持躯干的站立，不仅竖脊肌起作用，而且腹压也常常间歇地起作用。当然，骨盆也起一定的作用。

图 2－17 给出站立时骨盆倾斜对骶骨的影响。图 B 表示人放松站立时，骶骨基底向前下方与横截面呈 30°的倾斜。这种倾斜由楔形腰椎间盘作补偿，可使第五腰椎的前倾减少，骨盆绕两髋间的横轴倾斜，此角减少，如图 A 所示。腰椎前凸变平影响胸椎，使之轻度伸直以调整重心。骨盆前倾时，腰椎前凸和胸椎后凸增大，如图 C 所示。骨盆的倾斜度影响脊柱静力学分析，骨盆倾斜度增加使脊肌活动增加，倾斜度减少时背肌活动也随之减少。

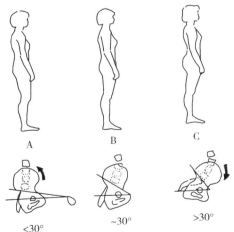

图 2－17　直立时骨盆倾斜对骶骨的影响

A　骨盆前倾使骶椎前倾减少

B　放松站立时，骶椎前倾 30°

C　骨盆前倾时，骶椎面前倾也增加

人体放松站立时，活动的椎间盘压力为上半身重力、肌肉产生的力和椎间盘固有内压力三者的总和。Nachemson 曾对一位体重 70 公斤的人进行研究，在放松站立时其第三腰椎椎间盘的压力约为 70 公斤，这几乎等于上半身体重（上半身体重约为体重的 60%）的 2 倍。

Nachemson 和 Eifstrom 发现腰椎间盘压力在放松坐姿时比放松站立时大。放松坐姿时，骨盆后倾致腰椎的前凸减少，所以，重心向前移而使得向前弯曲的力矩更为增加，如图 2－18B 所示。挺胸坐姿则由于骨盆前倾致腰椎的前凸增加，使得其重心产生力矩比放松坐姿小，自然腰椎负荷也就减小，如图 2－18C 所示，但仍然比站立时大。

另外，有靠背坐姿时腰段脊柱的负荷小于无靠背坐姿。这是因为身体上部的部分重量由靠背所支撑。若腰部用靠背支架时，其负荷将更为减少。图 2－19 给出人在有靠背坐姿时，背部的倾斜角度和背部支持物对腰段脊柱负荷的影响。图 2－19A 为背部倾斜 90°时，椎间盘压力达最大值；C 图为背部后倾 110°时，不加腰部支撑物可产生较小的椎间盘压力；B 图为加一腰部支撑物，椎间盘压力减少；D 图为靠背倾斜 110°时，在腰部外加一支撑物，能进一步降低压力；E 图为支撑物移至胸部，使身体上部向前，腰椎间后凸，能增加椎间盘的压力。

仰卧（睡姿）时由于没有体重压力，因此负荷很低。若能平躺而两膝关节与髋关节弯曲成 90°，则由于腰大肌的作用消失，其椎间盘的负荷减为更小。骨盆牵引可进一步减少椎间盘的压力，牵引时如能将髋关节稍微弯曲且两脚抬高，可以减少椎间盘压力，效果更佳，如图 2－20 所示。

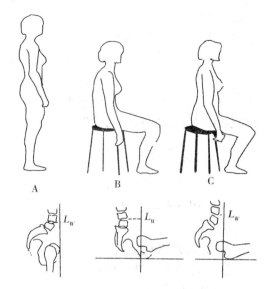

图 2－18　站立、轻松坐姿和挺胸坐姿椎间盘压力比较

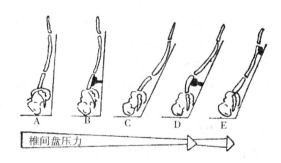

图 2－19　有靠背坐姿时，靠背倾斜角度和背部支撑物对腰段脊柱负荷的影响

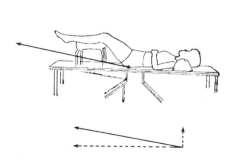

图 2－20　牵引时下肢和水平面轻微上倾的方向效果最佳

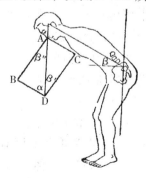

图 2－21　骶棘肌所施力与腰椎屈曲程度的关系

2. 弯腰对腰段脊柱负荷的影响

弯腰时骶棘肌对人体上部重力所施的牵引力与腰椎弯曲程度有关，如图 2 – 21 所示。人向前作不同程度的弯腰时，头部、躯干、上肢的重力均给腰部一向心牵引力。下面以头部为例，计算在不同弯腰程度下其施于腰部的作用力。

设头重 50N，弯腰时脊柱与地平线的夹角为 β，将力分解到与脊柱平行的方向 AC 及与脊柱垂直的方向 AB，

即 $\angle\beta = \angle\beta' = \angle\beta''$，$\angle\alpha = 90° - \angle\beta$

由直角三角形 ABD 知 $AB = AD\sin\alpha$

当 $\angle\beta = 60°$时，$\angle\alpha = 30°$，则 $AB = 50 \times \frac{1}{2} = 25N$

当 $\angle\beta = 45°$时，$\angle\alpha = 45°$，则 $AB = 50 \times \frac{\sqrt{2}}{2} = 35N$

当 $\angle\beta = 30°$时，$\angle\alpha = 60°$，则 $AB = 50 \times \frac{\sqrt{3}}{2} = 43.5N$

当 $\angle\beta = 0°$时，$\angle\alpha = 90°$，则 $AB = 50 \times 1 = 50N$

由以上计算可知，脊柱弯曲程度越大，头部重力作用越大，即弯腰越大时，腰部骶棘肌收缩力越强，时间越久，骶棘肌对人体上部重力所施的牵拉力越大，则劳损越重。

临床上腰痛可局限于一侧或两侧，或放射至髋部、下肢等，称为第三腰椎横突综合征。其发病机理为作用于该横突的肌肉反复牵拉。腰椎横突上有较多肌肉附着，主要为腰大肌、腰方肌、腹横肌及腰背筋膜深层。腰方肌及腰大肌在日常腰部运动中活动较多，如屈、伸及侧屈等。在负重和体力劳动时，腰部更需不断的收缩，以加大腹压和增强腰背肌的运动。在这些运动中，如附着在横突末端的肌肉、筋膜发生突然的牵拉或收缩，第三腰椎横突最易受到损伤。

3. 提重物时对腰椎负荷的影响

脊椎骨是产生压迫性骨折最常见的区域。据 Eie 对成年人腰椎的体外实验研究表明，引起压迫性骨折的压缩负荷的范围约为 5000 ~ 8000N。椎骨体产生压迫性骨折是发生在椎间盘受伤害之前，可见椎间盘较椎骨体强。举物或提物时腰椎的负荷增加，而此负荷会受下列因素影响：①物体和重心的距离；②腰椎弯曲或旋转的角度；③物体的大小、形状和重量等。物体越靠近身体（也就是越接近重心线），产生的力臂越短，腰椎的负荷就越小；当物体的形状、重量相等而大小不一样时，则越大的物体所产生的力臂越长，腰椎的负荷也越大。

下面比较图 2 – 22 中的三种不同提物姿势对腰段脊柱负荷产生的影响。

图 2 – 22A 中设身体上部前屈，物体重量 P 所产生的力臂 $L_P = 40cm$，身体上部所产生力臂 $L_W = 25cm$，则向前总力矩为

$$M = (P \cdot L_P) + (W \cdot L_W) = (200 \times 0.4) + (450 \times 0.25) = 192.5\ Nm$$

图 2 – 22B 提物时屈膝挺背，使物体更靠近躯干，可减少向前弯矩，物体重量和身体上部重量所产生的力臂分别缩短为 $L_P = 35cm$，$L_W = 18cm$，则总的向前力矩为

$$M = (P \cdot L_P) + (W \cdot L_W) = (200 \times 0.35) + (450 \times 0.18) = 151 \text{Nm}$$

图 2-22C 是所提物体置于膝前，仍然弯腰，则物体重量产生的力臂 $L_P = 50 \text{cm}$，身体上部重量产生的力臂 $L_W = 25 \text{cm}$，则总的向前力矩为

$$M = (P \cdot L_P) + (W \cdot L_W) = (200 \times 0.5) + (450 \times 0.25) = 212.5 \text{Nm}$$

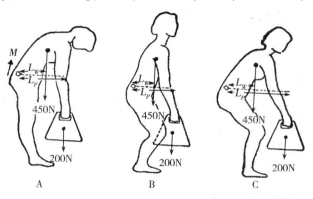

图 2-22　提物姿势（方法）对腰椎负荷的影响

因此为了减轻背部压力，应将膝关节弯曲后再举起，但此时必须使物体接近重心，即屈膝提物使所提物靠近脊柱活动中心，如图 2-22B 所示。但如果屈膝而物体的重心仍然远离脊柱时，则会增加力矩，使腰椎的负荷增加，如图 2-22C 所示。

弯腰提物时腰椎负荷的大小可用分离体法近似计算。

假设一个人体重为 70kg，弯腰约 35°并手提 20kg 重的物体，则腰骶关节处的负荷如图 2-22A 所示。设物体重量 $P = 200 \text{N}$，上半身的重量 $W = 450 \text{N}$（约为体重的 60% ~ 65%），背肌产生的肌力为 M，对腰骶关节瞬时旋转中心的力臂 $L_P = 40 \text{cm}$，$L_W = 25 \text{cm}$，$L_M = 5 \text{cm}$。

先根据力矩平衡原理求得背肌产生的肌力 M。由各力对腰骶关节瞬时旋转中心产生的总力矩为零得

$$(W \cdot L_W) + (P \cdot L_P) - (M \cdot L) = 0$$
$$(450 \times 0.25) + (200 \times 0.4) - (M \times 0.05) = 0$$

解得 $M = 3850 \text{N}$

利用三角学知识，可算出腰骶关节面所承受的压力 C 为上述三个力对关节面的分力之和。

$$C = W\cos 35° + P\cos 35° + M = 450 \times \cos 35° + 200 \times \cos 35° + 3850 = 4382 \text{N}$$

而剪切力则为 $\sigma = W\sin 35° + P\sin 35° = 450 \times \sin 35° + 200 \times \sin 35° = 373 \text{N}$

因压力和剪切力互成直角，故腰骶关节的所有反作用力 R 可根据勾股定理得

$$R = \sqrt{C^2 + \sigma^2} = 4398 \text{N}$$

由以上静力学分析，可近似地了解弯腰提物（举物）时力臂的大小对腰椎负荷以及背肌负荷的影响。应该注意，用此方法计算出的关节压力并不能代表关节的真正压力。例如用同样方法计算出一个人举 80kg 的物体时，其腰骶椎的椎间盘会产生 10000N 的压力，这值已远超过脊椎骨的骨折负荷量。举重运动员能轻松地举起 80kg 重的物体

而不发生腰椎骨折，是因为上述计算并没有考虑到腹压的作用。Eie 和 Wehn 指出，由于腹压对背肌产生相对的力矩，大约可减少40%背肌的力量。

腹压在弯腰或举物时会有增加的趋势，在举重过程中腹压也会随着需要增加或减少。例如刚要举起的瞬间，腹压急剧上升，这样不但可以使椎间盘的压力减少，而且还会对腰椎产生固定和保护作用。腹压的产生主要是借斜腹肌和横腹肌的作用。

第四节　踝关节、肩关节和肘关节力学

一、踝关节

踝关节由胫、腓骨的下端与胫腓横韧带连为一体，夹住距骨而构成，如图2-23所示。重力由胫骨传到距骨，下传至跟骨及前足力线。胫、腓骨下端有一凹窝，容纳距骨滑车，形成内、外踝。距骨滑车面前宽后窄，背屈时，较宽的前面进入胫腓凹窝内，因此较稳定。反之容易产生侧向位移，常常失稳而造成踝关节扭伤。

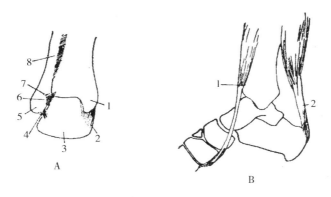

图2-23　踝关节的结构

A　前视图　1. 胫骨　2. 三角韧带　3. 距骨　4. 前距腓韧带　5. 腓骨
6. 前下胫距韧带　7. 远胫腓　8. 韧带　B　1. 胫前肌腱　2. 跟腱

1. 踝关节运动范围

踝关节是个单向关节，距骨主要在矢状面上沿一横轴活动，此轴自冠状面向后偏离，此活动使足能背屈和跖屈。距骨在踝窝中也可轻度绕纵轴旋转或绕矢状轴倾斜活动。因骨骺损伤、韧带损伤或胫骨骨折畸形等所带来的关节轴线偏斜，均可引起严重的关节病理性改变。

Sammarco 等人曾对置换全人工踝关节术后的患者做了分析。结果发现踝关节的运动范围在24°~75°之间，平均约为44°±12.7°，年龄增大运动范围有减小的趋势；上弯和下弯的范围基本相等，分别为23°和24°。Stauffer 等人亦对5名正常人走路时的踝关节加以分析，发现走路越快，后跟着地时的下弯程度越小，见图2-24B，而上弯程度几乎相等，只是最大的上弯程度在走路越快时越早出现，这一现象和髋关节、膝关节不同，因为后者在走路越快时运动范围越大。由于距骨的前方较后方宽大，因此踝关节上

弯时，胫骨与腓骨的接触处会稍放松，以便容纳较宽大的前半部距骨。在胫骨受压时，踝关节成不稳定结构，为了保持其稳定性，小腿前肌肉群及后肌肉群形成一稳定力系。踝关节附近的肌腱，对稳定踝关节的意义不大。

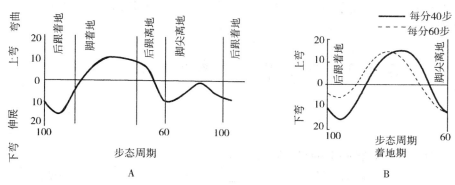

图 2-24　行走时踝关节的活动范围

A　平地行走时，踝关节在矢状面上一步态周期活动范围

B　两种速度行走时踝关节在着地期的活动范围

2. 踝关节运动力学

步行时踝关节的关节面产生的关节反作用力比膝、髋关节稍大，但由于踝关节面具有相当大的负重面积，因此实验发现其单位面积的压力（应力）反而比膝、髋关节小。

双腿站立时，每侧踝关节约承担 1/2 体重，如果考虑到保持平衡的肌力作用，则关节反作用力有所增加，增加量与肌力大小成正比。

利用分离体法可计算腓肠肌和比目鱼肌通过跟腱的收缩力以及关节反作用力的大小。

图 2-25 给出一个人用单脚脚尖站立时，跟腱力和关节的反作用力。此时为保持平衡，身体重心必须前移以便和后跟肌腱力平衡。取足（包括距骨）为分离体，作受力分析，即支持力 N，经跟腱的张力 A 和关节反作用力 J，如图 2-25A 所示。利用图解法绘出力三角形，即可算出跟腱力 A 和关节反作用力 J 的大小，见图 2-25B。其结果为关节反作用力 J 高达体重的 2.1 倍，而后跟肌腱力为体重的 1.2 倍，这一简单推算可以说明为什么后跟肌腱力弱的人，做多次以脚尖站立动作较困难。

Stauffer 等人利用负荷测量板、高速摄影术、X 光片及分离体法，分析在走路过程中脚着地时的压力和剪切力。发现踝关节的压力主要来自后跟肌腱，胫前肌对压力的影响可能只占体重的 20%。在整个走路过程中，最大压力在脚着地期的末期，此时压力可达体重的 5 倍，如图 2-26 所示。图 A 是走路脚着地时踝关节关节面的压力。三条线

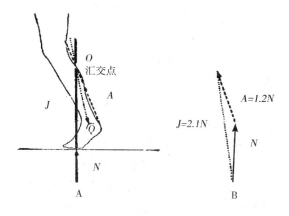

图 2-25　足（包括距骨）的分离体图

A O 为交点，Q 为胫距接触点　B 力三角形

分别为正常人、关节炎患者手术前及人工关节置换后的病人。图 B 显示平地行走站立相时产生于踝关节的前后方向的剪切力。此剪切力在后跟离地时（约在着地期的中间）可达体重的 0.8 倍。患关节炎的病人其压力约减低至体重的 3 倍，剪切力亦有所减少。不过这类病人在置换人工关节后，压力虽没有明显改变，但剪切力却恢复到和正常人一样。

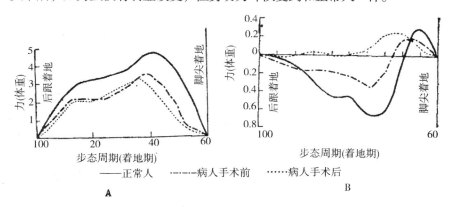

图 2 - 26　走路过程中脚着地时的压力和剪切力

A　5 名正常人，9 名做髋关节置换术后的患者，手术前后行走时，踝关节在着地期的压力

B　测试对象同 A，平地行走时产生于踝关节的前后方向的剪切力

踝关节面的应力比膝、髋关节小，但几何构造轻微的改变将使应力急骤增加。研究发现，距骨轻度外移会改变关节面的负荷分布，而距骨的移动在踝关节扭伤及骨折时常见。因此，如果不及时将距骨和胫骨的接触面加以矫正，会使关节面损伤。当距骨外移 1～2mm 时，踝关节的接触面显著减小，而使压力增加，这将导致退化性关节炎。所以踝关节发生骨折或脱臼时，必须精确地整复。

二、肩关节

连接上臂与躯干部分的构造称为肩关节，主要功能是控制肱骨在空间的位置和活动。肩关节构造较复杂，但活动范围是人体中最大的，而且也最灵活，如图 2 - 27 所示。

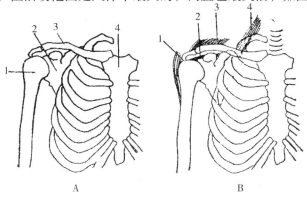

图 2 - 27　肩部关节

A　骨性结构：1. 肱骨　2. 肩胛骨　3. 锁骨　4. 胸骨　B　1. 三角肌　2. 冈上肌 3. 斜方肌　4. 提肩胛肌

1. 肩关节的运动范围

肩关节是球形关节，它可以作屈、伸、展、内旋、外旋及环展运动。由盂肱关节、胸锁关节、肩胸关节及肩锁关节这四个关节组成，这些关节都有助于肩关节的活动。

盂肱关节：它是由肩胛骨的肩盂及半圆形的肱骨头形成，关节面与肱骨干约成135°。盂肱关节面和矢状面成30°的后屈，这正好和髋关节相反。肩盂关节面呈梨形，其垂直半径只有肱骨关节面的75%，而水平半径只有肱骨关节面的60%，多数正常人，其盂肱关节面平均向后倾斜7.4°。

肩锁关节：是锁骨远端和肩峰近端之间的一个小滑液关节，如图2－28所示，其稳定性主要来自喙锁韧带。①圆锥韧带（由喙突结节到锁骨外侧后弯的顶点），肩胛循此韧带的轴旋转，如图2－28A。②梭形韧带在喙突和锁骨上均呈线形附着，并由锥状结节延伸至肩锁关节。此韧带使肩胛骨循纵断面的水平轴转动，如图2－28B。③肩胛骨又能在矢状面的水平轴旋转运动，此时，圆锥韧带相对延长，如图2－28C。肩锁关节外展总范围是20°左右，主要发生在臂外展开始的30°和最后的45°。

胸锁关节：是胸骨柄与锁骨近端间的一个滑液关节。有一半月板，上连锁骨，下接第一软肋骨。这块半月板将胸锁关节分为两个腔（两个功能单位）。上下滑动发生于锁骨与半月板之间，前后滑动产生在半月板和胸骨之间。

肩胸关节：肩胛骨和胸部并没有骨骼和韧带连接，曾有许多学者尝试测量此关节的运动和盂肱关节的关系，发现在举臂180°的过程中，盂肱关节的运动约占2/3，而肩

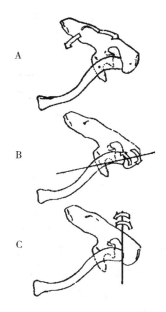

图2－28 肩锁关节的活动轴

胸关节的运动则占1/3。盂肱关节的运动和肩胸关节运动受多种因素的影响，如上举的平面、臂上的负荷以及个体差异等。

2. 肩关节运动力学

作用于肩关节的肌肉多而复杂，大体上有三个特点：

（1）由于肩关节缺乏坚固的稳定性结构，所以肌肉必须维持其平衡，避免肩关节脱臼。

（2）一块肌肉同时作用于多个关节。例如起自胸臂而止于肱骨的背阔肌就跨越肩胸、胸锁、肩锁和盂肱关节。

（3）肌肉随关节位置不同会改变其作用方向和机能。例如，肱二头肌的长头在肱骨外转时的作用是使肱骨外举，而在肱骨内转时就没有此作用。

由于上述三个因素，要确定肩部周围肌肉的单一功能，作出不同动作的受力分析图及精确的计算是较困难的。

从肌肉起止点相互接近所产生的效应可以推断肩部肌肉的动作。例如，旋转肌群的构造极为特殊，除有内、外、转及上举作用外，还有对包围着的肱骨头从结构上起防止

移位的作用。肩胛骨下肌使肱骨头内转，并使其与肩盂产生压力，此外，肌肉群又压迫肱骨头向后，因此具有使肱骨头后移的作用。冈上肌在三角肌上作用时，会将肱骨头向下压，以防止肱骨头向上脱臼。因此，肩胛骨下肌可认为是防止肩关节前脱臼的重要肌肉。

3. 盂肱关节的静力学分析

在上举活动中，有许多肌肉参与，并且随着负荷不同、上举平面和上举程度的不同每一块肌肉的受力情况不同。因此精确计算盂肱关节的关节反作用力是较困难的，但可以把盂肱关节简化为一杠杆系统，如图 2 – 29 所示。假设平抬手臂与身体成 90°，体重约为 600N，手臂重为体重的 0.05 倍（30N），其重心作用在离肱骨头中心 30cm 处，为了平衡手臂重量，肌力为 M（主要为三角肌的作用），平行于手臂且离肱骨头中心距离为 3cm。

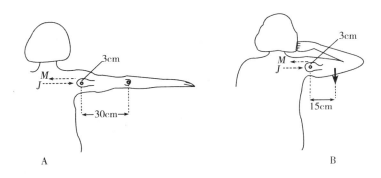

图 2 – 29　肩关节受力示意图

手臂处于平衡状态，由力矩平衡得

$$(M \times 3) - (30 \times 30) = 0$$

解得 $M = 300$N

因此肌力 M 的大小约为体重的 0.5 倍，由于盂肱关节的反作用力 J 与肌力 M 平行，但方向相反，故形成一力偶且数值相等。因此，关节反作用力也约为体重的 0.5 倍。

如果上臂仍然在同样位置，但肘关节屈曲，肘屈曲使质心向中间移动，将重力杠杆臂缩短 15cm，如图 2 – 29B 所示。

盂肱关节反作用力 J 可用相同方法算出。由

$$(M \times 3) - (30 \times 15) = 0$$

得 $M = 150$N

肌力 M 为体重的 0.25 倍，关节反作用力 J 也为体重的 0.25 倍。

这种简化模式为临床提供有用的参考价值，肢体质量不变时，上臂上举同时屈肘可使质心向中间移动，导致重力臂缩短，从而使肌力和盂肱关节的反作用力减小约 50%。

三、肘关节

肘关节连接上臂和前臂，如图 2 – 30 所示，其主要功能是确定腕关节的空间位置。

肘关节有一个较深的骨性臼窝，因此较肩关节稳定。

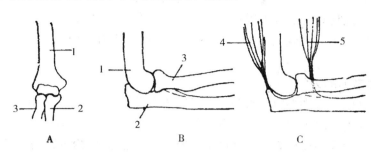

图 2 - 30　肘关节结构

A. 前视图　B. 侧视图　C. 骨性结构和主要肌肉　1. 肱骨 2. 尺骨 3. 桡骨 4. 肱三头肌 5. 肱二头肌

1. 肘关节的运动范围

肘关节具有两种运动：铰链活动（屈曲和伸展）和前臂旋转活动（内、外转）。它包括三个关节：肱尺关节、肱桡关节和近侧桡尺关节。肘关节以肱尺部为主体，属于蜗状关节，关节囊的纤维层在前、后方较薄弱，两侧韧带较强。

屈曲和伸展发生在肱尺关节，同时也发生在肱桡关节。肱尺关节由双曲面形的肱骨滑车和形状与之相对应的近端尺骨滑车窝组成。位于肱骨远端滑车外侧的是肱骨小头，后者为一球状突起，与桡骨小头的近端相关联。屈伸轴通过滑车正中和肱骨及尺骨的纵轴相交。屈伸活动的瞬时旋转中心在此轴附近（仅差 2~3mm）。

肘关节主要进行屈伸运动，一般可达 140°~160°。肱骨和尺骨轴线的夹角称为提携角，正常时男性为 10°~15°，女性为 20°~25°。研究发现，由于滑车不完全对称，当前臂由完全伸直运动到完全屈曲时，提携角由外翻 10°改变为内翻 18°左右。肱桡关节的外形是球窝关节，它的活动局限于两根轴线上，屈曲和伸展，内转和外转。

内转和外转即前臂绕着桡骨头中心点与尺骨末端中心点所连接的轴而进行的旋转运动。当旋转使手掌朝上时称外转，而使手掌朝下时称为内转。内、外转的角度为 120°~140°。当肘关节伸直时，内、外转作用不会改变尺骨位置。

肘关节的稳定性除取决于骨骼本身的构造外，还取决于桡骨头的圆形韧带、内侧及外侧韧带等因素，两侧侧韧带可抵御过度的内、外转运动。特别是在运动员投掷标枪、手榴弹时，内侧侧韧带是抵抗肘关节外翻的一道防线。

2. 肘关节运动力学

肘关节是三维双关节（即折叶关节），在肱骨下端和桡骨上端之间作屈伸（或折叶）运动。

作用在肘关节上的力可以分两种情况讨论：①当手臂自然下垂，前臂放轻，此时无主动肌力，只有维持重力所需的平衡力系，在其他位置要考虑转动力。肘关节的受力在正常情况下可能达到体重的一半，负重时可超过体重。②当前臂弯曲某一角度，此时由肱二头肌和肱桡肌对弯曲作贡献，至于哪块肌肉贡献大，尚不清楚。目前得到的综合结果是：肱肌不论是在肘关节内转、外转情况下都是一很强的肘弯曲肌。肱二头肌、肱桡肌在前臂外转和中等旋转时,是很强的弯曲肌,当肘关节弯曲90°时,肱桡肌做等长收缩,即可摸到。

肘伸展时肱三头肌、肘后肌等都起积极作用,而且在手持物或手指运动时这些肌肉也参与运动。

利用静力学原理可计算出肘关节面的关节反作用力。

图2-31给出手持物时,肘关节屈曲位的受力图。设主要的肘屈曲肌为肱二头肌和肱肌,这两块肌肉的力 M 经肌腱作用于距旋转中心 5cm 处,前臂力 F 为 20N,且距旋转中心为 13cm,手中物体的重力为 P,且距旋转中心为 30cm。下面分析手中未持物和持物 1kg 时,肘关节屈曲位的关节反作用力 J。

由力矩平衡方程得

$$(F \times 13) + (P \times 30) - (M \times 5) = 0$$

由力的平衡方程得

$$M - J - F - P = 0$$

已知 $F = 20N$,

若手未持物,即 $P = 0$,则

$$M = \frac{20 \times 13}{5} = 52N, \quad J = 52 - 20 = 32N$$

若手中持物 1kg,即 $P = 10N$,则

$$M = \frac{20 \times 13 + 10 \times 30}{5} = 112N,$$

$$J = 112 - 20 - 10 = 82N$$

通过以上计算得知肘屈曲 90° 时,手持 1kg 重物体肘关节反作用力增加了 50N。

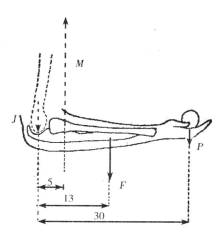

图2-31 手持重物时,肘关节受力图

第五节 肌肉和关节软骨力学

肌肉的构造要素相同,收缩的生化机理也大致一样,但结构、功能以及力学性质有很大差别。

一、骨骼肌的力学性质

骨骼肌和骨、腱共同组成运动器官。其作用除了被动地承受和传递外力外,还能够在神经的控制下,使身体发生运动。因此骨骼肌的功能是通过主动收缩,使自身出现张应力和压应力,而后将此力通过腱传到骨上,形成身体运动。由于骨骼肌可以按人的意志而运动,所以亦称随意肌。

1. 骨骼肌收缩的纤维滑移理论

骨骼肌收缩的纤维滑移理论是从许多实验观察的结果得来的。目前被广泛接受的是汉森和赫斯莱提出的肌丝滑移学说。如图2-32所示,M 为肌球蛋白丝长度;C 为肌动

蛋白丝长度；Δ 为肌动蛋白丝和肌球蛋白丝的搭接长度；H 为暗带的宽度；I 为长带的宽度；L 为肌节的总长度。当肌纤维松弛时，肌浆球蛋白分子的头部贴近纤维丝；受刺激后，头部突起，肌浆球蛋白纤维和肌动蛋白纤维之间发生相对滑移。在图 2-32 中，$\Delta/2$ 部分增长，$I/2$ 和 H 部分减短，在滑移过程中两种纤维丝本身的长度不变。在肌纤维节收缩同时，肌肉亦随之收缩而作功，这就是肌丝滑移学说。

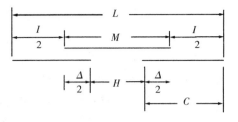

图 2-32　肌节中各元素的几何位置

2. 希尔方程

取青蛙缝匠肌的一束肌肉，两端夹紧，保持长度为 l_0，以足够的频率和电压来刺激它，使之产生强直收缩，其张力为 T_0。然后松开一端，使其张力降为 T（$T < T_0$），在等长张力 T 作用下，肌肉又开始收缩。以后 T 逐步减少，并测量相应的收缩速度 v 与肌肉缩短时产生的热量，以及维持挛缩状态所需热量。将实验结果绘出 $T-v$ 关系图，它呈双曲线，即张力愈大，收缩速度愈小。

根据能量守恒定律有

$$E = A + S + W$$

其中 E 是肌纤维单位时间内释放的能量，A 是单位时间内保持的热量，S 是收缩热，$W = Tv$ 是作功的功率。在长度不变时有

$$E = A$$

当长度改变时，希尔测量 A 和 E，得（$S+W$）的经验方程

$$S + W = b\,(T_0 - T) \tag{2-1}$$

其中 b 是常数。令 $S = av$（a 为常数），则得

$$b\,(T_0 - T) = av + Tv$$
$$(a + T)(v + b) = b(T_0 + a) \tag{2-2}$$

式（2-2）就是著名的**希尔（Hill）方程**。它与实验结果比较一致。它描述了骨骼肌收缩时的力-速度关系。对研究肌肉力学起很大作用，但它不足之处是没有考虑到肌肉的黏弹性。

3. 希尔模型

希尔方程给出强直收缩状态下（即高频刺激时），骨骼肌的 $T-v$ 关系，但在低频刺激下，肌肉的力学性质的研究方法之一是建立希尔模型。

如图 2-33 所示，希尔串联模型是用一个收缩单元 CE 和一个弹性单元 SE 串联所组成。并假设：

（1）收缩元 CE 的 $T-v$ 关系仅取决于瞬时状态，与过程无关，并服从希尔方程。

（2）在松弛状态下，CE 可以自由地伸缩，与此时肌肉的应力无关。

（3）串联弹性元 SE 是完全弹性体，性质与肌肉激发状态无关。

人们不断改进希尔模型，至 1950 年，希尔进一步提出了三单元模型，如图 2-34 所示，并假定：

（1）收缩元 CE 在静息时能自由伸长，其张力为零，在激励时能缩短，其张力不为零。

（2）弹性元 SE 具有一般弹性变形特点。

（3）并联弹性元 PE 是由于肌肉静息（指肌肉未受各种物理化学因素的刺激）时的弹性而加上的，它是由于结缔组织、细胞膜和线粒体等所引起的。

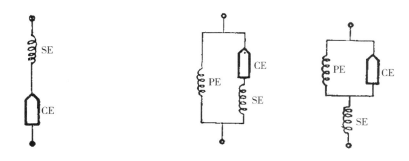

图 2-33　希尔串联模型　　　　　图 2-34　三单元希尔模型

二、心肌的力学性质

心肌力学主要研究心肌的收缩过程。由于心肌产生的活化状态较慢，一般不能发生强直，所以只能试图在收缩条件下，对与时间有关的变化来分析心肌的力学性质。另外心肌纤维彼此排列不平行，无法得到真正的等长收缩，因此研究收缩状态与长度有关的变化比较困难，而且对张力变化与长度的依赖关系还了解不够，无法精确测定心肌收缩元件的力和速度关系。由于肌肉是有生命的组织，在作心肌离体试验时必须设法维持其生命，才能获得有意义的数据。实验表明，当试样直径不大于 1mm 时，在通入 95% O_2 和 5% CO_2 混合气体的 Kreb - Ringer 溶液内，可借助于扩散维持其生命约 36 小时左右。故在心肌收缩实验中大都取猫或兔子的乳突肌作试样，大动物的乳突肌纤维较粗，难于存活，无法作离体实验。下面简单介绍心肌不同于骨骼肌的一些特点。

（1）心肌的活化状态（即心肌处于有生命状态）产生缓慢且与时间有关　1965 年 Brady 研究了快速牵拉效应，从他所作的分析可以清楚地看出心肌和骨骼肌之间存在着基本区别。骨骼肌收缩元件中的活化状态迅速发生，而心肌的收缩元件中活化状态的发生延续数百毫秒，心肌在快速牵拉后张力发展的时间历程，基本上和牵拉施予的时间无关，即无论在刺激之前或之后，同一长度的快速牵拉后，将得到相同的张力发展曲线。以上说明牵拉后附加张力的出现主要由长度 - 张力关系造成。心肌活化状态产生缓慢，而且与时间有关。

（2）心肌的静息（即心肌未受外来刺激）张力比较高　心肌的另一突出特征是它的静息张力比较高，它是使心肌力学分析复杂化的因素。1974 年 Porter 等研究得出如图 2-35 所示的曲线，其中 L_{max} 是能够产生最大张力时肌肉的静息长度。活动张力等于刺激后总张力减去刺激前在静息肌肉上记录的张力。从图 2-35 中可以看出，两种肌肉活动的长度 - 张力曲线相似，即肌肉长度与肌肉产生的张力之间的关系相似。但当肌肉长度小于L_{max}时，骨骼肌的静息张力实际上等于零，而心肌则在所有长度上静息张力都比骨骼肌高，而且在长度低于L_{max}时就更显著。心肌的静息张力曲线比较陡的原因是它的倔强性大于骨骼肌，尽管目前对于这种静息倔强性的基础还不清楚，但它的生理意义是很明显的，正常心肌静息张力的工作范围永远是在其活动长度－张力曲线的升支内，也就是说，除非静息张力变得异常高时，一般不可能牵拉心肌细胞，使它在肌节长度－张力曲线的降支范围内工作。

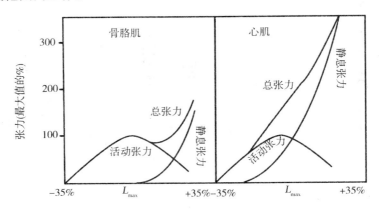

图 2－35　等长收缩时骨骼肌和心肌长度张力曲线的比较

（3）希尔模型应用于心肌　经过一段时间的研究表明，只有在心肌收缩的情况下，其纤维初始长度很短，松弛状态的张力可以忽略不计时，希尔的理论才能应用，用如图 2－34 所示的两种希尔三元素模型形式表示。

三、关节软骨的力学性质

关节软骨是一种透明的软组织，关节软骨和关节囊的滑膜围成一个密闭的关节腔，里面充满由滑膜分泌的滑液。在应力作用下，滑液可以流入流出。软骨的力学性质随滑液的含量而变化。

关节软骨是一种充满液体的多孔的黏弹性材料，在受拉伸应力作用时，间隙扩大，滑液流入，在压缩时滑液流出。在保持生理环境条件下进行关节软骨试验证明：它具有明显的滞后环，并且应力峰值随应变率的增大而略有增长。通常关节软骨对应变率的敏感程度大致是中等水平。软骨一般在经过预调后其性能会趋于稳定，图 2－36 显示经过预调 9～10 次后，应力－时间曲线的形状不再有明显的变化。

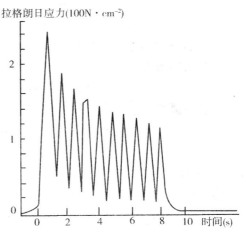

图 2－36　牛股骨的构造软骨对周期性拉伸的应力反应

有些软骨的受压试验表明，它具有应力松弛现象，并且能在短时间内迅速松弛，这是因为在压力下液体被挤出而造成的。图 2–37 表示在压缩过程中出现位移的情况下，软骨内流体流动情况和应力松弛情况。图 2–37a 表示位移变化过程。OAB 段是压缩阶段。BCDE 是保持位移阶段。图 2–37b 是对应于 O、A、C、D、E 的各个阶段下液体的流动情况。图 2–37c 是相应的应力变化过程。

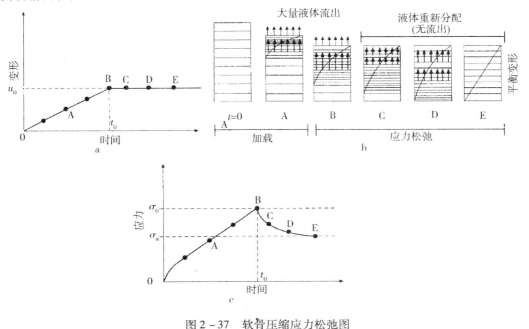

图 2–37　软骨压缩应力松弛图

第六节　运动力学的测量方法

产生人体运动状态变化的主动力是肌力，而肌力的发挥取决于一系列解剖学、生理学以至心理学等的因素，以及骨骼、韧带、肌肉本身的材料力学特征。它们往往是多元的和非线性的，目前尚无法建立准确的、物理的或数学的模型。此外，由于人体的不可破坏性，不可能将各种换能器采用外科手术埋置于体内直接测量肌力。因此，在不打开人体"黑箱"的条件下，当前在动力学的测量中通常采用两大类手段：一类是采用特定的仪器测量人体肌力矩，另一类是测量人体运动中的外力（或称动态力）。

一、肌力矩的测试方法

肌肉收缩力有静态力（等长收缩力）和动态力（等张收缩力）之分，对于不同形式的肌力有不同的测定方法。

1. 静态肌力矩的测试方法

静态肌力矩是指某环节肌肉最大等长收缩力对关节中心点的力矩，一般不考虑时间因素。测定静态肌力矩的方法有：

（1）弹簧测力计 这类测力计是利用弹簧在其弹性限度内伸长和外力成正比的性质而制成的测力仪器，如拉力计（弹簧秤）、握力计、背力计等。这类仪器使用方便，但精度不太高，误差较大。

（2）电学测力计 这类测力计是用非电量电测技术原理生产出的测力计，如国外生产的定量的综合力量测定器 ELAG 肌力计，这种仪器可测得 50 种不同肌群的静态力矩。

2. 动态肌力矩的测试方法

动态肌力矩是指肌肉等张收缩或等动收缩力对关节中心点的力矩。肌肉在等张收缩过程中产生的肌力矩不是一致的，速度也不是恒定的，因而需要测定出肌力和速度随时间变化的动态过程，我们称为等张测力。肌肉做等动收缩时人体环节的运动速度基本一致，环节负荷随肌力变化而变化，我们称等速测力。

等张测力法：这是测试肌肉做等张收缩时肌力参数的方法。现已设计出许多专门的仪器测定等张收缩力矩，这些仪器主要运用非电量电测技术。

等速测力法：这是通过等速测力系统给定的环节动作速度，在负荷随肌肉力大小而匹配的情况下测定肌肉力矩的方法。肌肉负荷随肌力大小变化的收缩称"等动收缩"。等动运动不同于等长和等张运动，它可以在动作范围内获得最大阻力，这种独特的功效为康复医学增添了光辉。

目前应用较多的是美国生产的 Cybex 等动功能评定及训练系统。这个系统可做 18 个上、下肢动作训练，对多关节活动功能能作定量测试。另外还可以连接 TMC、TEF 腰背测试组合测试腰背屈伸。

Cybex 等动功能评定及训练系统作为等速测力法的典型代表，具有以下特点：

（1）测试人体肌肉力矩既快又准。"Cybex"根据人体解剖结构设计了整套组合器械，能方便固定人体环节，准确测试人体环节肌肉用力。

（2）测得参数反馈快。Cybex 系统计算机化程度高，所测参量和衍生参量能立即打印出来，指导训练。

（3）测试内容重复性好。Cybex 系统固定人体环节组合器械合理，动力负荷设计科学，使组合动作训练内容容易重复。

（4）训练安全、效率高。Cybex 系统给受试者的阻力负荷是根据人体动作肌肉力大小自动调节的，运动速度和环节活动范围是可控制的，因此不会出现过伸、过屈或肌肉收缩超负荷带来的损伤。但 Cybex 等动功能评定及训练系统价格昂贵，操作人员需专门培训。

二、动态测力的方法

1. 三维测力台

根据采用传感器的不同，三维测力台可分为以石英压电晶体为传感器的测力台和以电阻应变片为传感器的测力台两大类。

三维测力台测力的基本原理是：当外力作用到测力平台上时，通过传感元件把力信号转换成相应的电流或电压变化，经过放大器把电信号放大后，送入模/数转换器（A/D），将力参数的模拟信号转换成数字信号，送入微机贮存和进行各种处理。下面以 Kistler 公司生产的石英压电晶体三维测力台为例，介绍其工作原理和测力计算。

测力平台为长方形，由踏板和底座两部
分构成，二者之间由安装在四个角的圆柱形
传感器支撑着，每个圆柱形传感器又由三片
环状的石英压电晶体叠加在一起，如图 2 –
38。这三片压电晶体由于其切割方向各不相
同，分别对 x、y 和 z 这三个不同方向的力产
生压电效应。例如，当最上方的那个环受到

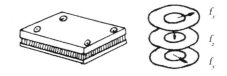

A 测力平台　　B 石英压电传感器

图 2 – 38　以石英晶体为传感器的三维测力平台

x 方向的作用力 f_x 时，就会因为压电效应而在圆环的上、下表面产生电荷，而对 y、z 方
向的力则无此效应。同理，中间的环和最下面的环则只分别对 z、y 方向的力有压电效
应。由于石英晶体两面的电荷量和力的大小成正比，通过对电荷量的测定，就可以得到
相应方向上力的数值。

三维测力台四个角上的四个压电式传感器共输出十二路信号。经过将 $x1$ 与 $x2$、$x3$
与 $x4$ 及 $y1$ 与 $y4$、$y2$ 与 $y3$ 合并后输出的信号为八路（图 2 – 39）。设测力台中心为原
点，确定坐标系 $oxyz$（图 2 – 40）。

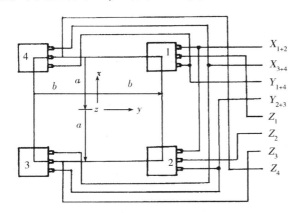

图 2 – 39　三维测力台输出的 8 个信号

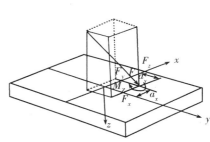

图 2 – 40　测力台所测的力学参数

当有一外力 F 作用在测力台上时，可按照以下公式计算：

$$F_x = F_{x1} + F_{x2} + F_{x3} + F_{x4} = X_{1+2} + X_{3+4}$$
$$F_y = F_{y1} + F_{y2} + F_{y3} + F_{y4} = Y_{1+4} + Y_{2+3}$$
$$F_z = F_{z1} + F_{z2} + F_{z3} + F_{z4} = Z_1 + Z_2 + Z_3 + Z_4$$

上式中，F_x、F_y 和 F_z 分别是力 F 在 x、y、z 轴上的分量。而合力则按下式得出：

$$F = \sqrt{F_x^2 + F_y^2 + F_z^2}$$

合力的方向可由三个方向余弦来确定：

$$\cos\alpha = \frac{F_x}{F} \qquad 合力 F 与 x 的夹角$$

$$\cos\beta = \frac{F_y}{F} \qquad 合力 F 与 y 的夹角$$

$$\cos\gamma = \frac{F_z}{F} \qquad 合力\ F\ 与\ z\ 的夹角$$

这样就获得了合力的大小及其方向。

另外，还可确定力的作用点和作用时间，或力随时间的变化。图 2 - 41 便是一力随时间变化的典型图，各纵轴以体重的百分比为单位。可见，当脚跟从碰触到提离地板之间时对地板的竖直作用力约为体重的 1.5 倍。

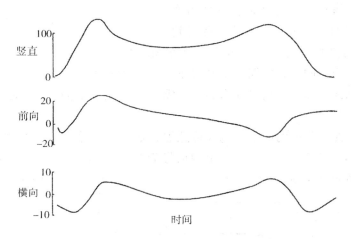

图 2 - 41　测定人在走路时，脚对地板各方向的力随时间变化

石英压电晶体三维测力台测试精度高，向间干扰小且固有频率高。除了压电晶体测力台外，还有电阻应变式三维测力台，但此类测力台存在着固有频率低和向间干扰大的缺点。

2. 应变计

应变计是将机械变化转换成电信号的传感器。常用的应变计主要是压电应变计和金属膜应变计。压电应变计采用某些压电元件作为敏感器。压电元件早期主要是采用石英等晶体，近年来多用陶瓷材料，目前最常用的是铅钛锆酸盐材料。压电材料的特性是在受到一压力时会产生一电势，或反过来在有一电势作用时会产生一压力。所以，利用这一特性，通过一电荷放大电路，可使材料在受到力的作用时，输出与之成正比的电量。再借助有关电表，以及力与电的转换关系，便可把力的大小反映出来。金属膜应变计是利用金属材料在形态变化时，其电阻也随之线性变化的原理制成的。它是将一金属膜铺展在基底材料上，当金属膜受到力的作用时其形态便产生变化，从而导致其电阻的变化。由于各变化间成线性关系，所以通过有关变换电路就可把力测量出来。

3. 足力计

在对站立和步态分析时，常用足力计测定脚部的压力分布。要实现脚各部位所受作用力的大小分布测量，一个办法是以力传感器组成二维阵列。通过测定每个传感器的受力情况，便可把力的分布反映出来。但是，即使在 30mm × 30mm 大小的面积上要实现 2mm 的空间分辨率，也起码需要 225 个传感器。不但所对应的电路太复杂，而且相当昂贵。所以，目前多采用侧边照明玻璃板反射法来测定力的分布。侧边照明玻璃板反射法的原理如图 2 - 42 所示。

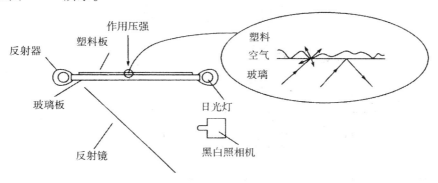

图 2 - 42　侧边照明玻璃板反射法的原理

一厚玻璃板在侧边照明，由于入射角较大，且是从光密媒质射入光疏媒质（从玻璃到空气），所以照明光都被玻璃和空气界面全反射而透不过去。但是，若在玻璃板上放置一块折射率比玻璃大的弹性材料，当该板与玻璃发生光学接触时，全反射就被破坏了。光就可透过玻璃而在弹性材料板表面上散射。因而，从玻璃的底部就可看到其散射光。若该弹性材料板与玻璃板光学接触面的变化与作用在其上的力的增量成正比，则从玻璃底部所测得的光强也就与该力成正比。所以，通过测定光强的分布就可确定力的分布。这种方法的可能问题是反应时间慢且有滞后现象。但是，通过选择合适的材料，目前已可做到在短于 5ms 内对加压起反应，以及在 20ms 内对减压起反应。图 2 - 43 示出的是以此法测得的一正常人走路时脚部压力的分布。可见压力分布是很不均匀的，且在走动过程中还在变化。可轻易据此辨别出足跟着地和脚尖离地的时间。这种测量法被广泛用于对步态的分析以及观察下肢手术后不正常步态的效应。

4. 肢体位置的测定

肢体位置的测定通常用角度计进行。角度计有两个臂，其上装有传感器以读出两臂的夹角。所以，把它的两臂分别装到肢体关节上下两节处，就可测出在行走时关节夹角随时间的变化。但是，由于关节的运动不但涉及转动，还有关节表面的滑动。单是夹角这一参数并不能准确反映关节的运动。此外，在肢体上附上角度计的传感器、导线和有关电子器件会影响人的正常行走。就算是利用遥感技术可去除连线，设备大小和重量仍然足以使正常的步态发生改变。

因此，目前最理想的测定方法是视频录像法。通过录下观察对象的行走过程，可在相对无扰的情况下确定各肢体和关节位置随时间的变化。具体的办法是用计算机对录像进行图像分析。但是到目前为止，仍没有理想的理论模型可用于拟合身体各部位在行走时的状态。所以，需要在各个主要解剖位置上设置标识器以定标。标识器可以贴在被观察对象身上（使用特殊颜色的标识物或可发荧光甚至发光器件），也可以将图像摄录下来后再在电脑图像的对应部位上做标识。

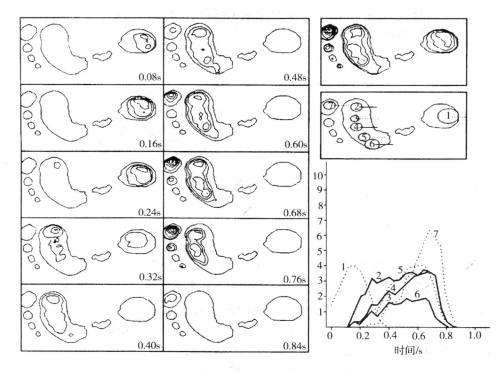

图 2-43　正常人走路时脚部压力的分布

思考题

1. 论述关节稳定性和灵活性的对立统一，通过资料查阅讨论肩关节运动损伤的发生与预防。
2. 简要说明不同的身体姿态对腰椎承载的影响。
3. 肌肉力学的希尔方程描述了骨骼肌收缩时的什么关系？
4. 简述心肌区别于骨骼肌的主要力学性质。
5. 简述三维测力台的工作原理。

第三章　血液流变学

第一节　流体力学基础

气体和液体统称为**流体**。流体具有流动性、可压缩性和黏滞性。流体内部各部分之间很容易发生相对运动，物体本身没有固定的形状，这种性质称为流动性。流动性是流体最基本的特性，也是流体与固体之间最主要的区别。流体的体积会随着压强的变化而不同，这种性质称为可压缩性，气体的可压缩性较大，而液体的可压缩性很小。在流体流动时，流体各部分之间存在一定的运动阻力（也称为内摩擦力），这种现象称为流体的黏滞性。生物体内的许多活动过程，如血液循环、呼吸道内气体的输运、养分的输送及废物的排泄等等，都与流体的流动有关。本节将讨论理想流体的一些基本规律。

一、理想流体的稳定流动

1. 理想流体

实际流体的运动是很复杂的，任何实际流体都可以被压缩，但是液体的可压缩性很小。例如 10°C 的水，增加 1 个大气压，体积仅减少了 1/20000，因此，在一般情况下液体的可压缩性可以忽略。气体的可压缩性虽然大，但它的流动性强，只要有很小的压强差，气体就会迅速流动起来，使各处的密度差减小，所以，在研究气体的流动时，只要压强差不大，其可压缩性也可以忽略。实际流体都有黏滞性，但水和酒精等流体的黏滞性很小，气体的黏滞性更小。在很多实际问题中，可压缩性和黏滞性只是影响流体运动的次要因素，而流动性才是决定流体运动的主要因素。因此，在流体力学中为了突出被研究对象的主要特性和简化问题，用理想流体这一理想化的模型来代替实际流体进行分析，从而得出理想流体运动的基本规律。所谓**理想流体**，就是绝对不可压缩的，而且完全没有黏滞性的流体。

2. 稳定流动

一般情况下，流体流动时，流体粒子流经空间各点的流速是不一定相同的，而且还随着时间的变化而变化。如果流体流经空间任意固定点的流速不随时间而改变，我们就说该流体的流动状态是稳定的，这种流动称为**稳定流动**。流体做稳定流动时，同一时刻流体内各处的流速可能不同，但流体粒子流经空间任一给定点的速度是确定的，且不随时间变化。

如图 3-1 所示，为了形象地描述流体的运动，可以在流体流经的空间作一些假想的曲线，曲线上每一点的切线方向代表流体粒子流经该点的速度方向，这些曲线称为该时刻的流线。流线形象地表示了空间流速的瞬时分布。在稳定流动中，由于空间各点的流速不随时间而变化，因此，稳定流动的流线分布是不随时间而变化的，即在不同时刻相继出现在空间同一点的流体粒子总以同样的速度通过该点。由于每一时刻空间确定一点上

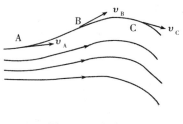

图 3-1 流线

只能有一个速度，故流线是不能相交的。图 3-1 中，虽然流体流经 A、B、C 三点的速度不同，但任何时刻流体流经 A 点的速度总是 v_A，流经 B 点的速度总是 v_B，流经 C 点的速度总是 v_C。在稳定流动中，流线就是流体粒子运动的轨迹。

在稳定流动的流体中任意取一截面，由通过截面周边各个点的流线所围成的管状区域称为流管，如图 3-2 所示。因为流管的周边各个点都有自己相应的流线，这些流线组成了流管，所以流管中不会有垂直于管壁的流速分量，那么流体在流动过程中，流管内的流体不会流出管外，流管外的流体也不会流入管内，流管中的流体就好像在一个有形管子中流动。在许多实际问题中，当流体在有形管道中做稳定流动时，往往把整个管道本身作为一个流管来研究。有时为了方

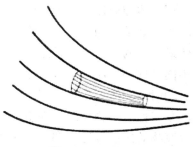

图 3-2 流管

便还可以忽略流速在横截面积上的变化，而用截面上的平均速度来描述管内流体的流动情况。

3. 连续性方程

连续性方程讨论的是在稳定流动的情况下，流管内流体的流量与流速、截面积的关系。

图 3-3 所示，我们在流体流经的空间，任意选取一截面积很小的流管，设想不可压缩的流体在流管内做稳定流动，根据质量守恒原理，由流管的一端流入的流体的体积一定等于从流管的另一端流出的流体的体积，这就是不可压缩流体做稳定流动时的**连续性原理**。设垂直于流管的截面积 S_1 和 S_2 处的流速分别为 v_1 和 v_2，经过一段时间 Δt 后，流过截面积 S_1 和 S_2 的流体的体积分别为

$$V_1 = S_1 v_1 \Delta t$$
$$V_2 = S_2 v_2 \Delta t$$

由于相同的时间内，流过同一流管任意截面的流体的体积相等，即得

$$v_1 S_1 \Delta t = v_2 S_2 \Delta t$$

又为 $\qquad S_1 v_1 = S_2 v_2 \qquad (3-1)$

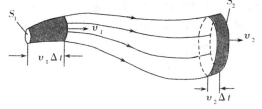

图 3-3 连续性方程的推导

这一关系对同一流管中任意与流管垂直的截面 S 都成立。我们把单位时间内流过某一截面的流体的体积即 S 与 v 的乘积称为流体的**流量**，用 Q 表示，单位为 $m^3 \cdot s^{-1}$。故不可压缩流体做稳定流动的**连续性方程**可表示为

$$Q = Sv = 恒量 \tag{3-2}$$

式（3-2）表明，当不可压缩流体做稳定流动时，流体的速度与截面积的乘积为恒量。截面积大的地方流速小，截面积小的地方流速大，但通过各截面处的流量是不变的。

例 3-1　如图 3-4 所示，水通过 A 管流入 B 管和 C 管，三管的截面积分别为 $S_A = 1.0 m^2$，$S_B = 0.40\ m^2$，$S_C = 0.80\ m^2$，A、B 管中的速度分别为 $v_A = 0.40 m \cdot s^{-1}$，$v_B = 0.30 m \cdot s^{-1}$，计算 C 管中的流速。

解　水可以看成不可压缩的流体，单位时间流过 A 管任意一截面的体积，必等于流过 B 管和 C 管任意一截面的体积之和，由连续性方程，即

$$S_A v_A = S_B v_B + S_C v_C$$

求得 C 管中的流速为

$$v_C = \frac{S_A v_A - S_B v_B}{S_C} = \frac{1.0 \times 0.40 - 0.40 \times 0.30}{0.80} = 0.35 m/s$$

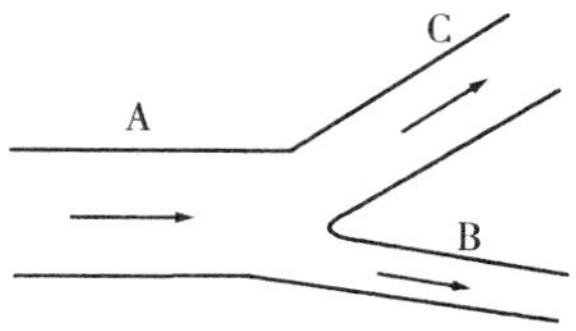

图 3-4

利用连续性方程，可以近似分析人体体循环系统中血液流速与血管截面积之间的关系。在正常生理状态下，通过各类血管的平均血流量应该是相等的，根据连续性方程，各类血管内血液的平均流速与该类血管的总截面积成反比。主动脉的总截面积最小，因此血液的平均流速最大，随着血管分支的增多，血管总截面积迅速增大，血流速度迅速减小，毛细血管的总截面积最大，血液流速最小；到腔静脉时，血管的总截面积不断缩小，血液流速又有回升。

二、伯努利方程及其应用

1. 方程的形式

伯努利（Bernoulli）方程是流体力学的基本方程，它描述的是理想流体做稳定流动时，同一流线上各点的压强 P、高度 h 和流速 v 之间的关系，其表达式如下：

$$P + \frac{1}{2}\rho v^2 + \rho g h = 恒量 \tag{3-3}$$

2. 方程的推导

下面我们用功能原理来导出伯努利方程。图 3-5 是理想流体在重力场中做稳定流动时的一根细流管，在管中任取一段流体（如图中 M N 段）为研究对象，经过很短的时间 Δt 后，此段流体的位置由 MN 流动到 M'N'，因为流管很细，时间 Δt 很短，可以认为流体段 MM′和 NN′内的各物理量是均匀的，它们的压强、流速、高度、截面积分别为 P_1、v_1、h_1、S_1 和 P_2、v_2、h_2、S_2，如图所示。

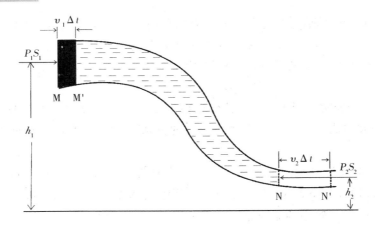

图 3 - 5　伯努利方程的推导

功能原理指出，系统机械能的增量等于外力和非保守内力作功的代数和。因为这里讨论的是理想流体，没有黏滞性，故不存在非保守内力，只需考虑外力即周围流体对它的压力所作的功。

机械能的增量包括动能的增量和势能的增量。由图 3 - 5 可以看出，在 Δt 时间前后，M′N 流体段处于原位置，除流体微粒更换以外，其他力学量如流速和压强及各部分的位置均无变化，即机械能保持不变。因此，流体从 MN 流到 M′N′的过程中，机械能的增量等于流体段 NN′与流体段 MM′的机械能之差。因为理想流体是不可压缩的，而流动又是连续的，所以 MM′段的流体体积和质量一定等于 NN′段流体的体积和质量。设其体积为 ΔV，质量为 Δm，则 MM′段流体的机械能为：　　$\Delta E_1 = \frac{1}{2}\Delta m v_1^2 + \Delta mgh_1$

NN′段流体的机械能为：　　$\Delta E_2 = \frac{1}{2}\Delta m v_2^2 + \Delta mgh_2$

在 Δt 时间内 MN 段流体总的机械能的增量为

$$\Delta E = \Delta E_2 - \Delta E_1 = \frac{1}{2}\Delta m v_2^2 + \Delta mgh_2 - \frac{1}{2}\Delta m v_1^2 - \Delta mgh_1 \qquad (3-4)$$

现分析外力对流体所作的功，作用在管壁上的力垂直于流线，对流体不作功。作用在 S_1 上的力推动流体前进，作正功 $\Delta A_1 = P_1 S_1 v_1 \Delta t$，作用在 S_2 上的力阻碍流体前进，做负功 $\Delta A_2 = -P_2 S_2 v_2 \Delta t$，所以外力所做的总功为

$$\Delta A = \Delta A_1 + \Delta A_2 = P_1 S_1 v_1 \Delta t - P_2 S_2 v_2 \Delta t$$

根据连续性方程　　　　　　　　$S_1 v_1 = S_2 v_2$

且　　　　　　　　　　$S_1 v_1 \Delta t = S_2 v_2 \Delta t = \Delta V$

故　　　　　　　　　　$\Delta A = P_1 \Delta V - P_2 \Delta V \qquad (3-5)$

由功能原理，应有 $\Delta E = \Delta A$，将式（3 - 4）、式（3 - 5）代入，得

$$\frac{1}{2}\Delta m v_2^2 + \Delta mgh_2 - \frac{1}{2}\Delta m v_1^2 - \Delta mgh_1 = (P_1 - P_2)\Delta V$$

各项除以 ΔV 并移项得

$$P_1 + \frac{1}{2}\rho v_1^2 + \rho g h_1 = P_2 + \frac{1}{2}\rho v_2^2 + \rho g h_2 \qquad (3-6)$$

式中 $\rho = \Delta m / \Delta V$ 是流体的密度。由于流体 MN 段是任意选取的，上述关系可写成

$$P + \frac{1}{2}\rho v^2 + \rho g h = 恒量 \qquad (3-7)$$

当所取流管的截面积趋于无穷小时，方程给出了一条流线上各点的压强、高度和流速之间的关系。式（3-6）或式（3-7）都称为伯努利方程，它们描述了理想流体做稳定流动时的基本规律。方程中 $\frac{1}{2}\rho v^2$ 是单位体积流体的动能，$\rho g h$ 是单位体积流体的势能，由于压强 P 与单位体积流体能量的单位相同，所以又称为单位体积流体的压强能。伯努利方程表明：理想流体在做稳定流动时，单位体积流体的压强能、动能和势能相互转化，而总和保持不变。所以也可以说，伯努利方程是能量守恒定律在理想流体稳定流动过程中的一种特殊表达形式。

3. 方程的应用

伯努利方程和连续性方程在流体力学中应用非常广泛，可以解决流体力学中许多实际问题，现举例说明。

（1）当流体是在水平管道中流动时：由于 $h_1 = h_2$，则伯努利方程简化为

$$P_1 + \frac{1}{2}\rho v_1^2 = P_2 + \frac{1}{2}\rho v_2^2 \qquad (3-8)$$

由式（3-8）可以得出：在水平管道中流动的理想流体，流速小的地方压强大，流速大的地方压强小。又由连续性方程式可以得出：理想流体在粗细不均匀的水平管中做稳定流动时，截面积大处流速小，则压强大；截面积小处流速大，则压强小。那么，当流体以较大速度流过管道中足够狭窄部分时，就可能使该处压强减小到小于大气压强。若此时狭窄处与外界某容器相通，那么此负压就能把该容器内的物体吸入并被快速流经的流体带走，这种由于管内流体流动而将管外物体吸入管内的现象称为**空吸现象**。喷雾器、水流抽气机和雾化吸入器都是根据此原理设计制造的。

图 3-6 所示为喷雾器的原理图。当快速推动活塞杆时，迫使管中的气流高速地从狭窄的 a 处流过，使此处的压强小于大气压，由于药液瓶液面 b 处受到大气压的作用，瓶中药液将沿着竖直细管上升到 a 处，在高速气流的作用下，被吹成雾状从管口喷出。

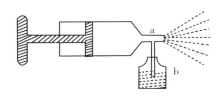

图 3-6　喷雾器的原理

图 3-7 所示为水流抽气机的原理图。水流从 A 处流入，从 C 处流出，狭窄的锥口 D 处流速越大，压强就越小，当 D 处压强小于与外界相连接的容器 B 中的气体压强时，容器 B 中的气体将被抽入管内在 D 处与水流混合后从 C 处流出，完成抽气过程。

雾化吸入器是治疗呼吸道疾病的一种常用医疗仪器，图 3-8 所示为雾化吸入器的原理图。高速氧气流从细小的 a 管喷口喷出，使喷口处压强减小，在药液面上大气压强

的作用下，药液经 b 管上升到管口，被高速的氧气流吹成雾状，经过吸气管进入病人的气管、支气管和肺中，完成对病人肺部、支气管和气管部位的直接给药和吸氧工作。

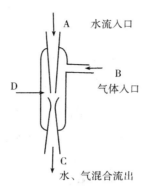

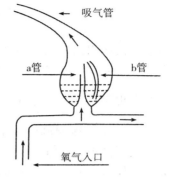

图 3－7　水流抽气机的原理　　　图 3－8　雾化吸入器的原理

（2）如果流体在粗细均匀的管道中流动时，根据连续性方程，其流速不变，伯努利方程简化为

$$P_1 + \rho g h_1 = P_2 + \rho g h_2 \qquad (3-9)$$

上式表明，当流体在均匀管道中流动时，高处压强小，低处压强大。这可以定性地说明人的血压随体位变化而改变。

（3）小孔流速：图 3－9 所示为一盛有液体的大容器，若在距离液面为 h 的地方开一小孔，则液体将从小孔流出，求小孔处的流速是常见的问题。

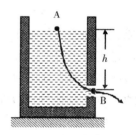

设 A、B 分别表示液面和小孔处的两点，其流速分别为 v_A 和 v_B，由于大容器液面的面积大，小孔的面积小，根据连续性方程，小孔处的流速比大容器液面的流速大得多，所以可近似认为液面的流速 $v_A \approx 0$，同时液面和小孔都与大气相通，故 A、B 两处的压强都等于大气压强 P_0，于是对 A、B 两处可列出伯努利方程如下：

图 3－9　小孔处的流速

$$P_0 + \rho g h = P_0 + \frac{1}{2}\rho v_B^2$$

由此可得小孔处的流速　　　　　$$v_B = \sqrt{2gh} \qquad (3-10)$$

式（3－10）称为小孔流速公式，它表明液体在距液面为 h 处的小孔中流出的流速等于它从同一高度自由下落的速度。

三、黏滞性流体的流动

前面讨论的是理想流体的运动规律，对于实际流体，在流动时都有内摩擦力存在，则表现出液体的黏滞性，简称黏性。有的流体黏性较大，如血液、甘油、重油等，其黏性在一般情况下不能忽略。黏性很小的流体如水或酒精在远距离输送时，由黏性所引起的能量损耗也必须考虑，研究这些流体的运动时，理想流体的模型不再适用。下面讨论黏性流体的性质及其流动规律。

1. 层流与湍流

流体的流动有两种基本状态，层流与湍流。

（1）**层流** 黏性流体在流速不太大时，表现为分层流动，相邻各流层因速度不同而作相对滑动，彼此不相混杂，流体的这种流动状态称为层流。为了说明层流状态，我们先来观察一下黏性流体甘油的流动情况。在一支垂直放置的滴定管中，注入无色甘油，再慢慢加入染了色的甘油，让它们有明显的分层界线，然后打开下端的活塞让甘油缓缓流出，可以看到染色甘油的流动呈弹头形，如图 3－10 所示。这表明管内的黏性流体是分层流动的，与管壁接触的流层附着在管壁上，所以流速为零。由管壁到管中心轴，各流层的流速逐渐增大，到管中心轴处流层的流速最大。图 3－11 为层流运动速度的示意图，流体的各流层呈同心圆柱状分层流动。由于相邻流层流速不同，流速快的一层必然带动流速慢的一层，而流速慢的一层必然阻碍流速快的一层，所以在作相对运动的两流层之间，存在着一对阻碍两流层相对运动的摩擦力，这对摩擦力大小相等、方向相反，称为流体的**内摩擦力**或**黏滞力**。黏滞力的大小与流体的性质有关。

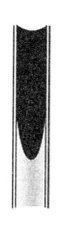
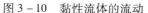
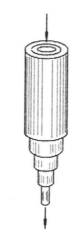

图 3－10　黏性流体的流动　　　　图 3－11　层流示意图

（2）**湍流** 当流体的流速增大到一定程度时，流体粒子的运动轨迹将会紊乱，流体不再保持分层流动，层与层之间相互混杂，甚至可能出现旋涡，这种流动称为湍流。用图 3－12 所示的实验可以观察流体流动的两种状态。如图 3－12a 所示，在盛水的容器 A 中，装有一支水平放置带有阀门的玻璃管 C，另一支竖直放置的玻璃管 B 内盛有染色的水，沿细管进入 C 管内部。微微打开阀门 D，让水从 C 管流出，当水流速度不大时，染色的水在 C 管中呈现直线状稳定的细水流，如图 3－12b 所示，这时 C 管内的水流是层流。若开大阀门 D，让水流速度增加，当流速大到一定程度时，染色的水在 C 管中的流动出现了横向的速度分量，染色的细水流散开，使周围的水染上颜色，表明层与层之间相互混淆，层流被破坏，形成紊乱的流动状态，如图 3－12c 所示的流动是湍流。

湍流不但具有混杂和紊乱的特征，而且能量损耗和阻力都比层流大得多。能量损耗包括能量的转化，如湍流可引起机械振动，因而产生声音，而层流是无声的，例如有些心脏杂音的形成就与血液的湍流有关。

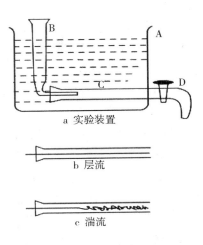

a 实验装置

b 层流

c 湍流

图 3-12 层流和湍流

2. 牛顿黏滞定律和黏滞系数

若黏性流体沿 z 方向作稳定流动时，如图 3-13 所示，把流体在垂直于 r 方向的平面上分成许多互相平行的薄层，各流层之间有相对滑动。假设流层的流速随着 r 的增加而增大，在 r 方向相距 dr 的两流层的速度差为 dv，则 dv/dr 就表示单位厚度上的两流层之间的速度差，也就是速度在垂直于流速方向上的变化率，称为**速度梯度**。

实验表明，流体内相邻两层接触面间的内摩擦力即黏滞力 F 的大小与层与层相接触的面积 S 和速度梯度 dv/dr 成正比，即

$$F = \eta S \frac{dv}{dr} \qquad (3-11)$$

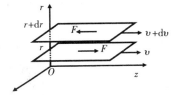

图 3-13 速度梯度示意图

式（3-11）称为**牛顿黏滞定律**。式中的比例系数 η 称为**黏滞系数或黏度**，其值取决于流体的性质，黏滞性越大的流体，其 η 值也就越大。在国际单位制中，黏滞系数的单位为帕斯卡·秒（Pa·s）。

由实验可知，黏滞系数的大小还与温度有关。一般说来，流体的黏滞系数随温度升高而减小，气体的黏滞系数随温度的升高而增大。表 3-1 列出了几种流体的黏滞系数。

表 3-1 几种流体的黏滞系数

液体	温度℃	η（Pa·s）	液体	温度℃	η（Pa·s）
水	0	1.792×10^{-3}	酒精	20	1.2×10^{-3}
	20	1.005×10^{-3}	水银	20	1.55×10^{-3}
	37	0.69×10^{-3}	蓖麻油	17.5	1225×10^{-3}
	100	0.284×10^{-3}	甘油	20	0.830
空气	0	1.709×10^{-5}	血液	37	$(2.0 \sim 4.0) \times 10^{-3}$
	20	1.808×10^{-5}	血浆	37	$(1.0 \sim 1.4) \times 10^{-3}$
	100	2.175×10^{-5}	血清	37	$(0.9 \sim 1.2) \times 10^{-3}$

3. 雷诺数

流体的流动是层流还是湍流，除与速度 v 有关外，还与流体的黏度 η、密度 ρ 和管道的形状、大小、刚性等有关。1883 年，英国物理学家雷诺（Osborne Reynolds）通过大量实验研究后，提出了一个无单位的纯数作为决定在刚性长直圆形管道中的流体运动

状态的依据，即雷诺数

$$Re = \frac{\rho v r}{\eta} \qquad (3-12)$$

实验结果表明，当 $Re < 1000$ 时，流体作层流；$Re > 1500$ 时，流体作湍流；当 $1000 \leqslant Re \leqslant 1500$ 时，流动是不稳定阶段，流体可作层流也可能作湍流。由式（3-12）可以看出，雷诺数的大小与黏度成反比，与密度、速度和管道半径等成正比。黏度越小，密度、流速和管道半径越大时越容易产生湍流。

湍流的出现不仅与管半径有关，还受管的形状及内壁光滑程度的影响，在管道有急弯、分支或管径骤变处，都是湍流易发生的地方。

对于湍流的研究在医学中有着很重要的意义。健康人体的血管和气管等管道具有良好的弹性，管壁可以吸收扰动能量，起着稳定作用，湍流的出现条件与刚性管有所不同。正常人体循环系统中的血液和呼吸系统中的气体大都作层流，但在管道有急弯处、发生分支处或管径骤变处易发生湍流，因血管、气管内壁粗糙也可能在较低的雷诺数下发生湍流，而湍流的高能量又会对病变的管壁造成进一步的伤害，就是所谓"湍流致病学说"。流体作湍流时，伴随着声音的发出，这在医学中也很有实用价值，人的心脏、主动脉以及支气管中的某些部位都是容易出现湍流的地方，临床医生凭借训练有素的耳朵和一付结构简单的听诊器就能根据听到的湍流声来辨别血流和呼吸是否正常。

例 3-2　设某人的一动脉半径为 2mm，血流的平均速度为 50cm·s^{-1}，已知血液的黏滞系数 $\eta = 3.0 \times 10^{-3}$ Pa·s，密度 $\rho = 1.05 \times 10^3$ kg·m^{-3}，假设血管为刚性管道，计算雷诺数并指出血液的流动状态。

解　由式（3-12）可知

$$Re = \frac{\rho v r}{\eta} = \frac{1.05 \times 10^3 \times 0.5 \times 2 \times 10^{-3}}{3.0 \times 10^{-3}} = 350$$

这一数值远小于 1000，所以血液在此处的流动状态为层流。

4. 切应力和切变率

牛顿黏滞定律式（3-11）可变换为

$$\frac{F}{S} = \eta \frac{\mathrm{d}v}{\mathrm{d}x} \qquad (3-13)$$

式中 $\frac{\mathrm{d}v}{\mathrm{d}x}$ 为相距厚度为 $\mathrm{d}x$ 的两个流层之间的速度差，即速度梯度。F 是相邻两流层的切向内摩擦力，$\frac{F}{S}$ 称为**切应力**，表示作用在单位面积流层上的切向内力，单位是帕斯卡（Pa），用 τ 表示

$$\tau = \frac{F}{S} \qquad (3-14)$$

流体中，流层受到切应力的作用将发生切向形变，如图 3-14 所示，虚线表示某一

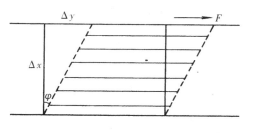

图 3-14　切应变

流层（截面）受切应力作用时产生的切向形变，切向形变程度可用比值 $\frac{\Delta y}{\Delta x}$ 来量度，这一比值称为**切应变**，用 γ 表示，是一个无量纲的量。

$$\gamma = \frac{\Delta y}{\Delta x} = \tan\varphi \tag{3-15}$$

切应变 γ 对时间的变化率，称为**切变率**，用 $\dot{\gamma}$ 表示

$$\dot{\gamma} = \lim_{\Delta t \to 0}\frac{\Delta\gamma}{\Delta t} = \lim_{\Delta t \to 0}\frac{\Delta y}{\Delta t \cdot \Delta x} = \lim_{\Delta t \to 0}\frac{\Delta v}{\Delta x} = \frac{\mathrm{d}v}{\mathrm{d}x} \tag{3-16}$$

将式（3-14）和式（3-16）代入式（3-13）可得

$$\dot{\gamma} = \frac{\tau}{\eta} \tag{3-17}$$

式（3-17）为牛顿黏滞定律的另一种表达形式，在血液流变学中常用此式。

牛顿黏滞定律的两种表达形式，是分别从流体流动状态和流体形变的角度分析黏滞性流体作层流的规律。

5. 牛顿流体与非牛顿流体

如果某种流体的黏度在一定温度下为一常量，而且遵循牛顿黏滞定律，即切应力 τ 与切变率 $\dot{\gamma}$ 成正比，也就是切应力与切变率之间满足线性关系，这类流体称为**牛顿流体**。水、酒精、血浆、血清等匀质液体都是牛顿流体。如果流体的黏度在一定温度下不是常量，切应力与切变率之间不再满足线性关系，即流体不再遵循牛顿黏滞定律，这类流体称为**非牛顿流体**。含有悬浮物或弥散物的液体多为非牛顿流体，如血液，其中就含有大量悬浮的血细胞，其黏度在确定的温度下不是常量。最早，人们把血液看作是牛顿流体，直到 20 世纪 60 年代才发现血液的黏度不是一个恒定数，而是与切变率有着密切的关系，当切变率降低时，血液的黏度明显增高，这说明血液是一种非牛顿流体；但是在高切变率下，血液又表现为牛顿流体，在动脉系统中，由于血液的切变率较高，可以把血液看作为牛顿流体。也就是说，牛顿黏滞定律只能在特定的条件下才对血液适用。

四、泊肃叶定律

1. 泊肃叶定律的形式

法国生理学家泊肃叶（Jean Louis Marie Poiseuille）在 19 世纪研究了黏性流体在玻璃管内的流动情况，找到的规律是：黏度系数为 η 的黏性流体在半径为 R、长度为 L 的水平刚性管中做稳定流动时，流体的体积流量 Q 与管两端的压强差 ΔP、管道半径 R、黏滞系数 η 和管的长度 L 的关系为：

$$Q = \frac{\pi R^4 \Delta P}{8\eta L} \tag{3-18}$$

上式称为**泊肃叶定律**。由公式可知，为了维持黏性流体的稳定流动，在水平管两端必须有压强差产生的推力来平衡黏性阻力。

2. 泊肃叶定律的推导

设黏性流体在半径为 R、长度为 L 的等截面水平管内做稳定流动，管左右两端的压

强分别为 P_1、P_2，且 $P_1 > P_2$，即 $\Delta P = P_1 - P_2$。如图 $3-15$ 所示，在管中取与管同轴、半径为 r 的圆柱形流体元为研究对象，这个柱形流体元所受到的压力差为：

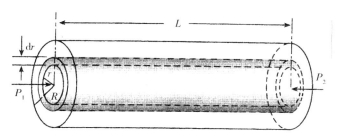

图 $3-15$　泊肃叶公式的推导

$$F = (P_1 - P_2)\,\pi r^2 = \Delta P \cdot \pi r^2$$

周围流体作用在研究对象上的内摩擦力为：

$$f = -\eta 2\pi r L \frac{dv}{dr}$$

式中负号表示速度 v 随 r 的增大而减小，所以 $\dfrac{dv}{dr}$ 本身为负。由于流体在流管内做稳定流动，所受合力应为零，故有

$$\Delta P \cdot \pi r^2 = -\eta 2\pi r L \frac{dv}{dr}$$

整理，得
$$dv = -\frac{\Delta P}{2\eta L} r\,dr$$

对上式积分并代入边界条件 $r = R$ 时，$v = 0$，得

$$v = \frac{\Delta P}{4\eta L}(R^2 - r^2) \qquad\qquad (3-19)$$

式 $(3-19)$ 给出了流体在等截面水平细圆管中稳定流动时，流速随半径的变化关系。由此式可以看出，流速沿管径方向呈抛物线分布，管轴（$r=0$）处流速有最大值，即 $\dfrac{\Delta P}{4\eta L}R^2$。

在管的截面处取一半径为 r、厚度为 dr 的圆环状流体元，其截面积为 $2\pi r dr$，流体通过该流体元截面的流量为

$$dQ = v2\pi r dr$$

其中的 v 是流体在半径 r 处的流速，将式 $(3-19)$ 代入得

$$dQ = \pi \frac{\Delta P}{2\eta L}(R^2 - r^2)\,r dr$$

通过整个管道截面的流量可由积分求得：

$$Q = \pi \frac{\Delta P}{2\eta L}\int_0^R (R^2 - r^2)r dr$$

即
$$Q = \frac{\pi R^4 \Delta P}{8\eta L}$$

上式即为泊肃叶定律。

3. 流阻

令 $Z = \dfrac{8\eta L}{\pi R^4}$，则泊肃叶定律可以写成如下形式：

$$Q = \frac{\Delta P}{Z} \tag{3-20}$$

上式中的 Z 称为**流阻**，单位是 $\mathrm{Pa \cdot s \cdot m^{-3}}$。当流管的长度、半径及流体的黏度一定时，$Z$ 是一定值。式（3-20）表明，黏性流体在水平均匀管内做稳定流动时，流量 Q 与管两端的压强差 ΔP 成正比，与流阻 Z 成反比。三者之间的关系类似电学中的欧姆定律，Z 因相当于电阻而得名流阻，而且流阻与电阻有相同的串、并联关系：

如果流体顺序通过 n 个管道，即管道串联，其总流阻等于各管流阻之和，即

$$Z = Z_1 + Z_2 + \cdots + Z_n \tag{3-21}$$

如果流体分成 n 个支流管道，即管道并联，其总流阻的倒数等于各流阻的倒数之和，即

$$\frac{1}{Z} = \frac{1}{Z_1} + \frac{1}{Z_2} + \cdots + \frac{1}{Z_n} \tag{3-22}$$

必须注意，流阻如同电阻一样并非阻力，也没有阻力的单位，仅是影响流量的一个因素。

血液在血管中流动的流阻在生理学中称为**外周阻力**，从主动脉至腔静脉的流阻，即体循环的总流阻，称为总外周阻力。在一般情况下，血液循环从整体来看，可看作层流，循环系统中任何一段的血压降 ΔP、流量 Q 与外周阻力 Z 之间的关系遵从泊肃叶定律，即可用泊肃叶定律来计算外周阻力。计算总外周阻力时 ΔP 取平均动脉压，Q 为每秒的心输出量。通常血管长度 L 没有什么变化，故流阻 Z 只随血管半径 R 及血液黏度 η 而变。由于流阻 Z 与半径的四次方成反比，所以外周阻力的变化主要取决于血管内径的变化。利用泊肃叶定律可以定性分析血液的流动问题。如果人体某部分血管的流阻发生变化，将使总外周阻力改变，并导致总流量及各器官血流量或者血压的改变，这在医学上有着重要的意义。

五、斯托克斯定律

当固体在黏滞性流体中做相对运动时，将受到黏滞阻力，这是由于固体的表面附着着一层流体，该层流体随固体一起运动，因而与周围流体间有相对运动，产生内摩擦力，此力阻碍固体在流体中的运动。

英国科学家斯托克斯（George Gabriel Stokes）从理论上证明了若在黏性流体中运动的物体是一个小球，所受到的黏滞阻力 f 与小球的半径 r、小球运动的速度 v、流体的黏度 η 成正比，即

$$f = 6\pi\eta rv \tag{3-23}$$

上式称为**斯托克斯定律**。利用斯托克斯定律可以讨论小球在黏性流体中的运动速度。设半径为 r 的小球在黏性流体中下降时，当小球受到方向向下的重力大于方向向上的浮力

和黏滞力时，小球将加速下降，随着下降速度的增加，黏滞阻力也增大，当速度达到一定值时，重力、浮力和黏滞阻力这三个力平衡，球体将匀速下降，这时球体的速度称为**收尾速度**或**沉降速度**。

设 ρ 为球体的密度，σ 为流体的密度，则球体所受的重力为 $\frac{4}{3}\pi r^3 \rho g$，所受的浮力为 $\frac{4}{3}\pi r^3 \sigma g$，黏滞阻力为 $6\pi\eta r v$。当达到收尾速度时，三力平衡，即

$$\frac{4}{3}\pi r^3 \rho g = \frac{4}{3}\pi r^3 \sigma g + 6\pi\eta r v_{尾}$$

由上式可计算出收尾速度

$$v_{尾} = \frac{2r^2}{9\eta}(\rho - \sigma)g \qquad\qquad (3-24)$$

式（3-24）还被用来测定流体的黏滞系数：将已知半径 r 和密度 ρ 的小球放入密度为 σ 的流体中，测出小球的沉降速度，由上式即可计算出流体的黏滞系数 η。

由式（3-24）可知，若悬浮液微粒很小时，其沉降速度就非常缓慢。由于小球在流体中的沉降速度与重力加速度 g 成正比，为了加快沉降速度常用离心沉降法，如分离血液中的血细胞。

第二节　人体的血液循环系统

人体的血液循环系统是心脏和血管所构成的一个密闭的管道系统，血液在其中循环往复地流动着，心脏不停地跳动提供动力推动血液循环流动，运载血细胞和运输营养物质及废物，为机体的各种细胞提供赖以生存的物质，带走细胞代谢的产物。维持血液循环系统处于良好的工作状态，是机体得以生存的必要条件。

一、循环系统

血液循环是封闭式的，人体的循环系统由体循环和肺循环两部分构成双循环。如图 3-16 所示为人体血液循环系统示意图，中央是心脏，上部分表示肺循环，下部分表示体循环。

心脏是一中空的肌性器官，有左心房、左心室、右心房、右心室四个腔，图中箭头表示正常血流方向。左右心房之间和左右心室之间均由间隔隔开，右心房和右心室之间通过一个只能向右心室张开的活动瓣膜即三尖瓣相互连通。左心房和左心室之间则通过一个只能向左心室张开的

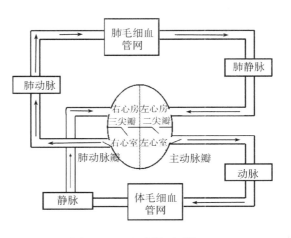

图 3-16　血液循环系统

活动瓣膜即二尖瓣相互连通，这些瓣膜使血液只能由心房流入心室，而不能倒流。与心脏各腔直接相连的血管有：通向右心房的腔静脉，发自右心室的肺动脉，通向左心房的肺静脉和发自左心室的主动脉。右心室肺动脉出口有只能向肺动脉方向张开的活动瓣膜即肺动脉瓣，在左心室主动脉出口有只能向主动脉方向张开的活动瓣膜即主动脉瓣。正是这些单向瓣膜保证了心脏的射血功能和血液的单向流动特性。

血液由左心室射出，经主动脉及其各级分支流到全身的毛细血管，在此与组织液进行物质交换，供给组织细胞氧和营养物质，带走二氧化碳和代谢产物，动脉血变为静脉血，又经各级血管汇合到上、下腔静脉流回右心房，这一循环称为体循环。静脉血由右心室射出，经肺动脉流到肺毛细血管，在此与肺泡进行气体交换，吸收氧并排出二氧化碳，静脉血变为动脉血，然后经肺静脉流回左心房，这一循环称为肺循环。

心脏的一次收缩和舒张，称为一个心动周期。它包括心房收缩、心房舒张、心室收缩和心室舒张四个过程。在心脏的射血过程中，心室舒缩活动（心脏的搏动）所引起的心室内压力的变化是促进血液流动的动力，是维持血液循环的能量来源。压强梯度是推动血液流动的动力。各瓣膜的单向启动性，为血液循环方向的单一性提供了必要的条件。

二、循环系统中血流速度的分布

心脏的搏动是血液流动的动力，在心脏搏动的作用下，心脏射血是脉动的而不是连续的。主动脉和动脉的管壁较厚，壁内含有丰富的弹力纤维，当心脏收缩时，由于来自小动脉和微血管的阻力，射入主动脉的血液不能及时流出，使血管腔扩大，暂时储存一部分血液，当心脏舒张时，虽然主动脉和左心室之间的瓣膜关闭，射血已经停止，但由于管壁弹力作用仍能继续推动储存于血管中的血液前进。因此尽管心脏射血是断续的，但血流是连续的，只不过流速有起伏，而且随着流程的增加，流速的起伏将逐渐减小，进入毛细血管后起伏完全消失。

在正常生理状态下，通过各类血管的平均血流量应该是相等的。生理学的测定也表明，在一般情况下，一个心动周期内从左心室射出的血液体积与流回左心房的血液体积相等。也就是说，血液在血管内的流动基本上是连续的，通过各类血管的平均血流量应该是相等的。由连续性方程可知各类血管内血液的平均流速与该类血管的总截面积成反比。图 3 - 17 给出了人体体循环中血管的总截面积和血液在各类血管内的平均流速的关系曲线，其中主动脉的截面积最小，只有 $3cm^2$ 左右，因此主动脉内血液的平均流速最大，可达 $30cm \cdot s^{-1}$ 左右。随着血管分支的增加，每根血管的半径虽在不断减小，但血管数目增加却很

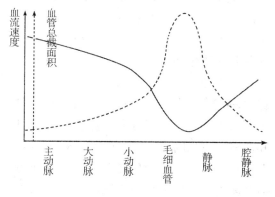

图 3 - 17　血管的总截面积和血液平均流速的关系

快，血管总截面积迅速增大，毛细血管的总截面积最大，约为$900cm^2$左右，故毛细血管内血液流速最小，仅为$1cm \cdot s^{-1}$左右。由毛细血管到腔静脉，血管总截面积在不断减小，到腔静脉处为$18cm^2$左右，腔静脉内血液流速为$5cm \cdot s^{-1}$左右。

三、血细胞的轴向集中

由于血液是黏性流体，所以处于同一截面上的各点的流速是不等的，由式（3－19）可知，黏滞流体在圆形管道中流动时流速v随管径r的分布规律，即近轴处血液的流速大，远轴处流速小。根据伯努利方程，两位置的流速不同将使两位置的侧压强不同即流速慢的远轴处侧压强大于流速快的近轴处的侧压强，于是血细胞受到一个向着血管轴心方向的推力，这一由流速不同而产生的力叫做**伯努利力**。正是在伯努利力和沿着血流方向等其他力的作用下，血细胞旋转着沿弧线向血管的轴心运动，这个现象叫做**血细胞的轴向集中**。这一现象将使近轴区域的血流速度减小，从而影响到血液黏度的变化。

四、循环系统中血压的分布

心脏周期性地收缩和扩张，伴随着主动脉瓣的开启与关闭向主动脉供血，血管壁的弹性使动脉管也周期性地进行扩张与收缩，管内血压与容积也发生周期性的变化，这就是**脉搏**。脉搏的周期与心动周期一致，脉搏以波动形式沿血液流向传播形成脉搏波。脉搏波的传播速度大约是血流速度的 10 倍。血管壁的弹性使得血液在心脏周期性的作用下得以连续不断地流动。

血液对血管壁产生的侧压强叫做血压，临床测得的血压数值是这个侧压强高于大气压的压强数，单位 kPa。左心室收缩射血时，主动脉血压达到最大值，称为收缩压。左心室舒张时，血压随之下降，其最低值称为舒张压。动脉中的血压在收缩压与舒张压之间周期性地变化，两者之差称为脉压。脉压沿主动脉、大动脉逐渐减小，到小动脉几乎消失。

由于血液具有黏性，其流动必须依靠一定的压强差来维持，因此从主动脉到腔静脉，血压是依次递降的。图 3－18 为体循环的血压分布图，从图中可以看出：在体循环中，血压的下降是不均匀的，在小动脉段下降最快，这是因为此段的流阻最大。

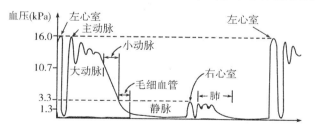

图 3－18　循环系统的血压变化曲线

血压还与体位有关，由伯努利方程式（3－6）可知，如果均匀管中的流体流速不变，或者在非均匀管道内流速的变化影响可忽略时，压强与高度的关系为

$$P_1 + \rho g h_1 = P_2 + \rho g h_2$$

即
$$P + \rho g h = 常量$$

这可以定性地说明人的血压随体位变化而改变的原因。图 3-19 所示，人体取平卧位时头部、脚部与心脏的高度基本相同，三处动脉压、静脉压几乎相同，稍有差别是由于血液流动时的黏滞力造成的。人体取直立位时这三处的动脉压、静脉压显著不同，人体取平卧位时头部动脉压为 12.6 kPa，静脉压为 0.7 kPa，而当取直立位时头部动脉压为 6.8 kPa，静脉压变为 -5.2 kPa，减少了约 5.9 kPa 左右。对于脚部来说，由平卧位改为直立位时，动脉压将由 12.6 kPa 变为 24.3 kPa，静脉压将由 0.7 kPa 变为 12.4 kPa，增加了 11.7 kPa，这主要是由高度差引起的。长期站立工作的人容易患静脉曲张，就是由于下肢静脉压显著增高引起的。但是，不管取直立或平卧位，心脏的动、静脉压基本是不变的，也就是说，心脏的血压不随高度的变化而改变。这是因为心脏是血液流动的动力泵，所以，在测量血压时，常常选择与心脏同高的手臂处作为测量部位。

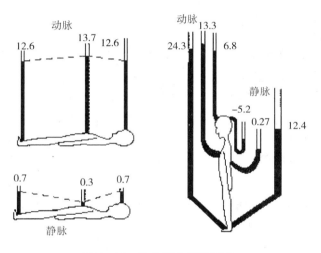

图 3-19 体位对血压的影响

第三节 血液的流变性质

血液的流变性是指血液及其组成成分的流动性和变形性，其研究以牛顿黏滞定律和泊肃叶定律为理论基础。人体正常充足的血流灌注是肌体内细胞存活和组织器官维持正常功能的必要条件，而血液流变的异常是影响组织器官正常血流灌注的重要因素之一。所以，血液流变的研究在医学上有着极其重要的意义，血液流变性及其变化规律不仅对研究心血管疾病和癌症的病因十分重要，而且对诊断、预防与治疗也有着重要的意义，特别值得注意的是用流变学因素，可能探查出疾病的无症候阶段，成为预防医学的一个重要部分。

一、血液的组成

血液是一种不透明的、黏稠的液体，是由几种不同类型的血细胞和血浆组成。其中血细胞是由红细胞、白细胞和血小板构成；血浆是一种淡黄色的液体，由90%的水和100多种溶质所组成的，血浆溶质包括蛋白质、脂类、糖类、氨基酸、维生素、矿物质、气体、激素、各种细胞代谢产物和电解质等。血液可以看成是黏滞液体，但它和一般均匀的黏滞液体不同，血液的黏度与切变率有着密切的关系，当切变率降低时，血液的黏度明显增高，这说明血液是一种非牛顿流体；但是在高切变率下，血液又表现为牛顿流体，在动脉系统中，由于血液的切变率较高，可以把血液看作为牛顿流体，即牛顿黏滞定律只能在特定的条件下才对血液适用。

血液是由约55%的血浆和约45%的血细胞组成，血细胞中包含红细胞、白细胞和血小板。红细胞的机能是运送氧气到身体各部，并将代谢产生的二氧化碳送到肺部随呼气而排出体外。红细胞的形状为双凹圆盘形，无核，直径约8μm，中心厚度为1.0μm，它可以看作高度可变的充液弹性的薄壳体。白细胞能帮助人体抵御细菌、病毒和其他异物的侵袭，是保护人体健康的卫士，白细胞较圆，呈球形，有核，比红细胞稍大。血小板较小，当人体出血时，它可以发挥凝血和止血的作用。血浆中的90%是水，其余为蛋白质、钠、钾、激素、酶等人体新陈代谢所需要的物质，维持人体的正常生命活动。对血浆力学性质影响最大的是各种蛋白质，其中白蛋白分子量最小，含量最高，主要作用是调节血浆容量及pH值；球蛋白种类最多，它主要参与各种反应；纤维蛋白原是长键大分子，在凝血过程中起重要作用，从血浆中把纤维蛋白原去掉就是血清。血液可看作血细胞与血浆组成的中性悬浮液，影响血液流变性质的主要因素是红细胞。

二、血液的黏度

1. 血液流动曲线的非线性

黏性流体作层流时会发生形变，切变率 $\dot{\gamma}$ 与切应力 τ 的关系由式（3-17）可知为

$$\tau = \eta \dot{\gamma}$$

式中的比例系数 η 为液体的黏滞系数，对于牛顿流体，在确定温度下是个常数，其大小由液体的性质决定。而对非牛顿流体，η 与流动时的切变率有关。

黏性流体的 $\tau \sim \dot{\gamma}$ 关系曲线，称为**流动曲线**。牛顿流体的流动曲线为一通过原点的直线，直线的斜率即为流体的黏滞系数 η，是一恒量；对于非牛顿流体，黏滞系数 η 随切变率 $\dot{\gamma}$ 的变化而变化，τ 与 $\dot{\gamma}$ 不再是牛顿黏滞定律所表达的线性正比关系，而是较复杂的函数关系，即

$$\tau = f(\dot{\gamma}) \tag{3-25}$$

所以对于非牛顿流体，其流动曲线不再是直线。

实验测得血清的流动曲线是一直线，如图3-20中b所示，血液的流动曲线是一曲线，如图3-20中a所示，这一结果表明血清为牛顿流体，而血液是非牛顿流体，黏滞

系数与流动时的切变率有关，在低切变率范围内，血液黏度随切变率的增大明显地减小，当切变率增大到一定程度后，血液黏滞系数基本上不再变化而保持为一常量，这时血液可视为牛顿黏滞流体。

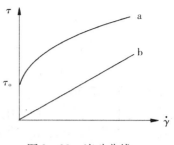

图 3 – 20　流动曲线

2. 血液的表观黏度

非牛顿流体的黏度是变化的，其流动曲线上任一点 P 的切线的斜率数值，就是切变率为 $\dot{\gamma}_P$ 时的流体的黏度，也称为微分黏度。不同切变率对应曲线上不同的点，各点的切线斜率也各不相同。流体的微分黏度难以用仪器测量，通常改用便于测量的表观黏度表示非牛顿流体的黏度大小。如图 3 – 21 所示，流动曲线上某一点 P 对应的切应力与切变率之比，称为流体在此状态的表观黏度，用 η_a 表示。其数学表示式为

$$\eta_a = \frac{\tau_P}{\dot{\gamma}_P} = \tan\theta \qquad (3-26)$$

式（3 – 26）的物理意义是：非牛顿流体在某个切变率下的表观黏度，等于与之对应的切应力与切变率的比值。表观黏度不仅与流体的性质有关，也与流动状态有关。

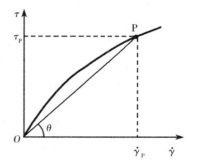

图 3 – 21　表观黏度

3. 影响血液黏度的因素

血液可分离为血浆与血细胞两部分。

（1）**血细胞比容对血液黏度的影响**　血细胞比容表示血液中血细胞含量的多少，血细胞的容积百分比（血液中血细胞体积/血液总体积）称为血细胞比容，又称血细胞压积，用 H 表示。由于红细胞占血细胞体积的绝大部分，血细胞比容也可看成是红细胞比容，也称为红细胞压积。

用横坐标表示切变率，纵坐标表示血液的表观黏度，图 3 – 22 给出了在不同 H 值下 η_a 与 $\dot{\gamma}$ 的三条关系曲线。当 $H = 0$ 时，血液中不含血细胞，实际上就是血浆，黏度不随切变率变化，说明了血浆为牛顿流体。$H = 45\%$，是正常血液的情况，曲线表明，这种情况下血液黏度 η_a 随切变率 $\dot{\gamma}$ 增大而减小，但黏度值始终高于 $H = 0$ 的黏度值；当 $H = 90\%$ 时，血液黏度 η_a 依然随切变率 $\dot{\gamma}$ 增大而减小，但在各种切变率下黏度值都高于 $H = 45\%$ 的黏度值。从图中也可看出，在同样切变率下，H 越高，黏度越高，非牛顿液体的性质就越显著。

（2）**红细胞聚集对血液黏度的影响**　红细胞是血液中的主要悬浮物，它们在血浆中的纤维蛋白原与球蛋白的作用下，经常三五成串地聚集在

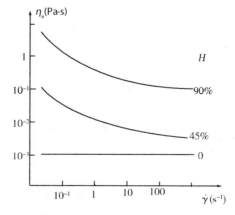

图 3 – 22　血液黏度与红细胞压积的关系

一起，排列成缗钱状，或二三十个聚集在一起，形成分支缗钱状或网络状的排列，称为红细胞聚集，聚集形成的网络具有一定强度，起着阻止血液流动，增加血液黏度的作用。在切变率较低即切应力较小时，红细胞发生聚集，形成缗钱状结构，血液的表观黏度较大；切应力增大时，聚集体逐渐裂解，尺寸变小，表观黏度亦减小。当切应力高于网络的强度时，网络被破坏，使缗钱状结构几乎完全裂解为单个红细胞，这时切应力与切变率关系成一直线，可近似看作牛顿流体。

红细胞的聚集依赖血浆中蛋白分子的桥联作用。纤维蛋白原和球蛋白分子可以吸附在红细胞表面，使相邻红细胞连接起来，发生聚集。纤维蛋白原虽然只占血浆蛋白的5%，但分子量大，几何形状长，因此桥联作用较强。另一方面，红细胞表面带负电荷，由于红细胞间的静电排斥作用，会抑制聚集的进程，血浆白蛋白也有抑制红细胞聚集的作用。

图 3-23 中，横坐标表示切变率 $\dot{\gamma}$，纵坐标表示**相对黏度** η_r。所谓相对黏度是血液黏度与血浆黏度之比，它是一个无量纲的纯数。采用相对黏度便于在不同血浆黏度情况下，进行血液黏度的比较。图中三条曲线是三种不同液体的相对黏度与切变率关系的实验曲线。每种液体红细胞比容均为45%，介质黏度为 $1.2 \times 10^{-3} \mathrm{Pa \cdot s}$（室温下的血浆黏度）。图中 NP 是正常血液的 $\eta_r - \dot{\gamma}$ 曲线；NA 是正常红细胞与含 11% 的白蛋白的 Ringer 溶液组成的悬浮液

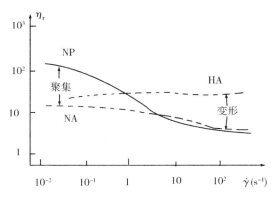

图 3-23 红细胞变形和聚集对血液黏度的影响

的 $\eta_r - \dot{\gamma}$ 曲线。两曲线相比较，在切变率较小时，正常血液的黏度很高，NA 悬浮液中因不含纤维蛋白原和球蛋白，红细胞不发生聚集，其黏度低于正常血液的黏度。但随着切变率增大时，正常血液黏度（即 NP 曲线）减小并逐渐与 NA 曲线靠近，可以认为这是正常血液中红细胞聚集体受切应力作用而逐渐解聚而致，切变率增大到 $50 \mathrm{s^{-1}}$ 时，红细胞聚集体全部分开，血液黏度趋于稳定。可见，红细胞的聚集引起血液黏度增大，是使血液成为非牛顿流体的主要原因。红细胞的聚集与微循环障碍有密切关系。在正常生理状态下，聚集与解聚是可逆的。

（3）红细胞变形对血液黏度的影响　红细胞在自由状态下呈双凹圆盘形，有很强的变形能力，受外力作用很容易变形，外力消失时立即恢复原状。

当切变率增高时，血液红细胞聚集被旋转、扭曲和逐渐裂解，血液黏度随之减小。切变率再进一步增大时，红细胞发生明显的变形，愈来愈多的红细胞顺着流线方向被拉长，从而使黏度进一步减小。

图 3-23 中曲线 HA 代表用戊二醛固化后的红细胞在同样的白蛋白的 Ringer 溶液中形成的悬浮液的实验曲线，这种悬浮液与 NA 所代表的悬浮液的差别仅仅是红细胞被固

化。由于红细胞已经被固化，所以在切变率增大时，这种溶液中的红细胞是不会变形的，比较 NA 与 HA 两条曲线，可以看出红细胞变形对血液黏度的影响。HA 曲线在 NA 曲线的上方，说明由于固化后的红细胞失去变形能力，造成悬浮液黏度增大。在高切变率区域，NP、NA 曲线上的实验值显著低于 HA 曲线上的对应值，也是由于红细胞在高切应力作用下的变形引起的。可见，红细胞的变形能力可使血液黏度降低。

（4）切变率对血液黏度的影响　切变率的变化可以引起血液黏度明显的改变。从图 3-22 中可以看到，在各种红细胞比容下（$H=0$ 除外），血液黏度都随切变率的增大而逐渐降低。切变率主要是通过影响红细胞的聚集与变形从而影响血液的黏度。当切变率增高时，聚集的红细胞被逐渐裂解，血液黏度随之减小；切变率进一步增大时，红细胞发生明显的变形，愈来愈多的红细胞在切应力的作用下，沿血流方向拉长成椭球状，切应力越大，红细胞被拉伸越长，对血流的阻碍作用就越小，使血液黏度降低。切变率高于 $100s^{-1}$ 后，血液黏度趋于一个稳定数值。所以切应力较大时，即使红细胞比容高达 90%，血液仍能流动。一些毛细血管的直径小于红细胞自由状态下的直径，而红细胞依靠变形能力也能通过，使血液的微循环畅通。

（5）血浆黏度对血液黏度的影响　血浆是血液的悬浮剂，其黏度必然影响全血的黏度，血浆黏度增大，全血黏度自然也会增大。血浆中含有蛋白质、脂类和糖类等高分子化合物，其含量愈高血浆黏度就愈大。血浆是牛顿流体，其黏度比血液的黏度小得多，但它的变化对血液黏度的影响却很大，这是因为血浆蛋白的桥联作用是影响红细胞聚集的关键因素，通过影响红细胞的聚集而改变血液的黏度。

（6）血管因素对血液黏度的影响　血液在血管中流动时，愈靠近管轴处血细胞浓度愈大，这一现象称为血细胞的轴向集中，对微循环血管中血液流动有重要影响。由于血细胞的轴向集中，愈接近管壁处血细胞浓度愈小，在血管壁附近形成黏度较低的血浆层，对血液的流动有"润滑"作用，整体表现为血液黏度降低。法-林效应指出，当血液在半径大于 1mm 的血管中流动时，血液表观黏度与管径大小无关。当血管半径小于 1mm 时，血液的表观黏度将随管径的变小而降低。这个现象的发生，是由于血液由较粗血管流向细血管时，粗血管管壁附近的血液更多地进入细血管中，造成细血管中红细胞比容降低，导致血液黏度的降低。但当血管半径减小到 2~3μm 时，血液的表观黏度不再随管径减小而降低，相反随管径的减小而急增，这一现象称为法-林效应逆转。开始发生逆转效应时的管半径称为临界半径。逆转现象与血液的红细胞压积、血小板的聚集及 pH 值等有关，这些因素也影响逆转临界半径的大小。

三、血液的屈服应力

理想流体的流动性体现在当其静止时，不能承受切向应力，任何微小的切应力的作用，都会使流体产生连续不断的形变，其流动曲线通过坐标原点，如图 3-20 所示。而非牛顿流体的流动曲线一般不通过坐标原点，其特点是只有当切应力 τ 超过某一数值 τ_0 后流体才会发生流动，这一能引起流体流动的最小切应力，称为流体的**屈服应力**。屈服应力即为流动曲线在 τ 轴上的截距 τ_0，当 $\tau<\tau_0$ 时，切应力作用的结果是仅使流体发

生弹性形变而不流动，只有当 $\tau > \tau_0$ 时，流体才能流动起来。

血液是具有屈服应力的液体，当推动血液流动的外力（切应力）超过血液自身的屈服应力时，血液才开始流动。换言之，屈服应力就是引起血液发生流动的最低切应力。血液流变学用血液屈服应力来描述血液的流动特性。

血液的屈服应力首先取决于红细胞压积，当红细胞压积超过 5% ~ 8% 时，血液才具有屈服应力。这个红细胞压积的值被称为临界值。其次，血液的屈服应力取决于血浆纤维蛋白原浓度，血浆中的纤维蛋白原作为大分子交联物质，使红细胞聚集，进而引起屈服应力的增加，这种变化又与红细胞压积有一定关系。

综上所述，屈服应力的大小，可影响微循环中血液的流动性，反映了微循环中血液淤积的状况，也影响低切变率下血液流动中红细胞的取向及相互作用。

四、血液的黏弹性和触变性

1. 血液的黏弹性

通常固体才具有弹性，液体只具有黏性。但血液是既具有黏性又具有弹性的液体。血液黏弹性的存在与血液中的有形成分尤其是红细胞的存在有关。在低切变率下，红细胞相互之间聚集形成一定的网络结构，此结构可以储存一定的能量，从而赋予血液黏弹性。血液的这种黏弹性使血液具有在受到外力作用发生变形后要恢复原状的反弹力。这种性质在低切变率下（小于 $0.1\,\mathrm{s^{-1}}$），尤其是在心脏"泵"的作用下，血流成为脉动流或振荡流时表现得更加明显。

正因为血液黏弹性是由于红细胞聚集体的存在而产生的，因此，当各种疾病造成红细胞聚集体增多时，血液的黏弹性也就增加。经实际测定表明，脑梗死患者血液的黏性分量、弹性分量和弹性模量明显高于健康人，表明脑梗死患者红细胞聚集体增多，所形成的网络的强度也增强，易形成血栓。肿瘤、血液病、糖尿病等患者，也都具有较高的血液黏弹性。

另外，血液的黏弹性还受到起着红细胞聚集桥联作用的血浆蛋白的影响。当血浆中的高分子蛋白质浓度降低时，对红细胞聚集的桥联作用就会减弱，血液的黏弹性也就降低。

2. 血液的触变性

血液在一定的切应力作用下，其黏度会随着切应力作用时间的延长而逐渐降低，但如果切应力的时间足够长，黏度下降到一定程度后就不再降低了。血液黏度随切应力时间延长而降低的这种特征称为血液的**触变性**。即血液的触变性是血液流变学特性随着时间而变化的性质。它与红细胞在血液流动中的聚集和分散有关。当切变率在 $0.1 ~ 10\,\mathrm{s^{-1}}$ 范围内时，血液具有触变性。血液的触变性反映了血液内部结构成分随时间变化的情况，即反映在血液流动过程中红细胞聚集和分散这两种状态相互过渡和转化的过程。

在进行血液触变性研究时，首先使血液处于较低的切应力下，相当于血液的静止状态，这时红细胞聚集体形成的网络结构使血液具有较大的弹性；然后让血液处于在一定时间内逐渐增加的切应力下，当切应力增加到一定程度时，红细胞聚集体网络结构被分散，即血液克服屈服应力开始流动；最后将切应力降为零，继续观察血液中红细胞聚集体状况。

红细胞压积对血液触变性有明显的影响，当红细胞压积增加时，血液触变性参数也随之增高，表明单位体积内红细胞数量增加，使红细胞的聚集体更容易形成，组成更多的网络结构，于是这种血液开始流动的屈服应力大大增加。通常情况下，红细胞压积大于 15% 时，红细胞聚集体才开始形成，红细胞聚集程度随红细胞压积的增加而增加。

血液触变性可以反映血流紊乱和血液流动障碍的严重程度。它是一种动态的血液流变性参数，比血液黏度的测定更接近生理状态。血液触变性对研究某些疾病危险因素具有积极的意义。例如具有糖尿病、高血压、高血脂、吸烟等危险因素的人，其血液触变性呈现出明显的异常。

第四节　黏度的测定

血液的黏性是血液流变学的主要指标之一，具有重要的病理和生理的意义，对于血液黏度的测量也是研究血液流变性质过程中一项重要的工作。本节介绍几种用于液体黏度的测量仪器及其工作原理。

一、奥氏黏度计

奥氏黏度计适合牛顿液体黏度的测量。奥氏黏度计的构造如图 3 - 24 所示，主要部分是一个 U 形玻璃管，管上有两个玻璃泡，P 泡位置较高，为测定泡；Q 泡位置较低，为储液泡；P 泡上下各有一刻痕线 A 和 B，B 以下是一段截面积相等的毛细管 f。

根据泊肃叶定律，黏滞系数为 η 的黏性流体在半径为 r、长度为 L 的水平管中做层流时，流体的体积流量与管两端的压强差 ΔP 成正比，即

$$Q = \frac{\pi r^4 \Delta P}{8\eta L}$$

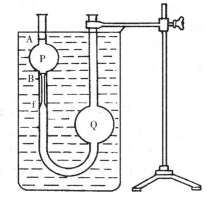

图 3 - 24　奥氏黏度计装置

对于非水平均匀圆直管，当管两端的高度差为 Δh 时，流体做层流时的流量公式为

$$Q = \frac{\pi r^4}{8\eta L}（\Delta P + \rho g \Delta h）\qquad (3 - 27)$$

如果 ΔP 为零或可以忽略不计，上式变为

$$Q = \frac{\pi r^4}{8\eta L}\rho g \Delta h \qquad (3 - 28)$$

式（3 - 28）是用奥氏黏度计测量液体黏度的理论依据。

用奥氏黏度计测量液体黏度，采用的是比较法。测量时取黏度为 η_1 的已知液体和黏度为 η_2 的待测液体分别注入黏度计测量泡 P 中，并使之上升到刻痕线 A 以上，任其在重力作用下流向下储泡 Q，测出两种液体液面从刻痕线 A 降至 B 的时间 t_1 和 t_2，两次测量中流过毛细管的液体的体积相同，管半径 r、长度 L 相同，由式（3 - 28）可得

$$\eta_1 = \frac{\pi r^4 \Delta P_1}{8VL} \cdot t_1$$

$$\eta_2 = \frac{\pi r^4 \Delta P_2}{8VL} \cdot t_2$$

两式相除，有

$$\frac{\eta_1}{\eta_2} = \frac{\Delta P_1}{\Delta P_2} \cdot \frac{t_1}{t_2} \tag{3-29}$$

设两种液体的密度分别为 ρ_1 和 ρ_2，因为在两次测量中，两种液面高度差变化 Δh 相同，则压强差之比为　$\dfrac{\Delta P_1}{\Delta P_2} = \dfrac{\rho_1 g \Delta h}{\rho_2 g \Delta h} = \dfrac{\rho_1}{\rho_2}$

代入式（3-29），得

$$\eta_2 = \frac{\rho_2 t_2}{\rho_1 t_1} \cdot \eta_1 \tag{3-30}$$

只要知道两种液体的密度 ρ_1 和 ρ_2，和已知液体的黏度 η_1 值，就可以通过式（3-30）求得待测液体的黏度 η_2，通常用黏度已知的蒸馏水作为已知溶液。

奥氏黏度计的误差因素为：黏度计的倾斜状况、由于两种液体密度不同而导致的体积误差、表面张力以及大分子在管壁上的吸附状况等。

二、旋转圆筒黏度计

旋转圆筒黏度计的构造如图 3-25 所示，它主要是由两个同轴的圆筒组成，上部为一同步电机，电机与一带有指标的刻度圆盘相连接，并通过游丝挂着内筒，外筒固定。两筒间置入待测的液体，当电机以稳定转速旋转时，刻度圆盘再通过游丝和转轴带动内筒以角速度 Ω 转动，外筒维持静止。如果内筒未受到液体阻力，则游丝、指针与刻度盘同速旋转，指针在刻度盘的读数为"0"；反之，如果内筒受到黏滞阻力作用，则游丝产生扭矩与黏性阻力抗衡最后达到平衡。显然这个扭矩与液体的黏度成正比，这时，根据指针

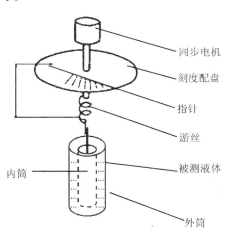

图 3-25　旋转式黏度计

在刻度圆盘上指示一定的读数 θ（即游丝的扭转角），就可以得到液体的黏度 η。

如图 3-26 所示，假定内筒和外筒共轴，内筒半径为 R_1、高为 L，外筒与内筒同高、半径为 R_2，内筒以恒定角速度 Ω 旋转，只要转速较小，则介于内外筒之间的液体将会很规则地一层层转动，其转动角速度由 Ω 逐渐降为 0。在圆筒的截面处即垂直于转轴的平面上看，其流线都是些同心圆，半径为 r 处的液体转速为 ω，所受黏性力为

$$F = -\eta S r \frac{d\omega}{dr}$$

上式中的负号是因为考虑到 $\dfrac{d\omega}{dr}$ 本身为负。

相应的黏性力矩为

$$M = Fr = -\eta S r^2 \frac{\mathrm{d}\omega}{\mathrm{d}r}$$

以面积 $S = 2\pi Lr$ 代入上式，得

$$M = -2\pi\eta L r^3 \frac{\mathrm{d}\omega}{\mathrm{d}r}$$

分离变量，得

$$M \frac{\mathrm{d}r}{r^3} = -2\pi\eta L \mathrm{d}\omega$$

在液体稳定流动的情况下，M 不随半径 r 变化，积分

$$M \int_{R_1}^{R_2} \frac{\mathrm{d}r}{r^3} = -2\pi\eta L \int_{\Omega}^{0} \mathrm{d}\omega$$

得到在液体稳定流动的情况下，作用于内筒上的黏性
力矩为

$$M = \frac{4\pi\eta L R_1^2 R_2^2 \Omega}{R_2^2 - R_1^{\ 2}}$$

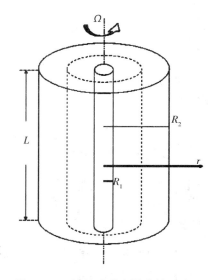

图 3 – 26　旋转式黏度计内筒受力

在黏性力矩作用下，游丝产生扭矩，其大小为

$$M' = D\theta$$

上式中 θ 为游丝扭转角，D 为扭转系数，因为液体在稳定流动下 $M = M'$，故有

$$D\theta = \frac{4\pi\eta L R_1^2 R_2^2 \Omega}{R_2^2 - R_1^{\ 2}}$$

于是，有

$$\eta = \frac{R_2^2 - R_1^2}{4\pi L R_1^2 R_2^2 \Omega} \cdot D\theta \qquad (3-31)$$

由于 R_1、R_2、L、Ω、D 均为常数，令 $k = \dfrac{R_2^2 - R_1^2}{4\pi L R_1^{\ 2} R_2^2 \Omega} \cdot D$，则式（3–31）变为

$$\eta = k\theta \qquad (3-32)$$

k 称为系统常数（仪器特定常数）。若 k 已知，只要测出游丝扭转角 θ，便可求得液体黏度系数 η。

　　旋转圆筒黏度计产生误差因素：血液中的纤维蛋白原及其高分子蛋白在其表面形成"多分子"层，在测量血浆黏度时，由于表面效应的存在出现表观的屈服应力，使表观黏度随切变率而变。

三、圆锥平板黏度计

　　圆锥平板黏度计的原理如图 3 – 27 所示，锥角很大的圆锥顶点与水平平板接触，圆锥轴与平板保持垂直。

　　将被测液体注入圆锥与平板间的小楔角内，当圆锥和平板中的一个以恒角速度 ω 旋转时，小楔角间隙间被测液体的切变率大小可由圆锥旋转角速度来决定，而被测液体黏

性阻力产生的扭矩可由旋转盘的指针所示刻度读出。
图中 θ 表示平板与椎体间的夹角，r 为锥体的半径，则
切变率为：

$$\dot{\gamma} = \frac{\omega}{\sin\theta}$$

切应力为：

$$\tau = \frac{3M}{2\pi r^3}$$

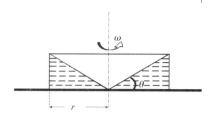

图 3 - 27 圆锥平板黏度计的原理图

因此被测液体的表观黏度为：

$$\eta_a = \frac{\tau}{\dot{\gamma}} = \frac{3M\sin\theta}{2\pi r^3 \omega} \qquad (3-33)$$

以不同的角速度旋转圆锥，根据上面公式，可求出一系列的切变率及切应力值，并绘出其流动曲线。

圆锥平板黏度计除具有测量范围大，用血少，操作简便，易于清洗等优点外，最大的优点是楔角内被测液体中切变率处处相等，因此最适宜测量触变性流体的滞后环和应力衰减曲线，在测量血液黏度方面有较大的优势。缺点是在低切变率（$5.75s^{-1}$ 以下）下误差变大。其原因是锥板之间的缝隙中流体的流线分布不规则，以及由于非牛顿流体中有形元素（如血液中的红细胞）使沉降率随间隙深度和角度不同而发生明显差异而造成的，另外它的调整比圆筒黏度计困难，转速较高时惯性力、二次流和温度等因素可能引起误差。

使用该仪器时，测量的血样应为保持恒温的抗凝血，取 1～2ml 待测样本置于平板中央。然后以不同角速度旋转圆锥，从刻度盘上读出相应转矩大小，将已知数据代入式（3-33），即可求得血液黏度。

思考题

1. 在稳定流动时，任一点处的流速矢量恒定。那么流体质点能否有加速度，为什么？
2. 流线和流管是客观存在吗？
3. 两艘轮船不允许靠近并排航行，否则会相碰撞，试解释这一现象。
4. 水从水龙头流出后，下落的过程中水流逐渐变细，为什么？
5. 幼儿血液循环的总流阻比成年人的大，由泊肃叶定律分析其最直接的原因。
6. 由泊肃叶定律分析高血脂与高血压的联系。
7. 根据斯托克斯定律说明：利用离心机进行悬浮液中微粒的分离，为什么可以缩短分离时间，提高分离效果？若利用某离心机可以产生 50g 的向心加速度，问沉降速度可以提高到静置时的几倍？
8. 血液从动脉到毛细血管流速逐渐变慢的主要原因是什么？
9. 什么叫血液的表观黏度？影响血液黏度变化的主要因素有哪些？

第四章   血管动力学

关于心肌的力学性质，在第二章中已叙述，本节主要讨论心脏内血液的流变性质及心脏的作功问题。

第一节   心脏内血液的流变性

心脏是个复合泵，也是整个血液循环系统的动力源。研究其动力学性质，是研究血管系统流体力学规律的前提。

心脏的动力来源于心肌细胞的收缩，而心肌细胞的收缩是由电信号触发的。心脏有一个完整的电信号发生传输系统，它周期性地发出信号，使心肌节律性地收缩、舒张，推动血液在体内循环。所以心脏内血液的流动，不仅取决于心脏的几何形状、心肌性质及边界条件（输入、输出条件），还与心电过程密切相关。下面讨论心脏内部血液流变的力学问题。

一、用流体动力学讨论心脏内血液流变的特点

心脏的血液流变与一般流体力学问题不同。心脏内血液的流动是在心电系统控制下的非牛顿流体的运动，包括以下三个方面，即心脏的构造、心肌的收缩过程、心电系统的动力学过程，它们是彼此紧密耦合的。因此，心脏血流动力学问题的完整数学描述，仅有流体力学方程是不够的，必须包含上述三方面。所以至今它完整的数学模型还无法建立。

心血管系统是个统一的整体，各个环节互相影响。以左心室为例，其输出量作为始端边界条件，影响整个血管系统里血液的流动；而血管组织里血液的流动特性，作为心室的出口条件又影响到心脏的输出。目前，我们总是把它们孤立起来分别加以研究。

心脏血流问题的研究，主要针对心室的充盈和射血过程，与心脏瓣膜的启闭运动密切相关。无论是射血流还是充盈流，流动加速度都很大（如左心室射血时，加速度达 $10 \sim 50 \mathrm{m \cdot s^{-2}}$），雷诺数相当高，因而流体黏滞性可以忽略不计。但因心脏松弛时间为 $0.001 \sim 0.5 \mathrm{s}$，而射血持续时间约 $0.2 \sim 0.3 \mathrm{s}$，故应考虑血管的弹性。

二、瓣膜启闭的流体力学机理

心脏有四个瓣膜：主动脉瓣、肺动脉瓣、二尖瓣、三尖瓣。主动脉瓣由三片半月形

瓣膜组成，在主动脉根部，有三个凹坑，即主动脉窦，在瓣膜关闭过程中起着重要作用（肺动脉构造相仿）。

二尖瓣由两片略呈梯形的薄膜组成，其底座呈椭圆形。在开启位置，膜成锥形，膜缘有腱索连接于心室乳突肌，以防翻转。三尖瓣除多一个膜片外，构造与二尖瓣类似。

组织学研究表明，瓣膜本身由胶原纤维构成，瓣膜的底座环架也是纤维组织，没有肌肉，因而都没有主动收缩能力，其启闭完全决定于外力，开启机理不难解释，但关闭机理很不简单。通过人体观测的一个基本事实是在心室开始舒张之前，主（肺）动脉瓣就已经完全关闭，所以血液倒流量很小，不超过5%。关于关闭机制的解释，众说纷纭。

最早解释的是一种涡旋理论，认为在心室收缩期，血液在主动脉窦形成旋涡，在射血期大部分时间内，旋涡的压力与射血流压力平衡。在射血减速期，射血流压力降低，旋涡扩张，这时旋涡向相反方向移动（即与流线方向相反），它促使瓣膜迅速关闭。然而，一般认为更切合实际的解释是基于 Henderson 和 Johnson 在 1912 年的一系列实验。

1. 实验一

如图 4-1 所示，用一根管子，上端连接有色液体的容器，下端插入一杯清水中。当上端活塞开放时，可以看到一股清晰的射流。然后关闭管子上端的活塞，阻止液体流动时，射流继续向前，杯内的清水由管周围涌向管口。

2. 实验二

如图 4-2 所示，在直管中部装有一弯管，呈 D 形，把心脏瓣膜装在弯管进口 A 处。当流体沿直管向下流动时，弯管内没有流动，当直管内流体在下方 H 受阻时，流体在弯管内形成回流，它推动瓣膜将直管关闭。

3. 实验三

如图 4-3 所示，用一根直玻璃管，下端套一乳胶管，插入容器中。一开始设法使管内液面高于容器液面。上端开放后，管内液柱下降，当其液面略低于容器液面时，软管自动关闭。

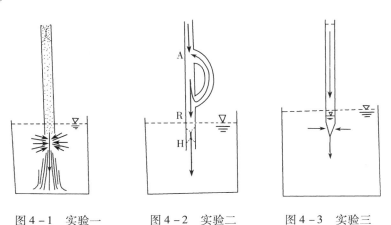

图 4-1 实验一 　　　图 4-2 实验二 　　　图 4-3 实验三

以上三个实验，可以证明瓣膜关闭的原因不是流速，而是流动减速引起的逆压力梯度，所以它不仅很灵敏，且几乎没有回流。这种解释较切合实际，其中实验二可用来解释主动脉瓣和肺动脉瓣关闭的原理。实验一、实验三则适用于说明二尖瓣和三尖瓣关闭的原理。1979 年，Lee 和 Tabot 用模型实验证明了上述机理的正确性。

关于瓣膜关闭的流体力学机理，一般认为第二种实验解释更切合实际。

第二节　心脏作功

从能量的观点分析，心脏是维持血液循环的能源，血液的循环可以看作在闭合回路中流动。在循环过程中，血液的重力势能虽在连续变化，但由于循环的始末，左心室和右心房几乎在同一高度，所以势能变化可以认为是零。而血液的动能变化，由连续性方程可以认为流速的变化取决于血管的总截面积，也就是血液的动能变化取决于截面积的变化。根据伯努利方程，在循环过程中由于克服流阻而消耗的能量应该是血液的压强能。

医学上使用的血压是指单位体积血液所具有的压强能，也就是血管内血液对血管壁的压强，通常用毫米汞柱表示。医学上血压又常用**计示压强值**表示，即用高出标准大气压的压强值表示。例如当实际压强为 660mmHg 时，计示压强值为 – 100mmHg（取标准大气压值为 760mmHg）。

一、心血管系统的血压变化情况

在动脉中血压具有波动性，随着动脉的分支，波动性逐渐减小，这是因为心脏射血引起的压力扰动。左心室射血期主动脉内压强的最大值称为收缩压（正常人约为 120mmHg 左右）。左心室舒张时主动脉压的最低值称为舒张压（正常人约为 80mmHg）。收缩压的大小与左心室的射血量、外周阻力、主动脉的弹性等诸多因素有关，而舒张压则与收缩期末期的主动脉压、外周阻力、主动脉的弹性以及舒张期的持续时间等因素有关。

在小动脉中由于流阻最大，使血压在小动脉中下降最快。造成小动脉中流阻最大的原因是：

1. 在小动脉中由于管径减小，直接影响了流阻的大小。

2. 在管径大于 1mm 的血管中，血液的表观黏度随管径的减小将显著增大，而在微循环中，当管径进一步减小，由于 Fahraeus 逆效应，血液的表观黏度将随之减小，所以小动脉出现血压显著降低的现象。

在近心脏的腔静脉附近，压强降至最小值——低于大气压（即负血压）。

二、用功能原理计算心脏每搏作的功

忽略心肌主动收缩时对血液所作的功。在一个心动周期内心脏完成的功为

$$W = \int P_V \mathrm{d}V$$

其中 $\mathrm{d}V$ 为心室射出的血流量，P_V 为心室内压强，常用主动脉内压 P_a 代替时则有

$$P_V = P_a + \frac{1}{2}\rho v^2 \tag{4-1}$$

代入上式得：

$$W = \overline{P}_V \cdot \Delta \overline{V} \text{ 或 } W = \left(\overline{P}_a + \frac{1}{2} \rho \, \overline{v}^2 \right) \cdot \Delta \overline{V}$$

式中：$\Delta \overline{V}$ 为心脏每搏输出量（SV），$\overline{P}_V$、$\overline{P}_a$ 分别为心室内压与主动脉压对心输出量的平均值，$\overline{v}$ 为主动脉血液平均流速。平均每射出单位体积血液心脏作功为

$$W = \overline{P}_a + \frac{1}{2} \rho \, \overline{v}^2$$

体循环和肺循环一起计算，平均每射出单位体积血液心脏作功为

$$W = W_1 + W_2 = \overline{P}_{a1} + \frac{1}{2} \rho \, \overline{v}_1{}^2 + \overline{P}_{a2} + \frac{1}{2} \rho \, \overline{v}_2{}^2 \tag{4-2}$$

由于肺动脉平均压 $\overline{P}_{a2}$ 约为主动脉平均压 $\overline{P}_{a1}$ 的 $\frac{1}{6}$，两条动脉近心处的血流速度大致相等，所以

$$W = \frac{7}{6} \overline{P}_{a1} + \rho \, \overline{v}_1{}^2 \tag{4-3}$$

如果主动脉平均压以 100mmHg 计，流速按 $40\mathrm{cm} \cdot \mathrm{s}^{-1}$，$\rho$ 以 $1\mathrm{g} \cdot \mathrm{cm}^{-3}$ 计算，则

$$W = \frac{7}{6} \times 13.6 \times 10^3 \times 9.8 \times 0.1 + 10^3 \times 0.4^2$$
$$= 1.57 \times 10^4 \mathrm{J}$$

心脏的功率为

$$W = \left(\frac{7}{6} \overline{P}_{a1} + \rho \, \overline{v}_1{}^2 \right) \cdot K \tag{4-4}$$

式中 K 为心输出量，以每搏量或每分输出量计算。

因为
$$\overline{v}^2 = 3.5 \left(\frac{K}{A} \right)^2 \tag{4-5}$$

式中 A 为主动脉的截面积，所以

$$W = \left[\frac{7}{6} \overline{P}_{a1} + 3.5 \rho \left(\frac{K}{A} \right)^2 \right] K$$
$$= \frac{7}{6} \overline{P}_{a1} K + \frac{3.5 \rho K^3}{A^2} \tag{4-6}$$

式（4-6）中第一项 $\frac{7}{6} \overline{P}_{a1} K$ 表示心脏推动血液流动作功使主动脉具有的压强能。第二项 $\frac{3.5 \rho K^3}{A^2}$ 表示血液流动的动能。通过下面例题计算心脏在静息状态和剧烈运动状态时所作的功。

例 4-1　主动脉平均直径 2.5cm，$\overline{P}_{a1} = 100\mathrm{mmHg}$，静息时每分钟搏出 $K = 5\mathrm{L} \cdot \mathrm{min}^{-1}$，剧烈运动时 $K' = 35\mathrm{L} \cdot \mathrm{min}^{-1}$。分别计算心脏在这两种状态时所作的功。

解　由已知条件得：

$A = \pi r^2 = \pi (1.25)^2 = 4.9 \times 10^{-4} \mathrm{m}^2$

$\overline{P}_{a1} = 100\mathrm{mmHg} = 1.33 \times 10^4 \mathrm{N} \cdot \mathrm{m}^{-2}$

$K = 5\text{L} \cdot \min^{-1} = 8.33 \times 10^{-5} \text{m}^3 \cdot \text{s}^{-1}$

$K' = 35\text{L} \cdot \min^{-1} = 5.83 \times 10^{-4} \text{m}^3 \cdot \text{s}^{-1}$

代入式（4-1）得：

$$W_{静息} = \frac{7}{6} \times 1.33 \times 10^4 \times 8.33 \times 10^{-5} + \frac{3.5 \times 10^3 \times (8.33 \times 10^{-5})^3}{(4.9 \times 10^{-4})^2}$$

$$= 1.3 + 0.84 \times 10^{-2}$$

$$\approx 1.30\text{J}$$

$$W_{剧烈运动} = \frac{7}{6} \times 1.33 \times 10^4 \times 5.83 \times 10^{-4} + \frac{3.5 \times 10^3 \times (5.83 \times 10^{-4})^3}{(4.9 \times 10^{-4})^2}$$

$$= 9.05 + 2.89$$

$$\approx 11.9\text{J}$$

讨论：从上例计算值分析，当心脏处于静息状态时，心脏所作的功中，动能项可以忽略。心脏处于剧烈运动时，动能项明显增加，不可忽视。同时心脏的泵动作在 1/3 的心动周期内，所以在搏血期的功率要比上述计算结果大 3 倍左右。

第三节　脉搏波的形成

占位性病变的心脑血管疾病对人类生命和健康的威胁，迫使人们千方百计地去寻求有关这类疾病的早期、无创伤诊断方法。力学的常识告诉我们，占位性病变一旦在血管里形成，必然会改变该血管的几何形状（比如变窄）和力学性质，这种改变又必然导致血流传播特性的变异。脉搏波是一个天然的信息源，如果人们能从无创检测到的脉搏波信号中准确地识别出早期占位性病变引起的血管特性的病理偏移（变异），这无疑是对医学的一项了不起的贡献。然而，欲达此目的，必须弄清正常生理范围内脉搏波在动脉中的传播规律。这就是 20 世纪 60 年代中后期到 70 年代初，脉搏波的研究成为生物力学领域里的一大热门的原因。

在动脉血管中，流动是三维的。这种复杂流动的理论分析，无论在物理规律认识，还是计算方法的建立和计算能力上，都超出了现有的知识水平，而二维（或轴对称）理论则更无能为力。所以现在的一切工作都限于一维分析，它可以看作是三维流场的某种空间平均。

为便于研究，血管里的血流看作是定常流动。其实，这也只是一种近似处理，认为此时血液的压力梯度比较稳定而不随时间变化。但是，对于主动脉和大动脉或较大动脉而言，这部分的血压会随着心脏收缩-舒张的有节律的跳动而作周期性的变化。心脏壁由心肌构成，它周期性的收缩-舒张充当了推动血液流动的"泵"。在该泵作用下，血管内形成了脉动流。在心脏搏动的一个周期内，人体主动脉血管内的压力变化呈现出一定的特点，如图 4-4 所示。C-A 段左心室收缩，将血液迅速压进主动脉，使主动脉内的压力急剧上升到 120mmHg 的最大值，称为收缩压（即高压），用 P_s 表示。然后，左心室开始舒张，经过主动脉瓣关闭点 B 后开始缓慢舒张，直到降至其最小点 C，此处压力称为舒张压（即低压），用 P_d 表示。收缩压与舒张压的差 $P_s - P_d$ 称为**脉压差**，也称为

脉动压。脉搏的压力就是脉动压。这种脉动的压力从动脉管的根部出发，沿动脉血管系统传播时可以观察到血管壁周期性的搏动从而形成的波，称为**脉搏波**。

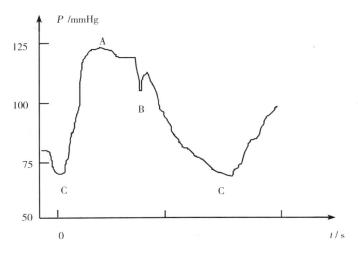

图 4-4 一个心脏搏动周期内人主动脉血管内的压力变化

安静时，正常人的心脏每分钟跳动约 70 次，血液在动脉血管内流动时从浅表可观察到血管的脉动，其脉动的周期和心跳一样。这种一张一缩波动的形式自主动脉根部出发沿着动脉管系统传播的过程，通常分为四个部分，如图 4-5A 所示。

0—1　心室快速射血期，动脉血压快速上升，管壁被扩张，如图 4-5B 所示。

1—2　心室射血后期，射血速度减慢，进入动脉血流量小于流向外周血管的血流量。大动脉开始回缩，动脉血压逐渐降低。随后心室开始舒张，主动脉血液反流形成降中峡，如图 4-5C 所示。

2—3　主动脉内反流的血液受到关闭的主动脉瓣的阻挡，并使主动脉根部扩张，因此出现一个短暂的压力增高的降中波。

3—4　在主动脉弹性恢复力作用下，血液继续向外周流去，血管的压力、容积按指数规律衰减。

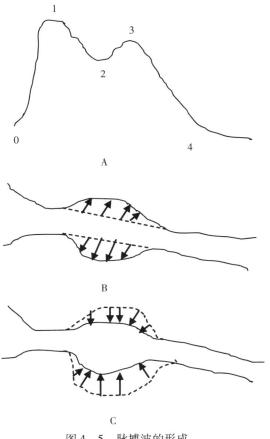

图 4-5 脉搏波的形成

第四节　血管中弹性波的传播特性

虽然血液是多种有型元素和血浆组成的多相系统，但实验证明，当流场尺度不小于 1mm 时，它不影响血液流动的宏观性状。因此在下面讨论中，可以将大动脉中的脉动流近似为牛顿流体的流动。

由于传输的线性理论和非线性理论涉及较为复杂的数学方法，因而这里仅对最简单的情况加以讨论。

假定血管内的液体是无黏滞性且不可压缩的，并把血管看作为可忽略血管纵向形变的弹性管道，它在脉冲射血过程中血管的径向波动幅度极小。在上述条件下，可以推得血管中弹性波的波动方程是一种一维波的波动方程。即：

$$\frac{\partial^2 P}{\partial x^2} - \frac{1}{c^2}\frac{\partial^2 P}{\partial t^2} = 0 \qquad (4-7)$$

其中，$c = \sqrt{\dfrac{Eh}{2\rho r}}$ 为波速。

计算表明，脉搏波沿管壁的传播速度 c、压强 P 与管壁杨氏模量 E、血管壁的厚度 h、血液的密度 ρ、血管的半径 r 等因数有关。根据测量，从主动脉到支动脉波速为 $5\ \mathrm{m \cdot s^{-1}} \sim 10\ \mathrm{m \cdot s^{-1}}$，大静脉波速为 $0.05\ \mathrm{m \cdot s^{-1}} \sim 0.5\ \mathrm{m \cdot s^{-1}}$，两者相差约数十倍左右。

由此可见，血流的压力脉动会引起血管壁内多种应力脉动，从而产生多种应力波，并伴以各种形式的血管壁波动，血管的脉搏波应是这些波组成的复合波。

下面对式（4-7）作简单推导。取流体微元，如图4-6所示。

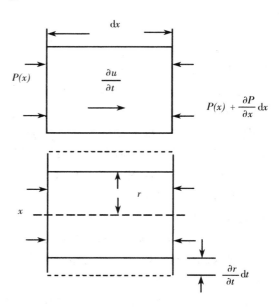

图4-6　流体微元

流体运动方程的微分形式可写作：

$$\frac{\partial u}{\partial t} = -\frac{1}{\rho}\frac{\partial P}{\partial x}$$

u 为弹性腔容积。在上述条件下，流体流动过程满足质量守恒。$\mathrm{d}t$ 时间内流入流体微元的质量为

$$\rho u \pi r^2 \mathrm{d}t - \rho\left(u + \frac{\partial u}{\partial x}\mathrm{d}x\right)\pi r^2 \mathrm{d}t = -\rho\frac{\partial u}{\partial x}\pi r^2 \mathrm{d}x\mathrm{d}t$$

$\mathrm{d}t$ 时间内管壁变形后，所增加的流体质量为

$$\rho\pi\left(r + \frac{\partial r}{\partial t}\mathrm{d}t\right)^2 \mathrm{d}x - \rho\pi r^2 \mathrm{d}x = 2\pi\rho\, r\frac{\partial r}{\partial t}\mathrm{d}t\mathrm{d}x$$

假设血管的膨胀是由于多流进了流体挤压堆积而造成的，因此多流进的液体的体积应该等于管壁变形后增加的流体容积。简化后得

$$\frac{\partial u}{\partial x} = -\frac{2}{r}\frac{\partial r}{\partial t}$$

由公式 $P = \frac{Eh(r-r_0)}{r_0^2}$ 得

$$dP = \frac{Eh\,dr}{r^2}$$

将等式两端同除以 dt

$$\frac{\partial r}{\partial t} = \frac{r^2}{Eh}\frac{\partial P}{\partial t}$$

将上式代入质量守恒公式，得

$$\frac{\partial u}{\partial x} = -\frac{2r}{Eh}\frac{\partial P}{\partial t}$$

等式两端对时间求导

$$\frac{\partial}{\partial t}\left(\frac{\partial u}{\partial x}\right) = -\frac{2r}{Eh}\frac{\partial^2 P}{\partial t^2} \tag{4-8}$$

对运动方程 $\frac{\partial u}{\partial t} = -\frac{1}{\rho}\frac{\partial P}{\partial x}$ 的两端对 x 求导得

$$\frac{\partial}{\partial x}\left(\frac{\partial u}{\partial t}\right) = -\frac{1}{\rho}\frac{\partial^2 P}{\partial x^2} \tag{4-9}$$

由式（4-8）和（4-9）得

$$\frac{1}{\rho}\frac{\partial^2 P}{\partial x^2} = -\frac{2r}{Eh}\frac{\partial^2 P}{\partial t^2}$$

令 $c^2 = \frac{Eh}{2\rho\,r}$，上式可写成

$$\frac{\partial^2 P}{\partial x^2} = -\frac{1}{c^2}\frac{\partial^2 P}{\partial t^2}$$

其中，c 为脉搏波的波速，记为

$$c = \sqrt{\frac{Eh}{2\rho r}}$$

通过计算可知，人体部分动脉血管的脉搏波速度升、降主动脉约为 $5.50\ \mathrm{m\cdot s^{-1}}$，胸主动脉为 $5.60\mathrm{m\cdot s^{-1}}$，股动脉为 $7.20\ \mathrm{m\cdot s^{-1}}$，总颈动脉为 $5.85\ \mathrm{m\cdot s^{-1}}$，桡动脉为 $11.30\ \mathrm{m\cdot s^{-1}}$，前颈动脉为 $14.80\ \mathrm{m\cdot s^{-1}}$，后颈动脉为 $13.02\ \mathrm{m\cdot s^{-1}}$。

第五节　桡动脉脉搏波波形

桡动脉处脉搏波的波形较为复杂，它随有关生理参数的变化规律而改变，有瞬时性、变化性的特点。由于数学处理很复杂，因而仅列出表达式。同时，为了便于分析，

已假设从臂动脉始端输入的压力波用四个阶梯来近似标出（阶梯取得越多越接近真值），其中 τ_0 表示第一阶梯宽度，即主动脉瓣开启时间，h_1 表示阶梯高度，P_0 表示臂动脉入口处的压力，τ_1、τ_2、$|\Delta h_1|$、$|\Delta h_2|$ 分别表示二阶梯与第三阶梯的宽度与相对高度。

假定从主动脉弓分叉出来到桡动脉为止的臂动脉长为 L，横截面积为 A，管壁弹性模量为 E 的均匀薄壁管。平均波速为 a，对应的特征阻抗为 Z_C。

对于臂动脉始端与终端的反射系数 δ_0 与 δ_L 在不同生理、病理条件下会有差异，通常 $\delta_L > 0$，δ_0 有较大范围变化，可以接近 -1、0，还可以大于 0 小于 1（例如：正常青年人 $\delta_0 \approx -1$；老年人，特别在臂动脉入口具有动脉粥样硬化的老年人，δ_0 接近于零，甚至大于零）。

在以上假设条件下，当在臂动脉始端（$x=0$）输入三个阶梯波时，在桡动脉处（$x=L$），瞬时压力的表达式为：

$$P(L,t)$$
$$= \frac{P_0(1+\delta_L)(1-\delta_0)}{2}\left[v\left(t-\frac{L}{a}\right) + \delta_0\delta_L v\left(t-\frac{3L}{a}\right) + \delta_0^2\delta_L^2 v\left(t-\frac{5L}{a}\right) + \delta_0^3\delta_L^3 v\left(t-\frac{7L}{a}\right) + \cdots\cdots\right]$$
$$- \frac{|\Delta h_1|(1+\delta_L)(1-\delta_0)}{2}\left[v\left(t-\tau_0-\frac{L}{a}\right) + \delta_0\delta_L v\left(t-\tau_0-\frac{3L}{a}\right) + \delta_0^2\delta_L^2 v\left(t-\tau_0-\frac{5L}{a}\right) + \cdots\cdots\right]$$
$$- \frac{|\Delta h_2|(1+\delta_L)(1-\delta_0)}{2}\left[\begin{array}{l} v\left(t-\tau_0-\tau_1-\frac{L}{a}\right) + \delta_0\delta_L v\left(t-\tau_0-\tau_1-\frac{3L}{a}\right) + \\ \delta_0^2\delta_L^2 v\left(t-\tau_0-\tau_1-\frac{5L}{a}+\cdots\cdots\right)\end{array}\right]\cdots\cdots$$

$$(4-10)$$

式中 $\quad v(t-\tau) = \begin{cases} 1 & \text{当 } t \geq \tau \\ 0 & \text{当 } t < \tau \end{cases}$

从式（4-10）可知，桡动脉处压力波是由一系列阶梯组成，而且随 τ_0 和 $\frac{L}{a}$ 的值改变而改变。下面引入一无量纲参量 ξ，即：

$$\xi = \frac{\tau_0 a}{L}$$

其中，ξ 表征主动脉瓣开启的持续时间内脉搏波在臂动脉中往返传播的次数，它取决于主动脉瓣开启的持续时间 τ_0 及脉搏波在臂动脉中的传播速度 a。正常人体 τ_0 在 $0.28s \sim 0.32s$ 之间，而 a 取决于血管壁的弹性。动脉管壁越硬，波速 a 越大，ξ 的值也越大，而 ξ 值多数处在 $2 \leq \xi \leq 6$ 的范围内。所以，确定 ξ、δ_0 与 δ_L 值，桡动脉处压力脉搏波的基本特征也就大致确定。如图 4-7 所示，为桡动脉处压力波的理论波形和几种实测波形之间的对比图，显示出两种波形的相似之处。

一、妊娠妇女的桡动脉波形

当 $\xi = 2$ 时，$0 < \delta_L < 1$，$-1 < \delta_0 < 0$，即 $\delta_0\delta_L < 0$ 时，假定 $\tau_1 = \tau_2 = \tau_0$，由式（4-

10）计算，可得图 4-7A（a）所示的图形，当将阶梯式的压力波形圆滑化，对照临床中妊娠妇女所描记的桡动脉波形 4-7 A（b）图，发现两者很相似。

从生理特性分析，早期妊娠妇女动脉管往往松软，脉搏波波速较慢，主动脉瓣开启后的持续时间 τ_0 也稍短（0.28s 左右），因此 ξ 值近似 2 或稍大些，$\delta_0 \approx -1$。所以理论和实际所测较接近。

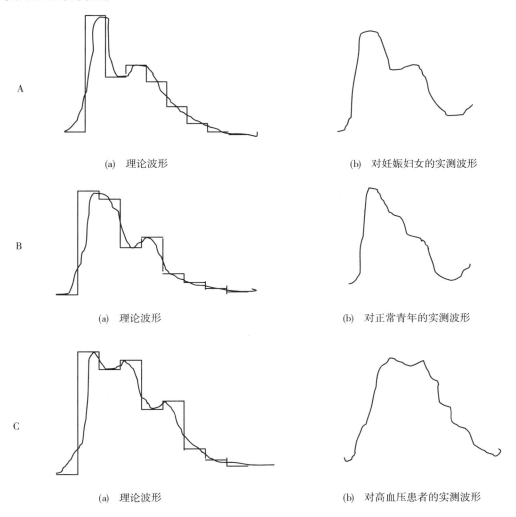

A
(a) 理论波形　　　　　　　　　　　　　(b) 对妊娠妇女的实测波形

B
(a) 理论波形　　　　　　　　　　　　　(b) 对正常青年的实测波形

C
(a) 理论波形　　　　　　　　　　　　　(b) 对高血压患者的实测波形

图 4-7　桡动脉处压力波形的理论波形和实测波形的比较

二、正常青年人的桡动脉波形

当 $\xi = 4$ 时，假定 $\tau_0 = \tau_1 = \tau_2$，$\delta_0 \delta_L < 0$，由式（4-10）计算可得桡动脉处的压力波形的阶梯形波形特征如图 4-7B（a）所示，将阶梯形式的压力波适当圆滑后对照正常青年人的桡动脉实测波形 4-7B（b）图，两者亦很相似。

三、高血压患者的桡动脉波形

当 $\xi = 6$ 时，这种情况属波速特别快，即在主动脉瓣开启的时间间隔内，压力波已在臂动脉之间来回反射三趟。假定 $\tau_0 = \tau_1 = \tau_2$ 时，$\delta_0 \delta_L < 0$，由式（4-10）计算可得桡动脉处的压力波形的阶梯形波形特征如图 4-7C（a）所示，将阶梯形式的压力波适当圆滑后对照高血压患者，特别是老年高血压患者的桡动脉压力波形，即与 4-7C（b）所示图形比较也相当一致。

从生理特性分析，老年高血压患者，动脉血管变硬，使脉搏波波速加快。另外因主动脉瓣开启的持续时间较长（对于老年人，有时可达 0.32s）引起 ξ 值大于 4，甚至达到 6。

以上分析，桡动脉处的压力波形确实能反映人体的某些生理、病理特征。且所得理论波形的阶梯（特别是切迹之前的若干阶梯）基本特征与实际临床测量到的波形基本一致。但还存在以下不足之处，有待进一步研究和探讨。

1. 用阶梯形分析比较粗糙，且在波形的"圆滑化"方面还带有相当的人为随意性，显然如果对臂动脉入口端输入的压力波用足够多的小阶梯来逼近，获得的理论波形会更符合实际。

2. 将血液假设为牛顿流体，忽视了血液流变中的重要因素——表观黏度。

3. 在讨论中，将臂动脉假设为厚度相同且弹性均匀的弹性体，这与实际情况是有误差的。

脉诊是中医传统诊断手段之一，是一种无创伤诊断方法。人们借助于将手指压在腕部的桡动脉上，感受到脉搏波的客观存在。脉搏波传播的频率、幅度、强弱等状态变化的整体形成所谓的脉象。脉象与脏腑气血的关系密切，肝、心、脾、肺、肾等功能状态的变化都会明显反映在脉象上。经过长期的实践已经总结出各种脉象，比如，正常人的脉象表现为平脉（或常脉），其他的病脉有浮脉、沉脉、迟脉、数脉、虚脉、实脉、滑脉、洪脉、细脉、弦脉等。

桡动脉是人体浅表动脉中的一对，由于其浅表性和典型性，且检测方便，信息丰富，因而不论中医的切脉，或者西医心血管参数的无损检测，一般都在桡动脉处索取信息。从物理角度分析，脉象可理解为在不同外加扰动作用下（如浮、中、沉切脉），桡动脉内血液、管壁运动所呈现的形态（波形）、强度（波幅）、速率（波速）与节律（周期）等方面的综合反映所产生的信息。这种信息通过医生的手指作传感器，并经过有经验的医生的综合分析而形成概念。所以，中医脉象和心血管系统的血液运动及波的传播规律有密切的联系。从上世纪 50 年代开始已经有人开始研究脉诊客观化，应用各种传感器描记出桡动脉处的脉搏波曲线，并设法使所有建立的脉搏波与中医诊断脉象之间联系起来，并应用各种理论进行探讨（比如动脉血流传输线理论等）。因此，研究脉搏波在动脉管的传播规律，特别是研究桡动脉处脉搏波随有关生理参数而变化的规律是有意义的。脉搏波的深入研究将从定性研究向定量化、数字化、系统化方向发展。近年来，应用中医基础理论，结合现代科学技术，人们研制出了各种脉象仪和基于脉象原理的诊断仪，取得了一些成果，这正是传统中医诊断定量化、数字化的一种大胆创新的结果。它给出了应用脉象诊断疾病的客观量化的标准，进一步揭示了桡动脉的寸、关、尺三步脉诊的科学本质。

思考题

1. 简述心脏内血液流变的特点。
2. 写出心脏作功的表达式，并说明其物理意义。
3. 什么是脉搏波？通常分为哪几个部分？
4. 结合桡动脉脉搏波的特点阐述中医脉诊的科学性。

下篇　中医现代化方法

中医学作为人类知识体系中的重要组成部分，其科学性毋庸置疑。而且随着自然科学的不断发展，人们越发认识到中医学的基本观点和认知体系与自然科学所探究的自然界客观规律的最终极致（即：宇宙的本源、物质的本源、生命的本源）密切相关。中医学的一些理论和方法，很大程度上早已超越了目前自然科学所能解释的范畴，而达到并占据着相应哲学命题的高度。利用数学分析的手段，物理学、化学的理论和方法，对中医学所涉及的人体生命活动、脏象、病症规律加以解释，为现阶段中医学的发展注入活力。20 世纪 40 年代以来，系统科学、运筹学、数理逻辑、模糊数学、突变理论、非标准分析等新理论的发展，以及后来发展起来的协同论、突变论和耗散结构理论，不仅为工程技术研究提供了理论依据和算法，也为科学技术各领域间架设了横向联系的桥梁。这些理论都与中医学的基本原理和认知方法似乎有着必然的内在关联，应用这些理论和方法对中医学这一博大精深的科学体系加以探究，必然会为中医学的研究找到新的契机。另一方面，近年来，工程技术各领域在仪器设备的更新和制造、实验方法的改进和创新上也取得了辉煌的成就，尤其是计算机和电子信息技术的发展，已经为包括中医学在内的自然科学各学科的研究和发展提供了新的支点。

中医工程学研究的主要目的和突破点就在于利用这些现代自然科学技术和工程技术的原理、方法、实验手段和仪器设备，对中医的理论和诊疗机制加以解释，并落实到临床实践当中；利用横断科学的归类方法和处理手段，对中医诊疗中的一些模糊概念做系统化的归类整理，将其转化成可挖掘的数据和可处理的变量；结合计算机技术，促进中医诊断、治疗过程的指标化、客观化、数字化、标准化，为中医学的发展开辟一片新天地。

本篇简要介绍与中医学理论体系密切关联的系统论、信息论和控制论（简称"三论"）及其一些医学的相关应用；望诊、闻诊、问诊、脉诊中的客观化方法；数理统计、数据挖掘的方法及其在中医学中的应用；一些中医诊疗设备的原理和应用。

第五章   系统论、信息论、控制论

20世纪以来，随着科学技术的研究对象向更广更深的方向发展，科学分类越来越精细，新领域、新学科、新专业不断产生。而另一方面，各研究领域在高度分化的基础上，又有着高度综合的特点，各学科之间相互渗透、相互交叉和相互移植，而使得科学技术日趋整体化和综合化。20世纪40年代伴随着现代科学技术革命诞生的横断科学即系统论、信息论和控制论（简称"三论"）就是科学技术整体化、综合化的产物，这是20世纪自然科学取得的重大成就之一。它沟通了自然科学和人类社会的联系，以其特有的新颖的思路，为科学研究提供了崭新的方法，扩大了人们研究问题的广度和深度，实现了人类认识史上由定性到定量认识物质之间各种关系的新飞跃，也将极大地提高人类认识世界、改造世界的能力。这也正是研究中医学理论，推进中医学发展，使得中医诊疗客观化、定量化所必需的重要理论依据和实用工具。

就像中医学的整体观一样，系统论是把要考察的对象看成由一些相互联系、相互作用的若干因素组成的系统研究其特性和规律的科学。研究系统就必须研究反映系统与环境、系统与子系统之间的联系的不可缺少的要素信息。一个系统信息量的大小，反映系统的组织化、复杂化程度的高低。而系统的运行又离不开控制，对系统的控制同样离不开信息。信息论研究如何认识信息、如何加工和量化信息，控制论和系统论研究如何利用信息，进而揭示事物联系的信息反馈原理，用以实现对系统的有效控制。中医诊断主要就是获知人体这一系统的相关信息，中医客观化、现代化更是与信息的采集、量化、处理等密不可分。可见，"三论"将为研究中医这门古老而又充满哲理的学科提供理论依据和实用手段，也将为中医事业的腾飞插上翅膀。"三论"还将为学习中医药相关专业的学生提供一套崭新的认识问题、分析问题和解决问题的方法。

第一节   系   统   论

系统论是20世纪40年代由美籍奥地利生物学家贝塔朗菲（Ludwig von Bertalanffy）创立的一门逻辑和数学领域的科学，与信息论和控制论共同构建成相应的横断科学——"三论"。系统论以一般系统为研究对象，探讨它们的共同特征、本质、原理和规律。系统论从事物的整体出发，研究系统与组成部分（要素）、系统与环境、系统与系统之间的普遍联系与规律，为解决生物、医学、科学技术和社会、经济、生产、管理等方面

的复杂系统问题提供了新的理论工具。

一、系统论的基本知识

1. 系统论的产生和发展

（1）历史上的系统观　系统观念在人类历史上由来已久。中国古代哲学把物质世界看成是由金、木、水、火、土五行构成的系统，而阴阳对立是系统发展的内部动因。古希腊亚里士多德（Aristotle，公元前384—公元前322年）的"整体大于它的各部分之和"论点的正确性，至今仍被肯定。他还认为，一切事物的存在都有四种原因：一是质料因，即事物由什么东西构成；二是形式因，指事物的结构形式；三是动力因，指事物发展的根据和动力；四是目的因，即事物形成的目的是什么。中医理论也是把人体看作一个整体系统，探讨人体各器官（子系统）间的联系、生理现象和心理现象的联系、身体健康和自然环境的联系。

（2）一般系统论　系统论产生于20世纪40年代。针对当时生物学中存在的机械论和活力论，贝塔朗菲和其他一些科学家在20年代中期提出了机体论，其基本思想中已经隐含着贝塔朗菲明确提出的一般系统论的核心内容。1949年贝塔朗菲在《生命问题》一书中，明确了一般系统论的思想，他指出："存在着适用一般化系统或子系统的模式、原则和规律，而不论其具体种类、组成部分的性质和它们之间的关系或'力'的关系如何。我们提出了一门称为**一般系统论**的新学科。一般系统论是逻辑和数学的领域，它的任务是确立总的适用'系统'的一般原则。"从此，系统论正式以一门新兴学科的形式出现了。

2. 系统、要素和环境

（1）系统与要素　"系统"的概念已被广泛应用，如人体消化系统、呼吸系统，社会的文教系统、卫生系统，计算机的硬件系统、软件系统等。究竟什么是系统呢？系统是由相互联系、相互作用的若干组成部分结合而成的具有特定功能的有机整体，而构成系统的组成部分称为**要素**。要构成一个系统，必须满足以下三个条件：首先，要有两个或两个以上的要素；其次，要素之间要相互联系、相互作用；最后，要素之间的相互联系和作用必须产生整体功能。

所谓功能，是指所发挥的作用和效能。系统内部各要素分别具有自己独立的功能，它们相互作用和影响而形成整个系统的功能。功能不同，使各个系统具有不同的特征。例如，心、肺、血管等要素各有其功能，它们综合作用而形成总的循环系统的功能。

系统与要素的界定是相对的。有时系统对于包含它的更上一级系统来说，只是一个要素；而这个系统的每一个要素又可能各自构成一个系统，故要素又称为"**子系统**"。

系统与要素的关系，是母系统与子系统的关系，即整体与部分的关系，是一种辩证统一的关系。系统是整体，要素是部分，它们相互依存，互为条件。整体与部分又是相互联系、相互作用、相互制约的。有时出现这样的情况，系统的各个组成部分并不优越，但它们组成一个系统却可以具有优越的性能。反之，也有组成部分是优越的，而作为一个整体的系统不具备优越性能的情况。这两类情况在中药配伍中都有体现。

（2）系统与环境   一般说来，系统外界的事物，称为系统的**环境**。大系统中的各个子系统，相对于某一个特定的子系统来说就是环境，但在实际生活中，并不是将系统以外的所有事物都当作环境，而是把那些跟系统有物质、能量和信息交换的事物当作实际环境。例如，对于人类社会系统来说，一般只把人类周围的自然界当作系统的环境，而不包含那些遥远的天体。

在研究系统时首先要区分系统的内部要素和外部要素（环境要素）。把系统与环境分开的假想界线称为**边界**。确定系统的边界能够使研究对象更加明确。确定系统边界的主要依据是要看某要素与系统中的其他要素联系的紧密程度。应把那些联系紧密、对系统功能有决定性影响的要素划归系统内部。

环境对系统的作用是对系统的输入，系统对输入进行加工而产生输出，把输入转换成输出，这就是系统的功能，如图5-1所示。环境对系统输入物质、能量和信息，经过系统的处理，输出新的物质、能量和信息，这是系统处在一定环境中，并与环境进行物质、能量和信息交换的过程。

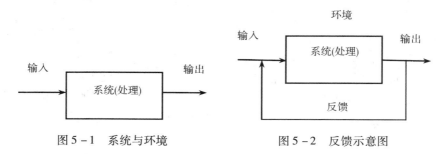

图5-1 系统与环境   图5-2 反馈示意图

系统与环境的交换过程往往还会发生反馈作用，即系统输出的一部分信息反送到输入端又对系统进行有效的控制，如图5-2所示。反馈是系统的一个重要属性，如果反馈失真、失灵或不及时，都可能给系统的稳定性带来影响，甚至使系统失控。

3. 系统的模型化

有时由于庞大、复杂等原因，系统往往难以直接分析和试验，于是常常借助模型来代替原型系统进行处理，以达到对真实系统的认知。例如，各种教学模型和运算公式等都是用来对复杂事物进行分析试验的模型。

模型是对实体的特征和功能的一种科学抽象，是将原型通过适当的纯化，根据一定的表现规则描绘出来的简洁模仿品。如经络穴位人体模型和经络穴位平面图都是对人体经络穴位分布规律的抽象模型，它排除了人体结构、功能等多方面的次要因素。

模型化方法是为了表明系统的结构和行为功能，而用适当的数学、物理或其他方式来表达实体系统的一种科学方法，同时又可以抽象概念、强化和纯化概念。相似性是模型化方法的理论依据。

二、系统方法的特点、程序步骤

1. 系统方法

系统方法是按照事物本身的系统性，把所研究的对象以系统的形式加以考察的科学方法。即从系统的观点出发，始终着重从整体与部分，整体与环境的相互联系、相互作用、相互制约的关系中综合地、精确地考察对象，以达到整体最佳功能的一种方法。系统方法是一大类方法、技术的总称。具体方法有许多种，主要有最优化方法、模型化方法、综合平衡法、形式化方法、符号法、决策分析、网络分析技术、系统预测技术、大系统理论、模糊系统理论等。广义地说，也包括信息论方法、控制论方法。

2. 系统方法的特点

（1）整体性 这是系统方法的基本出发点。系统方法把对象作为整体对待，从整体与部分的相互依赖、相互作用、相互制约的关系中揭示系统的特征和运动规律，单独研究系统中的任意一部分都不能真正揭示出系统的规律性。

（2）综合性 这是系统方法的又一特点，它有两重意义：第一，它认为任何系统都是各要素为特定目的而组成的综合体；第二，它要求对任一对象的研究都必须从它的成分、结构、功能、相互联系方式、历史发展等方面综合地系统地考察。

（3）最优化 最优化是指运用系统方法能达到最优的目标，即使系统具有最优的功能。系统的最优化当然离不开要素，但不是最优的要素一定能达到最优的功能，其原因就在于结构不一定是最优的。

在解决同一个问题时，往往存在多个可行性方案，如果其中某一个或某几个方案得到的结果最好，或者说以最高的效率和效益实现预期的目标，那么这种方案称为最优方案。寻找最优方案的过程就是最优化。最优化的应用很广，如治疗效果的最优化，配伍组方的最优化，产品设计、生产、运输的最优化等等。

（4）定量化 定量化就是用数学式和数字去描述系统的状态及其变化规律。进行系统分析，包括定性分析和定量分析。由定性分析到定量分析是人类认识的发展和深化，也是科学进步的体现。最优化离不开定量化，定量化的根本意义在于处理问题的精确化和评价问题的标准化。例如，测定尿糖含量的指标"－、＋"符号，如果能够从现在的 5 个等级提升到 50 个，无疑将是从定性分析迈向定量分析的一大步。

（5）模型化 模型化就是为表明系统的结构、行为和功能，用适当的数学、物理和其他方式来表达实体系统的一种科学方法，也就是用模型来模拟原型的方法。由于模型是实体系统的抽象和模仿，它既能反映实际，又比实际系统更加简洁，更易操作，更便于运用数学和计算机手段来处理，所以在系统分析中，模型化方法起着重要的作用。

3. 系统方法的程序步骤

用系统方法解决实际问题时，其工作程序主要有以下几个环节，如图 5 - 3 所示。

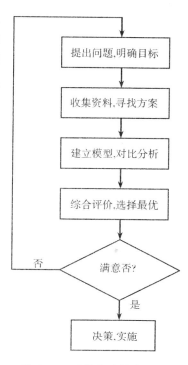

图 5 - 3 系统方法的步骤

（1）提出问题，明确目标　从整体观点出发，说明需要解决问题的重点和范围，从而确定目标，以定义系统。为了准确地判断解决的程度，需要选择具体的评价目标的指标。例如，我们把用计算机模拟名老中医诊治疾病作为目标，就要选取相应的指标，并使其达到一定的标准。

（2）收集资料，寻求解决问题的各种方案　从历史、现状、发展趋势对要解决的问题进行调查研究，收集国内外同类问题的各种信息、数据和资料。在分析的基础上，为解决问题提出各种方案。

（3）建立模型，对比分析　为了对各种替代方案进行分析、比较、评价，应建立相应的模型，主要是数学模型，以模拟系统的实际情况，用数学语言（数学符号、算式、程序等）精确地描述系统的结构和功能。

（4）综合分析，确立最优方案　利用模型和最优化技术，在定量分析的基础上再进行定性分析，即利用不能用数量表示的指标进行综合分析，从而确立最优方案。

对获得的方案如不满意，则进行反馈，重新按原步骤进行分析，直到满意为止。

（5）组织实施，控制调整　对选择的方案如满意就决策，制定实施计划，实施中发现了问题，需要根据情况对方案做适当调整，直到问题解决为止。

三、系统论在中医上的应用

1. 中医学对人体疾病认识和防治上的整体观

中医学理论中强调整体观念，它将人体的器官、组织、局部的疾病与人的整体作为复杂系统对待，注重从整体与部分、部分与部分、整体与环境的相互联系、相互作用、相互制约的关系中综合地、动态地考虑疾病的发生、发展、诊断、治疗和预防。这与系统论的整体性原则和系统方法在很多方面关联密切。

（1）对人体生理病理认识上的整体观　中医学理论体系中，人体被认为是由阴阳层次、脏腑层次和气、血、津液层次组成的系统。中医学认为，在阴阳层次上，如果阴阳平衡，就是正常生理状态，如果阴阳失调，就是病理状态；在脏腑层次上，人体的正常生理状态是以五脏为中心，在心的主持作用下，通过经络的内外联络而相互协调作用的结果，如果脏腑的功能失调，人就处于病理状态；在最低层次上，精、气、血、神、津液是构成人体正常生理活动的基础，它们是相互联系、相互作用的整体，它们的关系正常，就表现为正常生理状态，反之就是病理状态。

（2）对病因学认识上的整体观　中医学对病因的分析主要是分析正气、邪气的消、长、进、退，把病因认作是由"邪气"和"正气"两个要素组成的子系统。所谓"邪气"，就是构成人体疾病的一些外在因素，例如"六淫之邪"，即严重的气候反常变化，"疫疠之气"、"杂气"，即自然界某些特异性致病因素及饮食等因素。所谓"正气"，是指人体内在的抗病能力。它决定于精神意志、体质、性别、年龄、先天和后天抵抗力等因素。人体疾病的发生发展往往是正邪之间消、长、进、退的动态结果。治疗的根本目标是改变正邪双方力量的对比，根本原则是**扶正祛邪**。扶正和祛邪这两个要素就构成了治疗原则的子系统，它又与病因子系统构成了更高一层次的系统，这就是中医学关于病因学上的整体观。

（3）在疾病防治上的整体观

治未病　所谓"未病"，是指还没有发生的疾病。"治未病"有两个含义，其一是说医生治病要治未病之先，即要以预防为主；其二是说医生治病要防微杜渐，要治小、治早、治轻。中医学将疾病的发生、发展、预防、治疗看成是一个动态统一的系统。因此在治疗上必须注意到系统的整体性、动态性特征，而不能将疾病的预防与治疗从整个系统中分离开来，也不能将系统作为静态系统处理。

明标本　所谓"标"，就是标志和征象，"本"是根本或本质。明标本，就是医师治病要辨明疾病的现象和本质，分清主次和轻重缓急。标本的概念是相对的，包括多方面的含义。运用标本理论指导治疗的原则是"治病必求其本"。一般情况下，总是先治其本，后治其标。然而又有急则治标，缓则治本的方法。再有就是当标病和本病俱急或标病本病俱轻时，又应标本同治。从系统论的观点来看，标和本是组成疾病的不同要素，既要注意区分不同的要素，又要注意要素之间的相互联系、相互依赖和相互转化。

辨逆从　所谓"辨逆从"是指辨别治疗上的正治与反治。正治法又称逆治法，是采用与疾病外在证象性质相反的治疗方法，即一般所说"寒者温之，热者凉之；虚者补之，实者泻之"的治法，一般用于疾病的本质与现象一致的情形。反治法又称从治法，是采用顺从疾病外在现象的治疗方法，即一般所说"寒因寒用，热因热用，通因通用，塞因塞用"的治法，一般适用于疾病的本质与现象不一致的情形。正治与反治的治疗原则反映了中医学对待疾病的本质与现象上的整体观，也反映了中医学所使用的方法是一种将疾病的认识和治疗放在系统的形式中加以考察，综合地分析和处理问题的方法。

识同异　所谓"识同异"，是指对疾病的诊治过程中，必须善于区别患者状况的不同，综合分析，区别处理。尽管有时症状完全相同，但因病因病机不同，则诊断治疗完全不同；有时症状、病因、病机也相同，但因病人的体质、年龄、性别不相同，治疗上可以完全不同；有时症状、病因、病机、体质、年龄、性别都相同，但因发病季节、地域不同，治疗也可以完全不同。这正是系统方法在中医辨证论治的整体观方面的体现和运用。

权轻重　这是指在临床治疗上无论立法、制方、投药都要权衡轻重，掌握分寸，都要十分谨慎、细致、周密地进行综合分析，使治疗无太过与不及。从立法来说，或治本，或治标，或先治其标，后治其本，或标本同治，要步骤分明；从制方来说，或大或小，或重或轻，要配伍适当；从投药来讲，或饭前服，或饭后服，或药后温覆取汗，或中病即止，要恰到好处。这些体现了系统方法的整体性、综合性、定量化、最优化等特征。

此外，中医学注重治疗与调养相结合，心理疗法与药物疗法相结合等，都反映了中医学在治疗上的整体观。

2. 中医学系统方法的特点

中医学在几千年的医疗实践中逐步形成了一套自身的系统方法，它与现代系统方法虽然有所差异，但基本内容相近。特别是现代系统论的整体性、综合性、目的性、动态性、环境适应性以及最优化等原则和特征，都深刻体现在中医学系统方法中。在处理人体和疾病这一特定对象的过程中，中医学系统方法形成了自身的特点。

（1）整体性原则指导下的全身调节　整体性是系统的根本属性。揭示整体水平的属性和功能的形成和变化机制，追求系统"整体最优"是系统方法的根本目标。中医学在自己的理论和方法中，认识和掌握了大量只存在于人体整体水平的属性、行为、功能和规律；认识到疾病的重点不在特异性病因和特异性病灶，而在致病因素作用于机体的整体反应，提出了独特的病理概念"证"。在这种整体观念的指导下，对疾病的诊断和治疗以综合分析、整体最优化为目标，以"扶正祛邪"、"阴阳调节"为根本法则进行全身调节，以中药特别是方剂的整体功效作为实现全身调节的主要手段。

（2）相关性原则指导下的矛盾调节　相关性是系统呈现整体性的根本原因。因而，为实现整体最优的目标，重点不在调节构成系统的诸物质要素，而在调整要素与要素之间、要素与系统之间、系统与系统之间的相互关系和相互作用，使彼此处于满足整体最优的稳定状态。中医学充分认识到这种相互关系在生理病理过程中的决定作用，而把相关性原则指导下的矛盾调节作为认识和控制疾病的手段。特别是在错综复杂的相互关系中，把握住了"正邪"、"阴阳"等几种关系，进行矛盾调节。以正邪为纲，调节机体与环境的关系；以阴阳为纲，调节机体内部的相互关系；以及以"八纲辨证"为纲，通过脏腑经络辨证、六经辨证、卫气营血辨证等，综合地考察和调节各种关系。

（3）目的性原则指导下的功能调节　目的性又称终极性。系统的目的性是指系统最终趋于稳定状态，即稳态。一个开放系统在与外界发生相互作用的过程中，如果能达到稳态，就说该系统具有目的性或终极性。系统的有序稳态不是恒定的，而是在运动中形成和维持的。人体这类开放系统随时与环境进行着物质、能量和信息的交换，但保持着自身的状态与特点，这是由于系统本身具有自组织能力。根据目的性原则，人们首先必须明确系统所应该达到的目标，然后在尊重客观规律的前提下，通过反馈作用，调节和控制系统，使系统的发展顺利地趋向目标。中医学的养生与治疗理论，特别强调动静适度，阴阳协调，避免太过与不及。《素问·生气通天论》的"阴平阳秘，精神乃治，阴阳离决，精气乃绝"，就是说，在运动中保持稳态是人体系统的目标。中医学把阴阳平衡这种有序稳态看作处于绝对运功中的相对平衡状态，从动态中认识和把握它。特别是把阴阳平衡理解为机体自我维持的"目的点"，用"五行"的生、克、乘、侮关系来说明机体通过自身内部的相互作用来维持"目的点"的机制。各种治疗方法都是依赖和调节机体本身的自我维持功能，帮助促进机体自身调节，以维持稳定状态。

第二节　信　息　论

信息是蕴涵于物质世界中的一种客观现象，是事物运动状态或存在方式的描述和反映。信息、物质和能量被称为构成系统的三大要素。信息论是运用概率论与数理统计的方法，研究系统中信息的本质及度量方法，研究信息的获得、传输、存储、处理和变换一般规律的新兴科学，是一门具有高度概括性、综合性，应用广泛和带有方法论意义的学科。它的核心问题是信息传输的有效性和可靠性以及两者间的关系。信息论自上世纪 40 年代诞生以来，已经历了狭义信息论、一般信息论和广义信息论的不同阶段，并将继续丰富发展。信息论连同系统论、控制论等其他科学一起所提供的新思路和新方法，为人类的思维开拓新路，作为现代科学的新潮流，促进包括中医学在内的各门科学的发展。

一、信息论的基本知识

1. 信息论的产生和发展

人们对于信息的认识和利用，可以追溯到古代的通讯实践。中国古代的"烽燧相望"和古罗马地中海诸城市的"悬灯为号"，可以说是传递信息的原始方式。随着社会生产的发展，科学技术的进步，人们对传递信息的要求急剧增加。到了20世纪20年代，如何提高传递信息的能力和可靠性已成为普遍重视的课题。美国科学家奈奎斯特（Harry Nyquist）、德国屈普夫米勒（Karl Kuepfmueller）、前苏联科尔莫戈罗夫（Andrey Nikolaevich Kolmogorov）和英国费希尔（Ronald Aylmer Fisher）等人，从不同角度研究信息，为建立信息论做出很大贡献。1948年，美国数学家香农（Claude Elwood Shannon，被称为"信息论之父"）发表《通信的数学理论》，1949年又发表《噪声中的通信》，从而奠定了信息论的基础。20世纪70年代以来，随着计算机的广泛应用和社会信息化的迅速发展，信息论正逐渐突破狭义信息论的范畴，发展为一门不仅研究语法信息，而且研究语义信息和语用信息的科学。各种事物都是充满矛盾不断发展变化的，而事物之间的普遍联系靠的则是信息。信息反映的是关于事物的外在表现、内在结构、运动状态和变化规律。信息论的产生与发展，正是基于这些基本观点。

伴随着信息化社会，一门新的科学正在迅速兴起，这就是广义信息论，或者叫做**信息科学**。信息科学是由信息论、控制论、计算机科学、人工智能和系统工程等相互渗透、相互结合而形成的一门新兴综合性学科。信息科学登上现代科技舞台，与能量科学、材料科学鼎足而立，将为科学技术的总体发展提供原动力。

本世纪以来，随着人类基因组计划的深入进行，知识界对"信息，是生命的精髓"这一命题已逐渐达成共识。近年来兴起的生物信息学和信息生物学将对生命信息本身，对生命信息的遗传、传输、控制与表达的基本规律做更深入的研究，生命物质的各种排列规律，结构与功能间的关系也将获得系统的诠释和预测。站在信息层次上对中医的气、阴阳、五行等概念，对"气者，生之充也"这类经典陈述的内涵，必然会有更深入的理解。

2. 信息的基本内涵和特征

目前，信息一词尚无统一定义。控制论创始人维纳（Norbert Wiener）定义为"**信息是人们在适应外部世界并使适应反作用于外部世界的过程中，同外部世界进行交换的内容的名称**"。信息是现实世界事物的反映，其真实程度和现实事物的模型相关联。信息又是传送、交换、存贮与处理对象的内容。尽管还没有能够被普遍接受的定义，我们可以从其本质特征上加深对信息的理解。

信息是在通信时所要表达的内容。媒体所传播的图像、文字或一份公告可称为一份消息，而它们所要表达的内容则为信息。消息与信息是不同的，信息与消息是内容与形式的关系，消息是通信时信息的携带者。

信息是人们进行运算和处理事物所需要的条件、内容和结果。例如 PET - CT 仪给出的图像色彩显示肿瘤病变情况的信息，尺寸数据提供物体大小长短等信息。计算机可对输入信息进行某些形式的处理与运算，得到所需要的输出信息。

信息是作为人类感知的来源而存在的。人类不断地以各种方式获取有用的信息，经过分析、归纳和处理，而得到外部世界和人类自身的一些规律性知识。

信息不应理解为事物与过程的本身，而应理解为事物运动状态和规律，是关于事物运动、变化规律的知识，它可以用公式、数字和图表表示。

信息的基本特征表现如下：

第一，信息具有知识性。人们获得信息后，则有关知识就随之增多，从而消除认识上的不确定性，对该事物认识更加清楚和确定。信息不等于知识，但它包含知识。

第二，信息能成为一种资源。信息已成为现代社会人们生产与生活的重要资源。及时掌握信息就可以提高效率。信息可以大量地、不断地出现，只要人类改造客观世界的活动不停止，就会不断地产生信息，所以信息是一种取之不尽用之不竭的资源。

第三，信息可以传输和存储，并且可以提取和加工变换。人们熟知的电话和网络等通信设备都可以传输信息，并且可用仪器记录储存下来，还能用仪器来提取加工。

第四，信息具有不"守恒"性（可分享性）。不同于"物质不灭"、"能量守恒"，同样的信息大家可以分享，信息不会减少。另外，相同的信息可以用不同的载体传播，用不同的形式表达。

第五，信息具有结构上的有序性。一切物质系统都有一定的结构，不同的结构提供不同的信息。只要物质和运动在空间结构和时间次序上有分布不均的情况，就会有相应的不同信息产生。如"上"与"海"可组成"上海"和"海上"两个不同的信息。DNA 分子中的碱基对排列次序，决定着遗传的信息，即结构决定信息。

构成宇宙的物质在不停地运动、变化着。一个系统中物质的减少必然使另一系统中物质增加，这表明物质具有可传递性，同样客观世界还有能量的传递，如果没有物质与能量的传递，就没有物质的运动，也就没有物质的运动状态规律，信息当然也就不存在了。这说明信息对物质与能量的依赖性。然而，世界上除了能量与物质传递之外，还有信息的传递，物质、能量与信息是一切实际事物的三个基本方面，互相依赖、互相制约又互相支持。

信息是我们对各种现象和客体进一步认识的依据。我们获得某些信息，就认识了信息所反映对象的某种属性，也就是说，在未获得这些信息之前，对该对象的那种属性是不清楚的，确切地说就是不确定的，而获得这些信息之后，就消除了这不确定性，从这个角度讲，信息又是消除不确定性的量度。然而，信息如何客观度量呢？

3. 信息量

对于涉及范围十分广泛的信息这个概念，提出一个统一的度量非常困难。然而，一旦明确了这类概念在数学上的定义，就可以对相应的问题做定量的描述和运算，一些模糊的指标就可以表达为明确的客观数字。因此，信息量的基本思想和运算方法，可以作为中医诊断客观化的参考。

香农在 1948 年提出信息熵作为信息量的量度。根据人们的实践经验，一个事件给予人们的信息量多少，与这一事件发生的概率大小有关。一个小概率事件的发生，如"汶川发生 8 级以上大地震"使人们感到意外，它给人们的信息量就很多。相反一个大概率事件的出现，如"12 月 25 日北京未下雪"给人们的信息量就很少。因此定义**信息量**

$$h(i) = -\log_2 P(i) \tag{5-1}$$

作为量度信息大小的量。式中 $P(i)$ 表示事件 i 发生的概率。对数取 2 为底，信息量的单位为"比特（bit）"。

如果 $P(i) = 1$，表示事件肯定会发生，则不确定性为零。例如有人告诉你早晨天会亮，因为这是人所共知的，没有给你带来任何信息，信息量为 0，即 $h(i) = -\log_2 1 = 0$。

有了信息量的明确定义，我们可作信息组合的计算。两个独立事件，同时发生的概率为各事件发生的概率之积，则信息量为各事件的信息量之和。例如今天天气好占每月的 1/4，今天是休息日占每月的 1/4，则今天天气好且是休息日的信息量为

$$h = h(1) + h(2) = -\log_2\frac{1}{4} - \log_2\frac{1}{4} = 4 \text{ bit}$$

如果不是独立事件，信息量则不是它们的和。例如某单位规定只有停电时休息，停电的消息信息量必为零。

表 5 - 1　四种消息的概率与其信息量

消息出现的概率	每个消息的信息量	n 个中的该消息数	n 个中的信息量
$P(1)$	$\log_2 P(1)$	$nP(1)$	$nP(1)\log_2 P(1)$
$P(2)$	$\log_2 P(2)$	$nP(2)$	$nP(1)\log_2 P(2)$
$P(3)$	$\log_2 P(3)$	$nP(3)$	$nP(1)\log_2 P(3)$
$P(4)$	$\log_2 P(4)$	$nP(4)$	$nP(1)\log_2 P(4)$

若一次试验有 n 个可能结果（事件），或一个信源可能产生 n 个消息（事件），它们出现的概率分别为 $P(1)$，$P(2)$，……$P(n)$，则定义某事物（事件集）的整体平均信息量，即信息熵

$$H(x) = \frac{\text{全部信息量}}{n} = -\sum_{i=1}^{n} P(i)\log_2 P(i) \tag{5-2}$$

熵的性质如下

首先，熵 $H(x)$ 为一非负数。

因为　　　$H(x) = -\sum_{i=1}^{n} P(i)\log_2 P(i)$

而　　　$0 \leqslant P(i) \leqslant 1$　　故　　$\log_2 P(i) \leqslant 0$

所以 $H(x) \geqslant 0$。

另外，当消息数为 n，而 $P(i)$ 相等，都是 $P(i) = \frac{1}{n}$，则 $H(x)$ 有最大值 $H_{\max}(x)$ 为

$$H(x) = H_{\max}(x) = -\sum_{i=1}^{n} \frac{1}{n} \log_2 \frac{1}{n} = -\log_2 \frac{1}{n} = \log_2 n$$

信息量是一个抽象量，与其物理特性无关；$H(x)$ 的单位也为比特（bit）。

例5-1 投掷硬币，有两种可能性，即正面或者背面向上，其概率都为 1/2，则有

$$H(x) = -\left(\frac{1}{2}\log_2 \frac{1}{2} + \frac{1}{2}\log_2 \frac{1}{2}\right) = 1$$

所以平均信息量为 1 bit。

例5-2 某人投掷一百次硬币，若 60 次面朝上，40 次面向下，它们的概率分别为 0.60 和 0.40，则平均信息量，即信息熵为

$$H(x) = -(0.4\log_2 0.4 + 0.6\log_2 0.6) = 0.5228 + 0.4422 = 0.965 \text{ bit}$$

例5-3 某地天气预报，晴天占 4/10，雨天占 1/10，多云占 1/10，阴天占 4/10，计算其平均信息量的熵值。

$$H(x) = -(0.4\log_2 0.4 + 0.4\log_2 0.4 + 0.1\log_2 0.1 + 0.1\log_2 0.1) = 1.7 \text{ bit}$$

从以上的讨论中可知

（1）信息是个可测的抽象量，并可用信息熵来表示。

（2）信息量与一事件出现可能性的总体有关，并可由现实事件的概率来决定。

（3）两个事件出现的概率相等，则其信息量亦相等。如果其概率不相等，则可比较其信息量。

信息量熵与热力学中熵在度量上的一致，表明信息量变化规律与能量规律在结构表现上相类似，既说明了信息与物质和能量不可分割的内在联系，又从另一角度反映了现实世界的物质特性的统一性。因此把信息量和熵联系起来探究问题，把信息论与物理学结合起来，将会深化人类对物质世界的认识，扩展人类的思维空间。

4. 剩余度

信息论在医学上主要研究系统的有序性、储存性，故引入相对熵与剩余度的概念。

一般来说，各种消息的信息量全部相同时信息熵最大。如前例投掷硬币，如正面与背面出现几率相等时，则 $H(x) = 1$ bit。当有偏离时，如 $P_{\text{正}} = 0.6$，$P_{\text{反}} = 0.4$，计算得 $H(x) = 0.965$ bit。由此可见，在一般出现的信息中，若出现的概率不相等时，熵不会最大。

将实际熵值 $H(x)$ 与最大熵 $H_{\max}(x)$ 的比值称为**相对熵**，而定义**剩余度** R 为

$$R = 1 - \frac{H}{H_{\max}} \tag{5-3}$$

从定义上可知剩余度表示实际熵对最大熵的偏离程度。当系统有最大熵时，构成该系统的各事件处于等概率情况，表明它处在一种无组织、无次序和无约束的状态；当偏离最大熵时，表明它有了一定的次序、组织和约束。

对于有序程度非常高的人体来说，当病情好转，其熵值下降；病情恶化，信息量熵值上升，其相对熵值增大。剩余度则代表人体信息贮存的情况，剩余度越大，机体自我调节能力越强，即人恢复健康的能力越强。当人体病情恶化，则其信息的剩余度很快消耗，以满足体内调节能力的需要。

5. 信息传输模型和信道容量

（1）信息传输模型 信息传输系统主要由信源、信道和信宿组成，图5-4为信息传输系统的基本模型。**信源**是产生信息的系统。**信宿**是接受信息的系统，**信道**则是传输信息的通道。图中编码器、译码器的作用是把信息变换成便于传输的形式。**编码**是将信息经过加工后成为适合传送的形式。编码是一种符号表，也是排列这些符号的规则。人的语言和文字就是编码，文字是符号表，语法及词结构就是符号的排列规则。将人的思想及行为表达出来，须转化为语言或文字，这就是编码过程。广义上讲将信息转换为便于在给定的信道中传送的形式都是编码。当信号系列通过信道输出端输出后，必须经过**译码**复制成信息，才能为收信者接收，译码过程恰好是编码的逆变换。

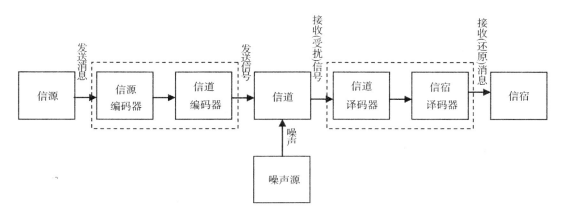

图5-4 信息传输模型的示意图

通信的过程是信息在通信系统中传输、变换、存储、处理、显示和识别的过程，在信息论中通信系统具有更广泛的含义，变量以任何有意识或无意识的方式所完成的联系，都可理解为**通信**，例如病因与疾病的关系就可以理解为有通信进行。另外，对经络感应传导作用、感应传导信息传递模式等问题的研究，也可以以此为参考。

（2）信道和信道容量 信道是每个信号传输时所经过的线路。在单路通信中，其信道就是整个系统，在多路通信时，则有许多信道。例如人身上的经络各为一个信道，脉诊中寸、关、尺也各为信道。

描述信道有三个参量。**通信时间 T**：信号持续的时间。**信号质量 F**：信道的频带宽度，它表示传输信号时信号的频率范围，例如在通讯时则为频谱。**信号强度 I**：信号的平均功率 P 与噪声的平均功率 P_n 的比值的对数 $I = \log_2 \dfrac{P}{P_n}$，它表示抗干扰能力。

信道具有传递信息的功能，每单位时间传递信号数目有一定的限度。另外，信道对于可分辨的信号数目是有限的，所以信道在单位时间内传递的信息量也是有限的，这个限度称为**信道容量 C**。

在许多实际情况下，接收到的信号还会有噪声。噪声的存在使信息在传递过程中有所损失，应尽量清除。假设信道具有两个特性：其一，信道的噪声是随机的，其功率谱均匀，服从高斯概率分布，其平均功率为 P_n；其二，信号的频率宽度为 F（即信号质量），是矩形带宽，并且信号的平均功率为 P，则可得出有噪声信道的信道容量为：

$$C = F \log_2 (1 + \frac{P}{P_n}) \qquad (5-4)$$

这就是香农公式。上式乘以通信时间 T，还可得出信息熵的另一表示

$$H = TC = FT \log_2 (1 + \frac{P}{P_n}) \qquad (5-5)$$

由式（5-4）可知提高信噪比是抗干扰的一种方法，其目的是增大信道容量，另外增加频带宽度也是一个实用方法。

二、信息方法及其医学应用

1. 信息方法简介

信息方法是运用信息观点，把系统的过程抽象为信息的获取、传输、存储、加工处理、转换、输出和反馈，并向预定目标运动的过程，通过分析与处理后，得出规律性的认识的方法，是经纯化、"净化"概念后，把系统运动和变化描述成信息运动一般过程加以研究的方法。

信息方法第一步是用信息概念作为分析与处理问题的基础，即抽象概念。撇开研究对象的物质与能量具体形态，而只研究相应的信息及其转换过程。例如人的认识过程，通过感觉器官接受外界刺激，获得研究对象的信息，在脑中对信息存贮与加工处理，然后通过人体输出信息，对外界作出应有的反应。这些反应又可作为一种信息流，被人的感觉器官获取，影响将来的行动，这便形成了信息反馈。

信息方法的第二步是对抽象出来的信息作出定性和定量的研究。即从质和量两方面分析信息。例如从质上即定性上分析信息的类型，如生物信息、社会信息、工程信息等。从量上分析信息就是应用数学方法对信息加以分析。

信息方法的下一步是在分析所得的材料基础上进行综合整理，建立各种信息模型。这是较困难的一步，也是信息方法最关键的一步，需要充分掌握材料和运用各种手段与知识。并且还要对模型作深入研究，探讨其规律性，得出规律性的结论，并在实践过程中反复检验，以便修改模型、完善模型，使之更符合实际信息过程。

信息方法的最后一步是阐释原型。运用信息模型来认识信息过程，揭示原型的内在规律。

2. 信息方法是研究生命科学的工具

生命体是一个非常复杂的系统，近年来人们已经用信息方法对遗传密码、遗传信息的规律，体温的调节等系统做了颇有成效的研究，并用信息熵对生命组织的组织性、有序性和稳定性作了相应的解释。尤其在人类基因组研究和神经科学研究方面，信息论手段和信息方法更是功不可没。以下从几个侧面说明信息论与医学的联系。

（1）信息论与中医理论　从信息论的角度研究人体生命活动规律与中医学的整体观点和调节观点相一致。《素问·玉版论要》说"神转不回，回则不转"，表明疾病情

况随空间与时间在变化，符合通信系统是多维的要求。中医的望、闻、问、切四诊可以认为是收集活的信息。

《灵枢·经脉》中说："经脉者，所以能决生死、处百病、调虚实、不可不通。"经过针刺后"通经络、调气血"，起到了调整经络系统的作用。

中医十分重视气的作用，气的范围很广泛，可以理解为信息载体，行使调节功能。真气不足，则信息功能不足，出现疾病。例如子午流注、龟腾八法等按时开穴治疗方法表明，人体客观上存在信息流的代谢。

（2）用信息方法解释针刺麻醉 在针刺麻醉手术中，可以认为人体中有通信系统在起作用。来自手术区的疼痛作为信源，发出疼痛信息为 N，大脑的感受区作为信宿。在它们之间有信道，信道中设有黑箱 B，此黑箱除接收手术区疼痛信息外，还有针感信息 M 的干扰作用。

当没有针刺麻醉时 $M=0$，$N>\alpha$（α 为痛阈值），这时黑箱输出信息为疼痛感而传到大脑。

进行针刺麻醉手术时，一般采取多路进针，于是在针感受器上有多个输入 e_1、e_2…、e_n，形成一个输出针感信息 M，当达到得气状态时，则输出信息即为得气信息了，如图 5-5 所示。

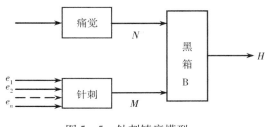

图 5-5 针刺镇痛模型

当疼痛信息与得气信息同时存在时，$N\neq 0$，$M\neq 0$，即通信系统有干扰存在，使信号源受到干扰而使原先信息发生畸变。当干扰信息的平均功率 P_n 比原信息的平均功率 P 大得多，接收终点对原信号不能判别，即受干扰而被掩盖，则由熵公式 $H=FT\log_2\left(1+\dfrac{P}{P_n}\right)$ 知，当 $P/P_n\rightarrow 0$ 时，$H\rightarrow 0$，信道传送信息的能力丧失了。在针刺麻醉手术中，黑箱 B 如果接收足够大的干扰作用 M，则可抑制疼痛信息 N，改变疼痛感觉，达到麻醉的作用。

此外，磁敷疗法等都是产生良性刺激信息，输入到人体上去，使阈值降低，进而使人体组织从无序性改变为有序性，使异常现象趋于正常。

（3）信息论在诊断疾病中的应用 人体可以被看成是一个通信系统，其调节能力是有限度的。当人体调节能力衰退时，其信息熵值增大。例如血液中血浆蛋白质含量如下

表 5-2 血浆蛋白含量

蛋白类别	百分率%	概率 $P(i)$
白蛋白	63.6±4.00	0.64
α_1 球蛋白	4.1±0.98	0.04
α_2 球蛋白	7.4±1.12	0.07
β 球蛋白	9.9±1.92	0.10
γ 球蛋白	15.0±2.52	0.15

平均信息量的熵值为

$$H(x) = -\sum_{i=1}^{5} P(i) \log_2 P(i)$$

$$= -(0.64\log_2 0.64 + 0.04\log_2 0.04 + \cdots + 0.15\log_2 0.15) = 1.69\text{bit}$$

$$H_{\max}(x) = \log_2 n = \log_2 5 = 2.32\text{bit}$$

$$剩余度 \quad R = 1 - \frac{1.69}{2.32} = 0.27 = 27\%$$

如果剩余度 $R < 0.27$，说明有序性差，可能有病。

第三节　控 制 论

控制论是研究各种动态系统（包括机器的、生物的和社会的系统）信息的利用与控制的共同规律和控制过程的科学，或称为是关于控制的理论。它是一门有自己的命题法则、科学概念和方法体系的，横跨多学科，具有综合性的方法论性质的科学技术。控制论是从数学、人工智能、通信技术、生物学、心理学、医学、计算机技术、自动控制、电子技术、神经生理心理学、数理逻辑、统计力学和语言学等多种学科相互渗透中发展起来的一门科学，是具有科学方法论意义的新兴学科。它体现了现代科学技术整体化和高度综合的发展趋势。控制论研究的是各种控制系统的共同规律与方法，既包括机器的自动控制，也涉及生物机体的控制问题。控制论的创始人维纳把控制论称为"关于在动物和机器中控制和通讯的科学"。这说明控制论既突破了动物和机器的界限，也突破了控制工程和通讯工程的界限。从诞生到现在，控制论已经经历了三代：经典控制论、现代控制论和大系统控制论。

一、控制论的基本知识

1. 控制与控制论的基本内涵

所谓控制，是指自然形成的和人工研制的"有组织的调控系统"。它的目的是根据系统内部和外部的各种信息变化，对系统的运行进行调整，不断克服系统的不确定性，使之尽可能保持某种特定的状态，维持应有的规律。

控制论以各类动态系统共有的通讯和控制方面的特征为研究对象。无论是动物还是人，无论是社会还是机械化生产，虽然它们各属于不同的系统，但它们的共同点都是要根据周围环境的变化来调整和决定自己的行动。各种不同的系统都有信息交换和信息反馈调节，以适应环境变化等共性，控制论把这些共性的东西抽象出来加以研究，使之体系化，便形成了一套适用于各门科学的共同语言、科学概念、模型和方法，这便是**控制论的基本内涵**。

2. 控制论的形成和发展

自动控制的思想和实践可追溯到古代。早在两千多年前，我国的指南车就是一种采用齿轮机构的自动定向装置，它可能是世界上最古老的自动机器。《黄帝内经》系统地论述了中医的经络学说，实质是关于人体控制系统的理论。

从 20 世纪 20 年代到 30 年代，维纳在美国麻省理工学院工作期间接触到许多工程学问题。第二次世界大战期间，他又参加了火炮自动控制的研究工作。他把火炮自动打飞机的动作与人狩猎行为作了对比，发现了重要的反馈概念。1943 年维纳等人发表了"行为、目的和目的论"，这是控制论萌芽的重要标志。之后维纳与罗森勃吕特（Arturo Rosenblueth）、冯·诺依曼（John von Neumann）等人经常邀集工程师、生理学家、数学家、心理学家、经济学家、社会学家等不同领域的专家进行学术交流，他们讨论的中心议题逐步发展成为探索各式各样控制系统控制过程的一般方法，而不考虑这个系统是无生命的还是有生命的，是通讯系统还是火炮系统，或是别的什么系统。他们发现各式各样的控制系统都以信息的传递、反馈和控制为基础。他们的研究成果反映在 1948 年出版的维纳所著《控制论或关于在动物和机器中控制和通讯的科学》一书中，该书的出版标志着经典控制论的正式建立。

现代控制论是在 20 世纪 60 年代发展起来的，它主要研究更多因素控制系统，它的基本分析方法是状态方程和时域法，它研究的重点是大系统多级递阶控制，它的核心装置是电子计算机的联机，它的应用着重综合自动化、社会系统、经济系统、管理系统、生态系统和环境系统。自 20 世纪 80 年代以来，控制论已经形成了以理论控制论为中心的四个分支：工程控制论、生物控制论、智能控制论和社会控制论。

目前控制论已经到了大系统理论的发展时期。大系统理论发展的特点之一是进一步把数学和计算机科学与控制论紧密地结合在一起，以有效地解决各类大系统的控制论问题。

3. 控制论研究的对象与任务

控制论研究的对象是控制系统。控制系统是由相互联系、相互作用的各种控制元件组成，具有一定功能，能完成某种任务的有机整体。控制系统可简称为系统。如电子计算机是由电子元件、机械元件等组成的系统。系统和元件的概念是相对的，比如，细胞对组织、器官而言是元件，但细胞本身又是由细胞膜、细胞质、细胞核等元件组成的系统。在研究中药复方时，单味药可视为元件，但在研究单味药时，则应将其视为系统。

要使发电机能正常供电，必须保持输出电压恒定；要使烘烤炉提供合格的产品，必须严格控制炉温；要使人能健康地生活，必须保持各项生理指标处于正常范围之内。按控制论的术语讲，发电机、烘烤炉和人体都是**受控对象**，电压、炉温、生理指标是表征受控对象工作状态的物理参量，称为**被控量**，而将要求这些物理参量所应保持的数值，称为**给定值**（或参考输入）。自动控制的任务，是在没有人的直接参与下，利用控制装置操纵受控对象，使被控量等于给定值。一般被控量和给定值都是时间的函数。各种控制系统的具体任务虽然各不相同，但实际都是对受控对象的某些被控量进行控制，使其保持应有的规律性。比如，中医治病的过程，主要是控制病人的病症，使其逐渐趋于正常的过程。

从信息角度看，控制是获取信息、处理信息和利用信息调整系统的结构以实现系统所追求的目标的过程。所以信息是控制的基础，而控制论就是研究对信息的处理利用。

控制的作用就是要使系统的不确定性尽可能减少，控制就是输入信息，使系统有序性增加。

4. 控制系统的输入与输出

为了研究系统与环境、系统与系统、元件与元件之间的相互联系和影响，在控制论中通常用框图来表示一个系统或元件，如图 5-6 所示。

图中输入表示外界环境对系统的作用，其表现为向系统投入物质、能量和信息，通常是**被控量的给定值**或要求的变化规律、允许范围等。干

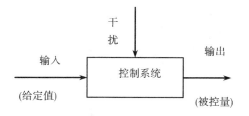

图 5-6　系统或元件表示法

扰（或扰动）是指影响控制系统正常工作的不利因素，如信号测量中的噪音，生物机体的伤害性刺激、致病因素等。**输出**表示系统对环境的作用，也表现为物质、能量和信息的输出，通常是指被控制量。如飞机的飞行高度、方向、速度，人体的体温、血压或其他表现。无论是输入还是干扰，都会对系统的输出产生影响。干扰常使系统产生偏离目标的运动，使控制结果和控制目标产生误差（目标差）。而输入一方面使系统产生预定的输出，另一方面使系统克服干扰带来的偏差，排除不符合控制目的的输出。应当说明的一点是，影响系统正常输出的干扰可能来自系统的外部，也可能来自系统的内部。

在健康情况下，人体的输入是生活中必须的物质，如食物、阳光、空气和水等。当人体生病，食量减少，需要的水量也有增减。致病因素是对人体系统的干扰，也可看成是人体输入的一种，它是病因学研究的重要内容。医生在施治过程中给病人的特殊输入是服药、针灸、按摩等。病人的输出则是通过仪器和其他各种手段可检测到的各种病情信息。对于中医来说，主要是通过望、闻、问、切四诊所获得的结果。

5. 控制系统的组成

控制系统通常由下列部分组成：受控对象、控制装置、执行机构、反馈装置。如图 5-7 所示。

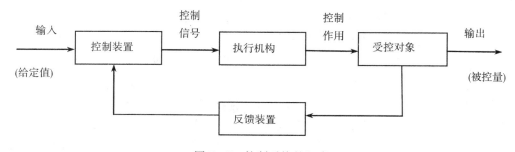

图 5-7　控制系统的组成

受控对象　在生物控制系统中，受控对象可能是某种生物器官、生物过程等，如血压调节系统中的心脏、血管等。在中医辨证施治过程中，受控对象处在正常的工作状态，系统的输出或被控量在允许值范围之内。

控制装置　如生物系统中的各级中枢神经，如脑心血管中枢、呼吸中枢等。控制装置接受外界输入信号及由反馈装置传来的反馈信号，进行比较、分析、判断、处理，向

执行机构发出适当的控制信号或指令。

执行机构 如血压调节系统中的心肌、血管平滑肌等。执行机构接受并执行来自控制装置的信号或指令，进行功率放大或能量转换，产生相应的控制作用，施加到受控对象上。

反馈装置 如血压调节系统中的压力感受器及其传入神经等。它观测受控对象的输出或被控量，估算其运行状态的性能指标，进行变换、放大，产生相应的反馈信号。

也可将控制系统简单地分为控制装置和受控装置两部分，即将执行机构和反馈装置均包含在控制装置之内，统称为控制器或调节器。

6. 控制系统的性能指标

在工程上，把系统受到外加信号（给定值或干扰）作用后，输出量随时间的变化过程称为**动态过程**或**时间响应**，并用稳定性、准确度、快速性、振荡度等来评价控制系统的性能。

稳定性 系统恢复到平衡状态的能力的特性。如果系统受到扰动，偏离了平衡工作状态，而当扰动消除后，系统又能恢复到平衡状态，则系统是稳定的。反之，若系统不能恢复到平衡状态，而且越偏越大，则系统是不稳定的。如正常人在健康生理状态下，其血压调节系统是稳定的，当人体受到外界刺激，如剧烈运动或外伤失血时，其血压可能有波动，但停止运动或止血后，血压又会恢复正常。但对于危重病人或失血过多的人，就可能引起血压大幅波动，甚至血压急剧下降，导致失血性休克，这时的血压调节系统就不稳定。

准确度 系统过渡到新的平衡态后，或系统受扰重新恢复平衡以后，即时间趋于无限长时，输出对给定值的偏差程度。它反映动态过程后期特性，输出对给定值的偏差大，则准确度低，反之准确度高。

快速性 衡量系统输出与正常值的偏差随时间衰减快慢程度的特性。偏差的衰减过程所需要的时间，可以衡量系统的快速性。时间短，快速性好。

振荡度 在动态过程中，根据输出与正常值的偏差有无振荡，以及振幅和频率的大小，可以说明振荡度的大小。

由于受控对象具体情况的不同，各种系统对稳定性、准确度、快速性、振荡度的要求是有所侧重的。虽然同是稳定系统，但由于准确度、快速性、振荡度不同，在同样的输入下，它们输出反映动态过程可能有很大的差别。同时，系统的各种控制性能也是相互制约的，例如，提高了快速性，有可能降低稳定性。分析解决这些矛盾是控制论的重要内容。

二、控制论的基本方法

控制论是一种科学的方法论，它是探讨多种学科共同规律和方法的学科。所谓控制论方法，是指通过信息处理的能动过程，解决控制（主体）与被控制（客体）的矛盾，使系统的运行处于最佳状态，借以实现或达到人们对系统所规定的功能目标。控制论方法有两个显著的特点：其一是把人的行为、目的以及生理基础，即把人脑和神经活动与电子和机械运动联系起来，从而突破了无机界和有机界领域的界限，把人机统一起来，揭示动物机体和人体、机器和社会等不同的物质运动形态之间的信息联系；其二是功能模拟。功能模拟是控制论方法的出发点，它体现了控制论方法的主要特征。现将研究控制系统的几种重要的方法介绍如下。

1. 黑箱方法

（1）黑箱方法与系统辨识　控制论中的**黑箱**，是指具有某种功能，但还不清楚或不必直接观测其内部结构的现实系统。例如，人脑具有记忆、联想、分析、学习等功能，但对于如何实现这些功能的生理、生化、形态学的内部结构细节，目前尚不完全清楚，因此，人脑可视为一个黑箱。一个系统能否被认作一个黑箱并不是绝对的，一方面决定于被考察的系统本身，另一方面也决定于考察者的知识结构、经验技术、认识任务等因素。同一个系统在不同时期，由于人们的认识水平的不同，开始可能是黑箱，后来可以变成内部结构能够部分观测的灰箱，最后也可以变成其内部能够直接观测的白箱。

黑箱方法是通过观测、分析系统的输入、输出及其动态过程，而不必考虑其内部结构来定性或定量认识系统的功能特性、行为方式以及探索其内部结构和机理的一种控制论的认识方法。例如，要探索人脑黑箱的构造和机理，了解它的记忆、联想、分析和学习等功能，不必打开人脑，可以通过输入图像、声音等信号，观察、分析脑电波的输出反应，从而达到研究的目的，这就是一种黑箱方法。黑箱方法不破坏系统的结构，不干扰系统的正常功能，为人们认识事物提供了一条重要的途径。尤其对某些结构非常复杂的系统，对于人们尚不能分解的系统，对在分解系统过程中会严重干扰其结构和功能的系统，黑箱方法特别实用。

系统辨识是从黑箱方法发展而来的现代控制理论的一个重要分支。它是根据对系统输入输出关系的观测和实验，来建立这个"黑箱"或"灰箱"的数学模型，使此模型在某种判据下最接近于原型。对于"灰箱"，我们常常根据事先对其内部结构的某些了解，已经知道它的数学模型的类型，所不知道的只是其中的某些参数值，对这样的系统进行辨识以确定其参数，特别称之为**参数估计**。系统辨识涉及试验设计、测试输入信号选择、输出信号观测、试验数据处理方法、数学模型结构选择、参数估算方法等各种问题，是一种实验观测与理论分析相结合的方法。

（2）黑箱方法的应用　黑箱方法为研究结构非常复杂的巨大系统提供了一种有力的工具。在控制论诞生以前，黑箱方法早有应用。中医学就是一种视人体为黑箱，用不打开黑箱的方法来调节控制人体的医学体系。在对人体构造的认识上，与西医采用解剖学等方法打开黑箱了解人体实质性系统、器官、组织不同，中医的脏腑学说、经络学说和气血津液学说，建立了一个易于从外部控制的人体构造模型。中医学对人体各子系统的研究，如对心、肝、脾、肺、肾和胆、胃、大肠、小肠、膀胱、三焦各脏腑的研究，也是采用黑箱方法，将所研究的子系统视为黑箱。

黑箱方法是研究具有高度组织性、活动性的生命系统的重要方法。这是由于黑箱方法不破坏系统的结构，不干扰生命活动的正常进行。

2. 反馈方法

（1）反馈与反馈方法　反馈是控制论中的重要概念，也是当代科学技术中的一个重要概念。通常是将系统的输出通过一定的通道反送到输入端，从而对系统的输入和再输出施加影响的过程，称为**反馈**，如图 5 - 8 所示。一般将这种用系统的输出来调整、控制系统活动的方法称为**反馈方法**，其特点是根据过去的操作来调整控制未来的行为。

如果用原因和结果来解释反馈，则将输入视为原因，输出视为结果，反馈就是用结果反过来作用于原因，其效果是或强化原因，或削减原因，见图 5 - 9。强化原因的反馈为**正反馈**，削减原因的反馈为**负反馈**。负反馈是反抗系统偏离目标的运动，即使系统朝着目标差减小的方向运动，最终使系统趋于稳定状态，实现动态平衡。一般说来，当系统的稳定性受到干扰时，负反馈将重建起这个系统的稳定性。一个系统要在一个变动不已的世界里应付各种偶然现象，就必须有某种稳定机制，负反馈提供了这种机制。所以，负反馈是一切要保持其稳定性的系统的共同特征。

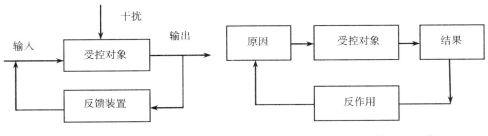

图 5 - 8　反馈原理图　　　　　图 5 - 9　反馈的原因结果及反作用

由负反馈建立起来的稳定性是相对的，即靠负反馈建立起来的自稳定系统的稳定性是有条件的。如人体的温度、血压等自稳定系统，当干扰增大到一定的程度，如把环境温度增大或降低到一定的程度，超过一定的时间，人体将失去平衡，甚至会造成死亡。

负反馈控制过程的本质在于设计一个目标差不断减小的过程。图 5 - 10 表示一种典型的负反馈过程。图中横坐标 t 为时间，同时也代表一种目标差为零的平衡态，直线 b 和 -b 分别表

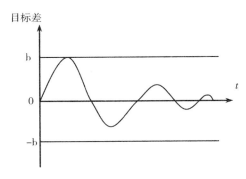

图 5 - 10　一种典型的负反馈过程

示系统允许的目标差上下限。控制结果曲线表示目标差随时间逐渐缩小的过程。在实际负反馈过程中，我们并不需要将目标差减小到零，而只需不超过一定范围即可。

（2）反馈方法的应用　反馈的概念和方法在中医学中被广泛应用着。例如辨证施治的过程就是一个负反馈过程。诊断开始，首先，医生通过四诊对病人进行症状、体征等状态变量的检测，并将检测到的证候变量与健康人的证候变量对比，从而找出目标差。然后，医生依据病人的证候，落实病位，找出病因，分清属性，阐明病理，确立治法，提出方药，至此，辨证施治告一段落。医生还要叮嘱病人，吃完这几剂药后，如果

有关证候仍然存在，可再来复诊。复诊时又重复以上过程，如此循环，直至主要症状消失。整个过程就是一个病症逐渐消失的过程，也就是目标差逐渐减小的过程，即一个负反馈过程，可用图 5 - 11 表示，图中◎是一个比较符号。

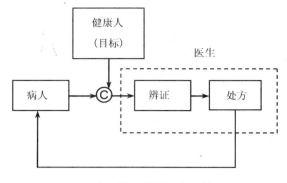

图 5 - 11　中医辨证施治的负反馈过程

病人住院治疗，医生能及时获取病人的信息。因此，住院治疗效果一般优于门诊治疗。医生每次诊断都详细察看以往的病历也是为了充分获取反馈信息。

反馈方法用于医学、生物学的研究，能够说明很多生物体内自稳定系统的机制和规律。生物体内的稳定和平衡主要是由反馈控制来实现的。反馈是细胞代谢控制的基本形式，它能使细胞内各种有机物保持相对稳定，而且使能量和物质消耗最少。在整体水平上发现，血压、体温、血液中的酸碱度、体液中各种电解质的浓度、各种激素的含量都因受反馈控制而保持相对稳定。

3. 功能模拟法

（1）类比、模拟方法　人们在认识客观事物的过程中，往往根据两个（或两类）对象在某些方面的相似或相同来推测出它们在其他方面也可能相似或相同，从而提出科学假设，继而证明假设，发现事物的内在规律，这种方法称为**类比**。在科学史上，运用类比方法取得成绩是屡见不鲜的。还有一种方法是根据模型和原型的相似关系，用模型来模拟原型，通过模型来间接地研究原型的规律性，这种方法称为**模拟方法**。模拟方法可分为两种，一是以模型和原型之间的物理相似或几何相似为基础的物理模拟；二是以模型和原型之间的数学形式相似为基础的数学模拟。例如在医药科研实验中，常常进行多种动物实验，利用动物与人体在生理功能、解剖结构、生化代谢等方面的相似，进行动物模型试验，这也是一种物理模拟。数学模拟是以数学模型来模拟原型的方法，通常利用电子计算机来执行。

（2）功能模拟法　将火炮自动控制系统打飞机与人持枪射击的动作进行类比，可以发现，火炮自动控制系统中的雷达和人的眼睛都有搜索、跟踪目标的功能，火炮自动控制系统和人都有按预定目的而动作的行为，同时最终效果也相同，即都以一定的操作和行为来达到击中目标物。这种功能和行为的相似性，在生物、机器以及社会生活中都是普遍存在的。我们以这种功能和行为的相似性为基础，用模型模拟原型的功能和行为的方法称为**功能模拟法**，它是传统的模拟方法发展的新阶段。

利用电子计算机模拟中医诊治疾病是功能模拟法在中医领域应用的一个重要方面。这方面的研究和应用还在发展中，从发展趋势看，有如下特点：大系统——由单病域系统向多病域系统以至全病域的大系统发展；高精度——计算机模拟中医诊治疾病符合率高，能真正达到中医专家的水平甚至超过单个专家水平；多功能——既有教学、诊断、学习等功能，又能模拟中、西医多位专家诊治多种疾病；小型化——利用掌上计算机，采用信息压缩存贮和扩充容量等方法模拟中医诊治疾病，实现中医诊疗智能仪器化，等等。此外，中医的四诊客观化、现代化，如舌诊仪、脉象仪的使用，是对中医望、闻、问、切功能的模拟。

三、控制论在中医学上的应用

中医学在辨证施治过程中，把病人当黑箱，医生和病人的直接作用关系可看作直接反馈耦合；若医生和病人之间是通过某些中间系统，如各种诊断仪器而发生相互作用关系，则看作间接反馈耦合，如图5－12所示。

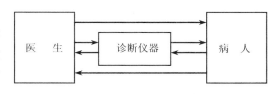

图5－12　医生和病人的耦合关系

1. 四诊中的应用

医生要对病人作出正确的诊断，首先要对病人有全面的了解。为此，必须查明病人所处的状态，即由症状、体征等因素构成的症征变量系统。

中医学对病人所处状态的了解主要是通过望闻问切来完成的，这就是四诊。四诊就是对人体症征变量系统给予正确的取值，也就是考察黑箱的输出。

四诊的过程，是医生和病人交换信息的过程。**望诊**：医生可以看到病人的精神、色泽、形态、面部、舌象等方面的信息，病人的体表、面部、舌态等是病人信息的输出端，医生的眼睛是医生信息的输入端，光波是信息的载体，光波的传播路线则是信息通道。**闻诊**：通过耳闻和鼻嗅，可以听取病人的语言、呼吸的声音和嗅到病人散发的气味。**问诊**：可以了解疾病的发生、发展规律及治疗过程等。**切诊**：可以切到脉象和触到有关部位。为了确保获取的信息准确可靠，医生需要反复询问、详查，这里面就包含有反馈，以减小目标差。

中医学所建立的症征变量系统以及获取方法——四诊，有以下优点：①状态变量分得愈细致，愈能反映人体的生理、病理变化，使人体状态的可辨度愈高。例如中医内科的症征变量有几千项，其中脉象可分出28种。②在获取病人信息的过程中，不需要打开黑箱，不破坏人体的结构，不干扰人体正常的生理、病理活动，更不会造成损伤。③获取病人的四诊信息容易实现。

由于四诊信息主要来自两方面：一是病人自我感觉（问诊获取的），二是医生感知（望、闻、切诊获取的），两方面的信息都带有一定的主观色彩，这样获取的信息容易失真。另外，四诊信息没有建立统一的度量标准，仍处于定性阶段。因此，中医四诊的客观化、定量化工作还有着充实、完善的空间。

2. 辨证论治方面的应用

辨证论治是中医临床治疗的基本法则，其基本精神与含义，就是辨别证象，分析致病原因、性质和疾病发展趋势，结合地方水土、季节、气候及病人的年龄、性别、职业等因素，来判定疾病的本质，从而确定治疗方针，施行治疗方案。

从控制论角度看，证象、地方水土、气候、季节及病人的年龄、性别、职业等情况都是信息，病因是干扰。辨证过程，医生通过四诊，收集病人的有关信息，判别干扰，判断病人黑箱所处的状态；施治就是从病人所处的状态出发，选择特殊的输入，排除干扰，从而控制病人黑箱，使之恢复到正常的状态。

中医学在其发展过程中逐渐产生了证的概念。证是病因、病理、临床症状和诊断的总结，是根据不同情况实施不同治疗的一种简明科学的分类方法，它是一套阐明、调整、控制人体黑箱的模型。阴阳辨证是八纲辨证的总纲，也是祖国医学整个辨证体系的核心。

人体症征变量系统中各变量的取值决定着人体所处的状态。当症征变量系统中的某些变量偏离了正常值时，人体也就偏离了正常的状态，即处于病态。中医学称为"阴阳失调"，治则为调节阴阳平衡。《素问·至真要大论》曰："谨察阴阳所在而调之，以期平衡。"也就是采用负反馈的方法调节。可以想象，一艘大海中的航船要受到各种错综复杂的因素的影响，但是航行时，只要把握住实际航向对规定航向的偏差，即目标差，并且不断地缩小这种偏差，就能顺利地到达彼岸。控制人体平衡远比操纵航船复杂，但调节人体阴阳平衡的过程仍然是一个不断缩小目标差的过程。在这里是以人体的正常状态为目标值，将症征变量系统中各变量以目标值为中心从相反的方向区分为正负，即阴阳，如图5-13所示。找出了各症征变量的阴阳属性，也就找到了目标差。

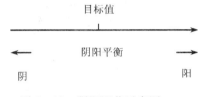

图5-13 阴阳调节示意图

中药学也是按照辨证体系建立的。从无数医疗实践中得来的输入输出数据中，认识了各种药物的若干特性和作用，并概括为性、味、归经、升降沉浮、毒性、功效等方面，中医学称为药物的偏性，以药物的偏性纠正疾病所表现的阴阳偏盛偏衰，从而实现以阴阳平衡为目标的负反馈调节。

思考题

1. 什么是系统？构成系统必须满足的条件是什么？
2. 什么是信息？信息的特征是什么？信息与消息的区别是什么？
3. 同时掷两个均匀的骰子，也就是各面出现的概率都是1/6，求：
(1) 事件"2和4同时出现"的信息量；
(2) 事件"两个6同时出现"的信息量；
(3) 事件"两个骰子点数中至少有一个是6"的信息量。
4. 什么是反馈、反馈方法？举例说明负反馈控制过程的本质。

第六章 中医学客观化方法的研究

第一节 望诊客观化

望诊是中医诊断疾病、辨证施治的重要依据之一，是运用视觉对病人的神、色、形态以及分泌物、排泄物的色、质进行有目的的观察，藉以判断内脏病变的一种诊断方法。本节在讨论望诊客观化所必备的有关物理知识的基础上，着重介绍一些望诊客观化的基本方法。

一、色诊原理

1. 色诊的范畴

色诊是中医望诊之一，是通过对颜色的辨别来诊断疾病的一种方法。对人体颜色的辨别包括肤色、唇色、目色、发色、指甲色、齿龈色、舌色、苔色和排泄物、分泌物（汗、便、泪、涕、唾液等）以及斑疹、痦、痧等颜色。但色诊至今仍停留在肉眼观察的水平，因而受到主观因素（年龄、性别、民族习惯和心理爱好等）和外部环境（光源、气候、时间、环境底色等）的影响，对同一颜色缺乏统一的客观标准和定量指标。

2. 颜色

可见光谱的波长范围一般为 350～770nm。人眼对不同波长的光能产生不同的彩色感觉，我们把单一波长的光称为**单色光**，它们的颜色称为**光谱色**或**纯色**。

颜色视觉有三种特性，每一特性既可以从客观刺激方面来定量，也可以从观察者主观感觉方面来描述。描述客观刺激效应的概念为心理物理学概念，描述观察者主观感觉的概念为心理学概念。

所有的光，不管什么颜色，都可以用亮度来定量。亮度是表示光强的心理物理学概念，与亮度相对应的心理学概念是明度。

表示颜色视觉第二个特性的心理物理学概念是主波长，其对应的心理学概念是色调。光谱由不同波长的光组成，不同波长的光所引起的不同视觉感觉就是色调。例如，700nm 波长的光的色调是红色，510nm 波长的光的色调是绿色等。

颜色视觉的第三个特性的心理物理学概念是颜色纯度，其对应的心理学概念是饱和度。纯色是指没有混入白光的单色刺激，在视觉上就是高饱和度的颜色。例如，主波长为 650nm 的颜色是非常纯的红色，若把一定数量的白光加到这个红光上，混合的结果便是产生粉色光。

总之，光刺激的心理物理学特征可以用亮度、主波长和纯度来量度，这些特征又分别同明度、色调及饱和度的主观感觉相联系。

根据颜色的起因可将颜色分为光源色和表面色（物体色）。光源色是各种光源发出的光刺激人眼所引起的视觉。表面色是光入射到不发光的物体表面上被反射而刺激人眼所引起的视觉。

表面色对可见光的波长具有选择吸收和选择反射的特性。例如，舌质红属于表面色，它对入射的红光反射最强，而对红光以外的其他光吸收较强，反射较弱。人们之所以能看到物体、皮肤、口腔、舌具有不同的颜色，其原因就在于此。

通过大量的颜色匹配实验，人们发现用红、绿、蓝三种颜色按一定的比例能匹配出各种各样的颜色，而它们中的任何一种不能由另外两种颜色混合产生，我们称这三种颜色为三原色。

3. 颜色的表示方法

颜色的表示方法可以分成两大类：一类是从心理学的角度出发，根据颜色的视觉特点，用颜色的明度、色调和饱和度将各种颜色表示出来。例如目前国际上广泛采用的孟塞尔颜色系统就属于这一类，利用它能将各种表面色进行分类和标定。中医用舌诊图谱与舌象作对比，就属于此类。另一类是从心理物理学的观点出发，以基本视觉实验数据为基础，建立起一套颜色的测量计算方法。这一类的代表是 CIE（国际照明委员会）色度学系统。它是现代色度学的核心，也是现代测色仪器的理论基础，在各个领域里被广泛应用。

1931 年 CIE 制定的 R、G、B 表色系统是把三种原色照射到同一表面上，并按不同的比例改变三者的强度，混合的结果便会产生出各种颜色，包括白色及不同饱和度的各种色光。

因此，可以用三种原色相加的比例来表示某一颜色，并可以写成方程式：

$$(C) \equiv R(R) + G(G) + B(B) \tag{6-1}$$

式中 (C) 是所要求的某一颜色，(R)、(G)、(B) 是红、绿、蓝三原色，R、G、B 为匹配 (C) 时所需红、绿、蓝三原色的数量，它们的和等于 1。式中"$\equiv$"号是指匹配，即在视觉上颜色相同。例如，对某一蓝绿色可以这样表达：

$$(C) \equiv 0.06(R) + 0.31(G) + 0.63(B)$$

在上述表色系统中，R、G、B 有时出现负值，这给计算带来不便，同时也不易直观地理解。因此，1931 年 CIE 在 R、G、B 系统的基础上，将匹配等能量光谱的各种颜色所需要的三原色比例系数标准化，并定名为"CIE 1931 标准色度观察者光谱三刺激值"。光谱三刺激值 $\overline{X}(\lambda)$、$\overline{Y}(\lambda)$、$\overline{Z}(\lambda)$ 的数值见表 6-1（表中仅列少数波长的标准三刺激值）。它们和波长 λ 的关系曲线如图 6-1 所示。图中的 $\overline{X}$、$\overline{Y}$、$\overline{Z}$ 曲线相当于红、绿、蓝三原色的刺激值（标准色度观察者光谱三刺激值适用于 2° 视野的颜色测量）。

表 6 - 1   CIE1931 标准色度观察者光谱三刺激值

波长（nm）	$\overline{X}(\lambda)$	$\overline{Y}(\lambda)$	$\overline{Z}(\lambda)$
470	0.1954	0.0910	1.2876
550	0.4334	0.9950	0.0087
580	0.9163	0.8700	0.0017
660	0.1649	0.0610	0.0000
720	0.0029	0.0010	0.0000

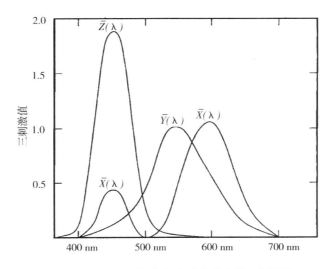

图 6 - 1   CIE1931 标准色度观察者光谱三刺激值

例如，为了产生 580nm 的黄色，从表 6 - 1 中可知，$\overline{X}$ 取 0.9163，$\overline{Y}$ 取 0.8700，$\overline{Z}$ 取 0.0017，即将大约等量的红色和绿色相加，而几乎不需要蓝色。

为了在 $\overline{X}$、$\overline{Y}$、$\overline{Z}$ 系统中引进色度坐标，令

$$\left.\begin{array}{l} x = \overline{X}/\ (\overline{X}+\overline{Y}+\overline{Z}) \\ y = \overline{Y}/\ (\overline{X}+\overline{Y}+\overline{Z}) \\ z = \overline{Z}/\ (\overline{X}+\overline{Y}+\overline{Z}) \end{array}\right\} \qquad (6-2)$$

显然，$x+y+z=1$。

x、y、z 即为 $\overline{X}$、$\overline{Y}$、$\overline{Z}$ 系统中的色度坐标，由于这三个色度坐标的和等于 1，因此只要知道其中的两个就可以求出另一个值，所以任一颜色可以在通用的 $x-y$ 色度图（也称色品图）中标明。图 6 - 2 叫做 CIE 1931 色度图。图中 x 的色度坐标相当于三原色中红色的比例，y 色度坐标相当于三原色中绿色的比例。图中没有 z 色度坐标，即蓝原色所占的比例，但可从 $z=1-\ (x+y)$ 中求出。图中的弧形曲线上的各点是光谱上的各种颜色，即光谱轨迹。蓝紫色波段在图的左下部，绿色波段在图的左上部，红色波段在图的右下部。靠近图中心的 C 点是 CIE 标准光源，相当于中午阳光的颜色。

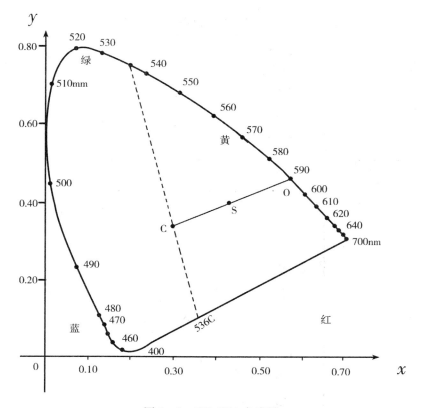

图 6 - 2　CIE 1931 色度图

设色度图上有一颜色 S，由 C 通过 S 画一直线与光谱轨迹相交于 O 点，O 点上的波长（590nm）为 S 颜色的主波长，该处的光谱颜色为 S 的色调（橙色）。S 颜色的纯度（或饱和度）可用 CS/CO×100% 来表示，显然，颜色 S 越靠近 C 点越不纯，越靠近光谱轨迹越纯。从光谱轨迹的任一点通过 C 画一直线抵达对侧光谱轨迹的一点，这条直线两端的颜色即为互补色。

CIE 1931 色度图有很大的实用价值。任何颜色，不管是光源色还是表面色，都可以在这个色度图上标定出来，这就使颜色的描述简便而准确了。

为了保证颜色标志的正确辨认，CIE 于 1983 年公布了《视觉信号表面色》标准。这个标准就是在 CIE 1931 色度图上对视觉信号表面色规定了具体的范围，如图 6 - 3 所示。它既适用于颜色标志的编码，同时为色诊客观化提供了可靠的标准，因为"正常色"和"病色"都不是单一的波长，而是位于某一颜色的区域。

4. 颜色的数字化

随着颜色科学的发展和色诊客观化的需要，我们可以将任一颜色用三个数字 X、Y、Z 来表示，这三个数字叫三刺激值。由于颜色与进入人眼的可见光的光辐射有关，我们把进入人眼并引起色觉的光辐射称为**色刺激**（即光源的辐射强度）。色刺激的相对光谱功率分布称为**色刺激函数**，用 $\varphi(\lambda)$ 表示。

根据三原色与颜色的叠加规律，可以将任何色刺激函数 $\varphi(\lambda)$ 的颜色看作是可见光中每一色光的叠加。因此，三刺激值可通过色刺激函数 $\varphi(\lambda)$ 分别乘以 CIE 标准色度观

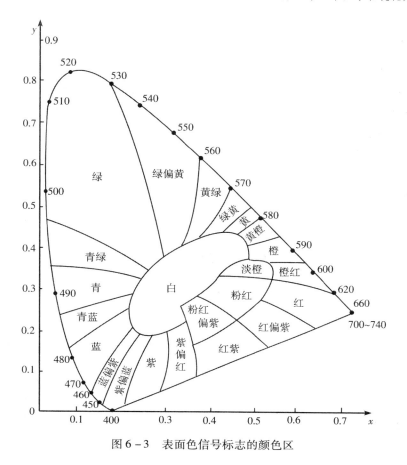

图 6 - 3　表面色信号标志的颜色区

察者光谱三刺激值，并在整个可见光谱范围内积分而得。即：

$$
\left.
\begin{array}{l}
X = K\displaystyle\int_{\lambda}\varphi(\lambda)\overline{X}(\lambda)\,\mathrm{d}\lambda \\[2mm]
Y = K\displaystyle\int_{\lambda}\varphi(\lambda)\overline{Y}(\lambda)\,\mathrm{d}\lambda \\[2mm]
Z = K\displaystyle\int_{\lambda}\varphi(\lambda)\overline{Z}(\lambda)\,\mathrm{d}\lambda
\end{array}
\right\}
\qquad(6-3)
$$

式中 K 为归一化系数，它是将照明体（或光源）的 Y 值调整为 100 时得出的，即

$$
K = \frac{100}{\displaystyle\int S(\lambda)\overline{Y}(\lambda)\,\mathrm{d}\lambda}
$$

对光源色 $\varphi(\lambda)=S(\lambda)$，$S(\lambda)$ 为标准光源本身的相对光谱功率分布；对于反射色 $\varphi(\lambda)=S(\lambda)\rho(\lambda)$，$\rho(\lambda)$ 为物体的光谱反射率。

由于 $\overline{X}(\lambda)$、$\overline{Y}(\lambda)$、$\overline{Z}(\lambda)$ 已由 CIE 所规定，当选用 CIE 标准照明体后，$S(\lambda)$ 为已知，则只要测出物体的光谱反射率 $\rho(\lambda)$，即可求得 X、Y、Z。这样，颜色就被数字化了，一种颜色就有了一组对应的数字 X、Y、Z。不仅可以把颜色用一组组的数字记录存贮起来，而且还能根据这些数字把颜色在"颜色显示仪"上再现出来。

二、望诊的客观化方法

望诊包括神、色、形、态几个方面。望色是中医望诊的一项重要内容。以面色为例，面色包括色和泽。色是指青、赤、黄、白、黑五色；泽是指五色的荣润与晦暗。健康人面色红润光泽，略微带黄；病人的面色则往往发生相应的病理信息改变。

中医五行学说中的五脏配五色理论认为，面部的不同色各有所主，青主肝，赤主心，黄主脾，白主肺，黑主肾。还认为青主风、寒、痛、惊风等证；赤色主热；黄色主温热、寒湿、血虚等证；白色主虚寒证；黑色主寒、痛、劳损及血瘀等证。并且，中医理论还认为面部以五官为主划分不同区域，不同区域分别与体内不同的脏腑相关，揭示了它们的生理与病理状态。因此，面部各部位色泽的信息，为诊断体内脏腑病变的定位与定性提供了部分依据。

为了消除因视觉差异及临床经验不同造成的视觉误差，克服凭肉眼只能粗略地定性分析的缺点，近年来开展了望诊客观化的研究。

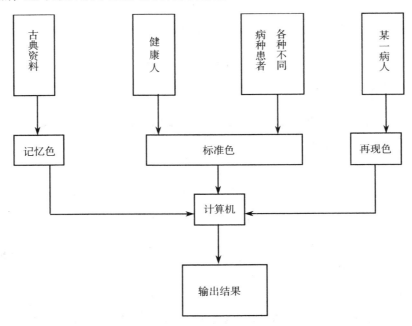

图 6-4　望诊客观化示意图

图 6-4 是望诊客观化的示意图。首先按中医文献资料和中医专家的经验，将各种证所对应的颜色进行总结分类，标于色度图上，组成"记忆色"，编码输入计算机，作为比较的基础。然后，由中医专家和中医工程学者合作，对健康人和各类病种患者测定，依年龄、性别等条件，做出"标准色"，标准色也应存入计算机内。当对某一具体病人测定时，将测量结果标于色度图上，组成"再现色"。把再现色输入计算机，经计算机分析处理，即可获得病人望诊的客观定量结果。

三、舌诊的客观化方法

中医理论认为，舌体的大小、厚薄和颜色变化与脏腑有密切的联系。色度学和现代科学技术又为舌象的客观化提供了坚实的理论基础和先进的技术手段。目前舌诊客观化的方法种类繁多，手段各异。大致可分为两大类：一类直接用仪器测量舌象，称为活体舌观察客观化方法；另一类对舌体组织或舌苔的离体样品进行观察，称为离体舌观察客观化方法，具体内容在第八章第三节阐述。

第二节　闻诊客观化

闻诊包括听声音和嗅气味两个方面。听声音是凭听觉诊察病人的语言、呼吸、咳嗽等声音的变化，嗅气味是以嗅觉诊察病人及其排泄物的气味变化来鉴别疾病。

一、闻诊客观化的基本物理概念

闻诊客观化主要是用仪器分析声音的音调、声强、声压、音色等特性。以频率、振幅、时间为三个空间坐标构成声音图形。在平面上取横轴为时间，纵轴为频率，构成声频图。在平面上取横轴为频率，纵轴为振幅，构成幅频图。研究振幅随频率变化的情况，称为**幅频分析**。以横轴为时间，纵轴为振幅，构成声音波形图。研究振幅随时间变化的情况，称为**时域分析**。时域分析和幅频分析总称为**频谱分析**。

一般声源均为复杂的振动，即组合振动。声音有三个基本特征：频率（专指基频）、振幅、倍频成分。人耳感觉基频频率高低称为**声调**，振幅的大小给人耳以声音强弱的感觉，声源发声的强弱叫**声强**，经一定距离传到人耳，人对声音强弱的主观感觉叫**响度**。倍频成分决定着声音的品色，是人耳区别声音倍频组分的主观感觉，通常称之为**音质**或**音色**。

基音频率、振幅或声强、倍频组分是声音的客观特性。而声调或音调、响度、音色是主观特性，即人耳对声音客观特性的主观感觉。

二、闻诊的客观化方法

闻听患者发出的种种声音辅助辨证，是闻诊中的一项重要内容。

1. 声谱分析仪

该仪器是一种通过幅频图的分析，测量声音强度与频率关系的装置。它由电容传声器作为换能器，将声信号转化为电信号，输入多信道频谱分析器。其仪器结构框图如图6-5所示。

2. 声频图仪

日本学者森和氏用一套包括频谱分析器、音调指示器和示波器的装置（称为声谱图仪），把声音分为声频、音压和音色三个部分，用数值构成声频图。由于健康人和患者的声频图不同，各症状的声频图也各异，甚至同一症状轻重不同，其声频图也会发生相

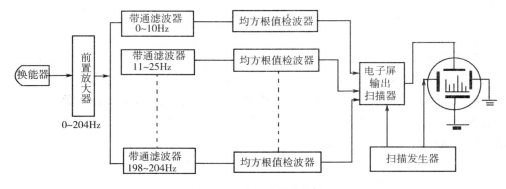

图 6 – 5　声频分析仪框图

应的变化。把这些声频图参数输入计算机存储，然后对患者进行实时测量，将其测量结果亦输入计算机，并以原参量作比较，构成多变量矩阵，进行多元回归分析，即可作出闻诊（声音）判断。

闻诊客观化具体过程是对健康人和各类证型患者的声音进行录音后输入下列仪器进行分析。声音的音品用示波器记录，声音成分用频率分析器记录，音调用音调指示器记录，并用频谱相关计算进行分析，显示声频图。由中医专家和中医工程学者合作，依据中医理论对此声频图进行分析后将各证型声频图的特征量存入计算机待用。诊断时对待测患者重复上述过程，并与原存入量进行多变量分析，最后显示个体差异和类型化。其思路过程如图 6 – 6 所示。

总之，通过声频分析，在某种程度上可以将闻诊客观化。

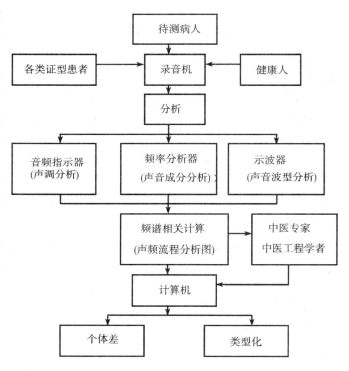

图 6 – 6　闻诊客观化具体过程示意图

3. 声频诊断法

（1）诊断骨折的方法

原理　所有的材料在外力作用下，当接近断裂时会发出特有的声波。它的声频辐射不同于结构完好材料所发出的声频辐射。据此原理，健康骨骼所发出的声波，将不同于有裂缝或有骨折发出的声波。

方法　让一束连续的超声脉冲直接透过骨骼，集中在怀疑损伤的部位。骨骼背面放置一电子测听装置，以图像记录所得脉冲。将上述脉冲波峰波谷与同一人未损坏骨骼发生的波峰和波谷加以比较。再通过 X 射线加以核对，得出结果。其仪器框图如图 6-7 所示。

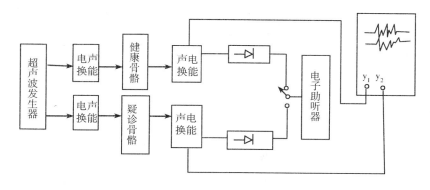

图 6-7 骨折声频诊断仪原理图

（2）诊断肺部疾病的方法

原理 声音能够随着呼吸道的大小、形状而发生变化，也可随着黏液、肺泡破裂或肺泡的数量多少而发生变化。总之，凡影响肺实质的疾病都会以某种方式使得声音发生变化。结合中医临床经验，便可从变化的波形图上协助诊断。

方法 用信号发生器产生单一频率的声音，通过气管进入肺部，然后用换能器在体外测量，将声能转换为电信号，通过检频器，提取通过肺部频率和音量的变化，然后用计算机把它的过程、特征描绘成图形，以便分析。

4. 微波技术测量呼吸的方法

原理和方法 从高频振荡器输出微波能量，其最大值为 10mW。实验时信号源的频率调到 10kHz，入射功率密度估计为每平方厘米 $1\mu W$。振荡信号通过可变衰减器（20dB 的定向耦合器），经过锥形喇叭投射到受试者身上时，发射波的幅度和相位都受到运动胸壁的调制。被调制后的发射波能量用接收喇叭的晶体检波器检波，检波信号送到比值计。比值计对二者的幅度进行比较，计算二者的瞬时比值。输出一个电压，其频率与呼吸速率相对应。微波呼吸监视器的输出经电容器耦合到示波器和记录仪（如图6-8A）。此方法简单，完全无需接

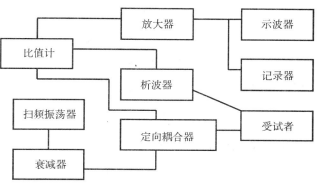

A 微波技术测量呼吸仪框图

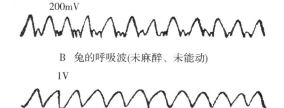

B 兔的呼吸波(未麻醉、未能动)

C 人的呼吸波（坐姿、每分钟17次）

图 6-8 微波技术测量呼吸示意图

触，受试者可以穿着衣服测量。

测试结果与结论 经对兔子和坐着的人分别进行测试，其呼吸波如图 6 - 8B 和图 6 - 8C 所示。实验可见，这个方法对呼吸测量非常有用。因为这个方法不接触患者，不刺激皮肤，不干扰呼吸，不存在电极接触不良问题。由于采用比值测量，所以振荡频率的稳定性的影响大大减小。

5. 心音图

用听诊器听取心音，除了经验上的判断差别以外，还受到人耳听力特性的限制。心音是心脏搏动时心脏瓣膜与心肌振动的合成，可以认为是由不同频率的正弦振动所组成的复合振动，其频谱约在 1 ~ 1000Hz 之间，叫做**心音频谱**。20Hz 以下的心音是人耳根本无法听到的，所以只靠听诊器拾取的心音是不完全的，而用频率响应优良的心音放大器，就能放大并记录全频谱心音图，或心音的完整波形图，从而客观地反映心音的变化。

现代心音图机是一种精密的电子仪器，主要由以下几部分所组成：心音传感器、心音滤波器、心音放大器和心音记录器。有的心音图机还附有监视示波器、录音设备和电子听诊器。一般通用的心音图机如图 6 - 9 所示。

心音传感器有电容式和压电式两种，这两种换能器都有很宽的频率效应，特别是对低频的响应。好的电容式换能器，其低频响应甚至能够接近零频。因此对心音频谱来说是十分适用的。

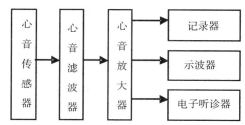

图 6 - 9 心音图机结构

心音滤波器是由电容、电阻等元件组成的电路，可以通过所需要的频段，而滤去不需要的频段。例如前面提到的，要将心舒期的杂音（高频）从心缩期杂音和心音（低频）中区分出来，就可以选用高频带通滤波器，滤去低频的干扰。所以滤波器是心音图机的重要部件，一般心音滤波器的档数为 2 ~ 7 个。常用的心音滤波器有 12.5、25、50、100、200、400Hz 等中心频率。

心音放大器能够提高心音的灵敏度，放大心音便于记录。

第三节 问诊客观化

问诊，是对患者等进行有目的地查问病情的一种诊察方法。有关疾病的很多情况，诸如病人的自觉症状、生活起居情况、治疗过程、平素体质及既往病史、家族病史等，只有通过问诊才能了解。所以，问诊是诊察病情的重要方法之一。

由于电子计算机的普及，使问诊客观化的研究进展较快，也获得了实际应用。本节仅介绍问诊客观化的基本思路和方法。

把古典医学理论、中医专家临床经验、现代医学手段检查结果以及通过望、闻、切所获得的资料，经过认真整理、归纳，总结出问诊"事项内容"。再经反复的临床验证，选择有用的内容编制成中医专家诊疗程序，贮存于计算机待用。然后对患者实时诊断，将望、闻、切诊所获得的各客观体征分为两类：模拟量和数字量。由计算机的控制开关将模拟量（诸如望、切、心电等）分别经模/数转换器输入计算机；将数字量（诸如心律、音调、血压、血象等）直接输入计算机，对未能客观化的内容（诸如姓名、性别、年龄、病历号、病史、饮食、二便……），症状（如头痛、恶心、腹痛、腹泻……）等，由计算机发出询问，于显示屏上显示询问事项（诸如病历号、姓名、性别、年龄、职业等），医生按计算机要求询问患者，通过键盘依次输入。问诊结束，计算机将这些实时诊断所获得的内容与知识库内资料进行分析、对比、判断，如出现对患者输入客观化指标辨证实施治疗仍有困难时，计算机会自动通过显示屏进一步询问便于区分相近证型的典型症状情况，当临床医生通过进一步询问病人，用键盘回答计算机后，若用知识库资料可判断清楚时，打印机将打印出处方笺，否则计算机还会进一步询问，直至可辨证为止，最后打印出处方笺。问诊客观化的基本思路和方法，见图6-10所示。

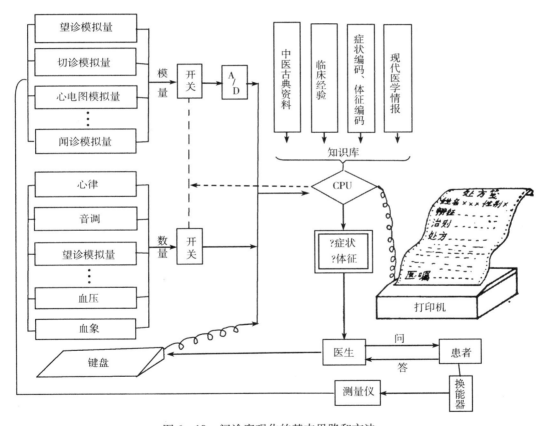

图6-10　问诊客观化的基本思路和方法

第四节　脉诊客观化

切诊包括脉诊和触诊。脉诊即切脉，是用手切按患者桡动脉的"寸口"，根据脉象了解患者所患疾病内在变化的诊断方法。触诊则是医师用手触摸、按压体表或深处部位，以检查有无异常变化，从而帮助诊断。本节主要介绍脉诊的基本知识和客观方法。

一、脉诊客观化的基本知识

1. 脉搏波的线性弹性腔模型

动脉中血液的流动是一种极其复杂的运动。首先，它是一种脉动流动；其次，动脉的形状与直径随血压高低的变化而变化；第三，应将血液视为非牛顿流体。总之，血液在动脉中的流动应视为非牛顿流体在一个截面变化的弹性管内的脉动流动。由于动脉中血液流动的复杂性，故至今还没有完整的理论分析。因此，在处理具体问题时，应根据情况提出合理的假设，以求得较好的近似描述。脉搏波的线性弹性腔模型就是在这种前提下提出的。

Frank 建立了关于人体循环动脉系统的弹性腔理论。该理论假设主动脉为一弹性腔，将心脏视为动力泵，小动脉和毛细管的阻力视为终端阻力，即构成动力泵－弹性腔－终端阻力简化模型。此模型认为动脉是一根截面均匀的具有线性物理性能的薄壁圆筒，血液是一种不可压缩的牛顿流体，其流动形态为层流。当血压不太高时，可以近似地认为作用于动脉管壁的压力和动脉体积的相对增量成线性关系。

用 V 代表弹性腔的体积，R 代表外周阻力，根据连续性方程和泊肃叶公式，可以得到血液流动过程中动脉压力和心室射血流量 Q 所满足的方程：

$$C + \frac{P - P_u}{R} = Q \text{（收缩期）}$$

$$C + \frac{P - P_u}{R} = 0 \text{（舒张期）}$$

式中 P 为动脉压力，P_u 为静脉压力（可视为常数），t 为时间，C 表示动脉弹性腔的顺应性。所谓**顺应性**是指动脉在压力作用下发生容积改变的一种特性。它表示每单位压力改变，所对应的大、中动脉容积的改变量，即

$$C = \frac{dV}{dP}$$

C 的单位为 $mol \cdot mmHg^{-1}$。顺应性表示动脉的可扩张性，顺应性越大，则动脉的弹性越好。

对于线性弹性腔模型，顺应性是一个与血压高低无关的常量，而对于非线性弹性腔模型，则因血压较高，动脉腔的体积随压力的变化已不再是简单的线性关系了。

2. 脉搏图

（1）"寸口"桡动脉脉搏波的形成　主动脉根部最初形成的脉搏波叫初始波。初始波形态决定于主动脉根部血液的瞬时增量和管壁的弹性特征。初始波在传播过程中，因受各种因素的影响，当传播至"寸口"时，其形态发生了变化，所以中医特别强调要在"寸口"诊脉，这点与西方脉学家不同。

影响初始波发生变化的主要原因有

①波的离散（即波的分离）：脉搏波由非简谐振动引起，而非简谐振动又由许多频

率成整数倍的简谐振动合成。

②血流阻力：由弹性腔模型和流阻公式：

$$Z = \frac{8\eta l}{\pi R^4}$$

可知，流阻 Z 与血管长度、半径以及血液的黏滞性等因素有关。由于血流受到阻力作用，致使波幅在传播过程中逐渐减小。

③波的反射：初始波在传播途中遇到血管壁的结构改变，如拐角、分叉、增厚等因素，会发生反射，反射波又与初始波相互干涉，也使波形发生变化。

总之，"寸口"的脉搏波实际是心脏收缩射血所产生的压力波在动脉中往复反射、相互叠加而传到桡动脉并对桡动脉施加影响的综合效果。因此，"寸口"的脉搏波与心脏功能、血管弹性、血液黏度和外周阻力等心血管参量直接相关。

（2）脉象　**脉象**是动脉搏动显现的部位、强度、速率、节率和脉搏波形态等组成的征象。它是浮沉（脉管的深浅程度）、迟数（脉动的频率和节率）、大小（脉管的粗细）、强弱（脉管振动的幅度，即有力与否）、长短（脉峰持续的时间）、滑涩（脉搏波的流利程度）、弦柔（脉管软硬及紧张度）等种种作用的模糊集合，其物理基础包括：桡动脉内血液的平均压力与黏滞性、血流状态（血流量、片流或湍流等）；血管壁的张力与弹性特性、血管粗细程度及管径变化；动脉在"寸口"的两维运动（上下左右运动）和被周围组织的牵连状态；血管周围组织的厚薄、质地软硬与缓冲作用等。此外，脉象还与身体的功能状态、植物性神经的作用（如植物神经兴奋，心跳变快，脉率增加，血管扩张）等因素有关。

（3）脉象图　依据血流动力学原理，利用各种方法模拟指感，将所获取的有临床应用价值的信息描绘成图形，称为**脉象图**，简称**脉图**。脉图是对"寸口"桡动脉特性以及血管内血流变化等综合反映的客观描述，可作为脉学研究和临床诊断的客观依据之一。

一般脉图包括以下几个方面：①脉位趋势图；②脉管形态图；③脉率趋势图。

现以压力脉搏波为例（如图 6 – 11），阐明脉图各段含义以及分析脉图的方法。

①主波（波峰相对于基线的高度为 h_1）：心脏收缩期后，左心室压力极度增加，使主动脉瓣完全打开，将左心室血液快速注入动脉系统，因而脉图陡直上升，形成主波。

②重搏前波（波峰相对于基线的高度为 h_2）：主波峰与重搏波切迹之间形成波的下降段（对应的时间为心脏缓慢排血期）。在此下降段上，往往会出现一个曲折，被称作重搏前波。该波的出现是由于主动脉张力增大，血流阻力增加，造成左心室延长灌注时

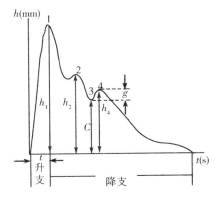

图 6 – 11　脉图
1. 主波　2. 重搏前波
3. 重搏波切迹　4. 重搏波

间所致。

③重搏波（波峰相对于基线的高度为 h_4）：由左心室排出的血液的压力大部分成为推动血流前进的动力，脉搏波以纵波的形式沿动脉向远端传播，少部分压力则使主动脉近端弹性扩张，以势能的形式贮存于主动脉壁内。心舒张期开始后，主动脉瓣关闭，排血的动力消失，这时主动脉壁弹性复位将其贮存的势能又重新转变成推动血液前进的动力。由于这时主动脉瓣已关闭，血液只能向远端灌注，从而使脉图上相当于心舒张期开始后又重新出现一明显向上隆起的波形，此即重搏波。它的绝对高度（即该波波峰相对它的切迹的高度）反映了血管的弹性特征。

这里介绍一种较普遍的脉图分析方法。定义主波从开始至波峰出现所需时间为主峰灌注时间，用 t 表示。设重搏波切迹高度为 C，重搏波绝对高度为 g，并命名 h_2/h_1 为张力系数，C/h_1 为阻力系数，g/h_1 为弹性系数。这种脉图分析方法是以主波高度 h_1、重搏前波高度 h_2、重搏波绝对高度 g、重搏波切迹高度 C 等四个值的相互比例关系和主峰灌注时间 t 作为判断脉象的弦、柔、滑、涩的依据，同时以 t 的数值大小来间接反映心肌收缩力的大小。

二、脉象客观化方法

当前研究脉象的主要任务是建立各种典型的脉谱图，研究各种脉象的形成机理并作定量分析，建立脉图与辨证的关系。这就要求有灵敏度高、性能稳定可靠、重复性好、诊法压力值连续可调、有足够的频率响应和动态范围以及价廉便携等特点的脉象仪。该类仪器的基本结构包括换能器、运算放大器、诊法压力计、显示记录装置等部分。

各种脉象仪从研究方法上可分为时域分析法、频域分析法和综合分析法等。

第五节　经络与证的客观化

一、经络客观化方法

经络学说是中医在长期医疗实践过程中，根据疾病现象总结出来的规律，两千年来一直指导着中医各科、针灸和气功的诊疗与实践，是中医理论体系中的重要组成部分。

经络在古典医籍中有很多描述，概括起来，多把经络看成为人体气、血运行的通道。它有运行气血、营养周身、调整机体各部分机能和抵抗病邪的作用。人体经络由十二经脉和奇经八脉等构成，内联五脏六腑，外络肢节、五官、皮毛，构成一个联络网，把脏腑器官及体表联成一个统一体。每一条经脉都有其特定循行路径，多年来研究表明，循经感传现象较为普遍存在，其循行路径与中医所描述的十二经脉循行路径基本一致。为了对经络实质进行验证，采取了许多方法对经络客观化做了测试，主要方法如下：

1. 测定穴位低阻抗特性的方法

穴位低阻抗特性是指穴位的电阻抗低而通过的电流值大。有人认为这是交感神经兴奋使这些部位的汗腺与皮脂腺开口增大所致；也有人认为穴位是植物神经集中的区域，其传感性较大。

测量低阻抗方法分为如下四种：

（1）用直流电测量穴位的电阻值　一个闭合回路，已知其电源的电动势，由欧姆定律可知，电路中的电流与电路中电阻值成反比。20 世纪 90 年代初中谷义雄用 12V 直流电通过患者皮肤，发现皮肤上某些点的导电量大，依照欧姆定律可知该点电阻值低，此点叫做良导点，这些良导点和穴位基本一致，而连线与经脉循行基本相符合。Kripper 测出穴位电阻值为 $100 \sim 200 \mathrm{k}\Omega$。

（2）四极皮肤电极法　四电极法测量电阻是常用测电阻的一种方法，可较准确地测出体表内的电阻值。其原理如图 6 – 12 所示。图 A 中外框区域表示皮肤，内框区域表示体内组织，虚线表示等电位面，它是电势相同各点所组成的面。电极 P_M 和 P_N 所在的等位面分别记为 M 和 N。图 B 中介于 MN 间的电阻为 R_{MN}，介于等位面 M 和电极 P_I 间的电阻为 R_{MI}，介于等位面 N 和电极 P_0 的电阻为 R_{NO}，电极 P_I、P_0、P_M 和 P_N 与人体接触处的电阻分别为 R_I、R_0、R_M、R_N。从图 B 中可知，只要电压表的内阻 R_i 满足 $R_i \gg R_M + R_N$，则电压表读数即 R_{MN} 上的电压 V。只要 $R_i > > R_{MN}$ 时，则 R_{MN} 上的电流 I 可直接由电流表读出。从而求出：

$$R_{MN} = \frac{V}{I}$$

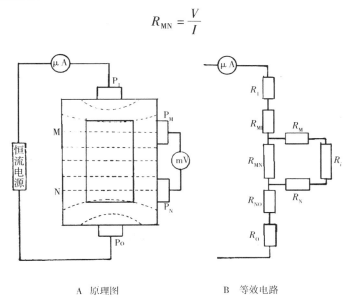

A　原理图　　　　　B　等效电路

图 6 – 12　四电极法测皮肤电阻

可以看出 R_{MN} 与 R_I、R_0、R_M 和 R_N 无关。

R_{MN} 为人体介于等位面 M 和 N 之间的电阻，它是含皮肤与体内组织的电阻，皮肤电阻率大，并且皮肤很薄，故截面积很小，所以皮肤电阻比体内组织的电阻要大得多。皮肤电阻与体内组织电阻是并联的，由电阻并联关系可知，并联后的等效电阻可等于体内组织的电阻，亦即 R_{MN} 是 MN 之间体内组织的电阻，由此用皮肤电极可测出体内电阻来。

四个皮肤电极的安放方法如图 6-13 所示。由电磁学理论导出表面为平面的无穷大的均匀导体上，通过稳恒电流，电压表读数 V，电流表读数 I，电极间距离分别为 d_1 和 d_2，则导体的电阻率 ρ 有如下公式：

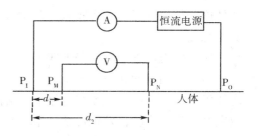

图 6-13　四极的安置方法

$$\rho = \frac{2\pi}{\left(\dfrac{1}{d_1} - \dfrac{1}{d_2}\right)} \cdot \frac{V}{I} = \frac{2\pi}{\left(\dfrac{1}{d_1} - \dfrac{1}{d_2}\right)} R_{MN}$$

$$(6-4)$$

测出电阻 R_{MN} 后就可计算出此部分 MN 间的电阻率。对于直流及低频的交流电，由于细胞膜的绝缘性，使整个细胞基本上不参与导电，所以从细胞尺度来看人体并不是均匀导体。但在 5kHz 高频交流时，则容抗 $Z_c = \dfrac{1}{\omega C}$，$\omega = 2\pi\nu$，$\nu$ 为交流电频率，C 为细胞电容。Z_c 很小，可以忽略，因而细胞内液可参与导电。而且 d_1 和 d_2 值比细胞尺度大得多时，可以认为人体是一个均匀导体。

通过本实验方法得出经络与电阻率较小的走向相一致。所以可认为经络特性之一是电阻率表现较小。

（3）电桥平衡法测定阻抗　这是利用电桥平衡的原理来测定经络线上的电阻与电容的方法。经络线上的电阻小于非经络线上的皮肤部位的电阻，而经络线上的电容大于非经络线上的皮肤部位的电容。如图 6-14 所示的交流电桥，使用时阻抗 Z_1、Z_2 可依一定比例配成，Z_4 可为待测的阻抗，现为人体体表某两端的阻抗。调节变阻抗 Z_3 值可使 BD 两端为同一电势，这时电流计 A 内没有电流，表明电桥电路平衡。此时设 AB、BC、AD、DC 的电压分别为 V_1、V_2、V_3 和 V_4，阻抗 Z_1 电流为 I_1，Z_3 中电流为 I_2，则 Z_2 中电流为 I_1，Z_4 中电流为 I_2，并有：

图 6-14　交流电桥

$$V_1 = I_1 Z_1 \qquad V_3 = I_2 Z_3 \qquad V_2 = I_1 Z_2 \qquad V_4 = I_2 Z_4$$

当平衡时　　　$V_1 = V_3$，$V_2 = V_4$

所以电桥平衡条件为：

$$\frac{Z_1}{Z_2} = \frac{Z_3}{Z_4} \tag{6-5}$$

若回路中没有感抗 ωZ 和容抗 $1/\omega C$，ω 为交流电的圆频率，Z 为自感即电感，则式（6-5）可简化为只有电阻 R 的形式：

$$\frac{R_1}{R_2} = \frac{R_3}{R_4} \tag{6-6}$$

这就是直流电路中惠斯通电桥的平衡条件。

若回路中没有自感，在支路 3 接有已知电容的电容器 C_3，则可测出接在支路 4 的人体部位阻抗值。此时式（6-5）可简化为：

$$\frac{R_1}{R_2}=\frac{\dfrac{1}{\omega C_3}}{\dfrac{1}{\omega C_4}}或\frac{C_4}{C_3}=\frac{R_1}{R_2} \tag{6-7}$$

F·Kracmar 用 50Hz 交流电源，测定小指部位的小肠经和小指的非经络部位，电极为圆柱形，两个电极相距 28mm。用支持器固定并保持一恒定的压力，双足与地保持绝缘，结果得出经络线上与非经络线上皮肤的电阻与电容不同。

（4）脉冲电流测量法　脉冲是指作用时间很短的突变电压或电流。一般把非正弦式的电流都叫做脉冲电流。用脉冲电流或交流电来探测穴位的导电特性是为了减少电流对皮肤的极化作用。R·Chrucky 采用 200kHz 的高频电流对手部皮肤阻抗进行了测定，结果发现穴位阻抗比其周围非穴部位的皮肤阻抗低。

西田知史等 1981 年以来用方形波给皮肤通电，测得了经穴上有较稳定的低电阻点。

2. 冷光方法

人体的体温在 37℃ 左右，依据维恩位移定律，物体发射能量最大的波长与本身温度关系式为 $\lambda_{max}=b/T$，计算得出人体发射出的能量在远红外波长部分，波长约为 50～500nm。由于这种发光现象不是依靠外加的高温条件，而是依靠自身温度，所以称为**冷光**。

冷光的产生是由于原子内距原子核较近的电子从低能级跃迁到远离核的轨道上，当它们回到基态即低能级时发出的光。这种冷光现象和人体的机能有密切关系，例如青壮年发光强度大于老年人，体质强者大于体质弱者，练气功者比普通人发光强度大。这表明冷光及其强度变化反映了机体脏器及其体表部位所进行的物理化学反应过程，表达了生命活动的某种信息，利用它可判断脏腑、经络的活动情况。

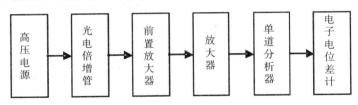

图 6-15　冷光测定装置

测定冷光的装置如图 6-15 所示，它可以测出人体发出的冷光及其强度变化。测试在暗室中进行，测试时将所测部位直接紧贴在光电倍增管正面的接收小孔上，人体发出的冷光进入光电倍增管后，转换为电脉冲，再经过前置放大器、放大器和单道分析器进行放大甄别后，由电子电位差计描记。

3. 辐射场摄影法

辐射场摄影也称电晕放电摄影或称基尔连（Kirlian）照相术。它是在通常气压下，将人体置于频率为 20～50kHz 的高频和电压为 5kV、电流为微安级的高电压下，由于高频高压电场的作用，使气体电离，引起气体导电并发光，形成电晕放电。特别是在曲率半径较小的部位，形成很强的电场，更容易形成电晕放电，并且因频率很高，极性变化快，使电子加速变化，更引起气体的电离和激发，结果电晕放电作用更强。电晕可反映机体组织液的分布情况，J. F. Kightlinger 得出手指与趾端辐射场的电晕显示井穴的情况。R. M. Giller 认为，人体皮肤上辐射场摄影的"闪光"点与针刺穴位相符。

4. 声发射技术探测经络

从 1980 年以来，国内有人应用声发射来研究循经感传现象。**声发射技术**是在一定诱发条件下，以声传导强度变化作为经络感传的客观指标，发现声发射所产生的声信息有明显循经感传的特点。这种循经的声信息在人或动物均能测出，其出现率在70.8% ~ 83.3%之间。切断动物的神经与血管后，以及截瘫患者的瘫痪区仍然出现，但在死亡动物身上不出现。这表明循经声信息是一种伴随生命现象而存在的现象。

循经声信息的检测方法是将橡皮圆柱的压诊头施于穴位上，用扣带固定，一般压力为 0.5kg（可用压力计测定），发出信息后，受试者均能产生不同程度的得气感。用声电换能器，表面涂以甘油，置于受测的穴位处，换能器用尼龙扣带固定。声信息通过换能器转换为电信号，经过放大器放大，输入到记录器进行描记或者在频谱分析仪上进行频谱分析。

5. 示踪原子法

把有标记放射性的核素注入穴位，发现核素粒子集中在宽为 5mm 的线上传播，并且核素在运行时有确定的方向和速度，其放射性强度呈波动性变化，有确定的周期与振幅。此现象可认为经络是由结合斑所组成，结合斑位于皮肤下面，各细胞之中，是细胞的一种联结。结合斑中心孔截面积比两侧细胞截面积小，它可以收缩与扩张，使核素沿着其中心运行，使核素运行呈波动。结合斑由于离子偶联结合可以导电，因而电阻抗值低而具有隐性传感。

6. 福尔电针疗法

福尔电针疗法（EAV）是德国针灸学家福尔 1953 年发明的在穴位上作无针的电刺激疗法。早期是在穴位上通过刺激电极输入 0.8 ~ 10Hz 的低频电流，不同频率有不同的治疗效果。后期用 6Hz 以下的电脉冲，每一刺激脉冲后，均有一个暂停期。经过长期临床实践，对治疗与诊断均有意义，并且也表明经络实质与导电特性有关。

7. 液晶热象图摄影法

液晶是液态晶体的简称，它是有机物质介于固态与液态之间的一种状态，具有晶体与液体的特性，它既能流动又有光学的各向异性。液晶有许多种，其中常用的胆甾型液晶，其典型分子是胆甾醇桂皮酸酯，直到近几年才把它应用于临床热像图研究上。皮肤温度取决于皮下血管的状态，在新陈代谢旺盛和可能有病变的部位，可由液晶热像图显示出来。由于液晶的颜色具有温度敏感性，其图像可显示于彩色胶片上。针刺时，因其穴位或某部位温度升高，可用热像图来加以观测。

二、证的客观化方法

辨证是分析辨识疾病的证候，它是认识疾病、决定治疗方案的依据。辨证的方法有多种，包括八纲辨证、脏腑辨证、气血津液辨证、六经辨证、卫气营血与三焦辨证等。

八纲辨证又可分为表里辨证、寒热辨证、虚实辨证、阴阳辨证。论治是针对病症采取治疗的方法。辨证论治是中医治病的核心，因而证的研究受到充分的重视，在客观化上作了大量的工作。主要是对不同证型的病人及动物模型的体表信息采取客观指标作为理论研究的依据，并且用于临床治疗和诊断。其中用测量皮肤电位的方法，观测到皮肤电位与不同证型相关。若阳邪实证、热证等阳盛阴虚者，皮肤电位升高；阴邪虚证、寒证等阴盛阳衰者，则皮肤电位降低。

其次还发现脾虚患者，餐后胃电图频谱幅值明显低于正常人，而肝胃不和者幅值高于正常人。通过测量皮肤温度可以区别寒证与热证，受试者皮肤经冷水刺激后，热证者其肤温缓慢地恢复，而寒证患者初期温度不变，以后有急剧上升趋势。

还可用体表冷光、体表温度、体重等测量方法对脾虚证的调整作用加以研究，其原理如下。

1. 人体的体温

（1）温度和热　温度是和热的概念密切相关的量，是以冷热感觉为基础而形成的概念，故它是决定热平衡时物质系统状态的一个参量。热平衡是指两物体接触时，虽然没有力学性质的作用，然而是有各自的变化，经过长时间的接触，都不再进行变化的状态。表示此状态的物理量就是温度。

物体或系统内分子的各种运动的动能与势能（在更普遍的情况下，还包括化学能、电能等）的总和，称为物体或系统的内能 E。

热的概念可从热力学第一定律导出。热力学第一定律指出传递于系统的热量 Q 等于系统内能的增加 ΔE 与对外作功 A 之和。即：$Q = \Delta E + A = E_2 - E_1 + A$。

人体也遵从热力学第一定律，即人体不断和外界有物质与能量的交换。在交换时人体巧妙地维持体温，此时散失热量和对外作功。同时需摄取食物获得能量，即人体总是不停地把食物中储藏的化学能转化为其他必须的能量形式以维持身体的各器官、组织或细胞的功能，这个过程就是基础代谢过程。此时有

$$\text{体内贮存的能量变化} = \text{体表散失的热量} + \text{对外作功}$$

在这一过程中，内能不断减少，ΔE 为负。散失了热量，所以 Q 也为负。在人体热力学的讨论中，常取 ΔE、Q、A 对时间 t 的变化率，它们之间有关系式：

$$\frac{\Delta E}{t} = \frac{Q}{t} - \frac{A}{t} \qquad (6-8)$$

式中 $\Delta E/t$ 叫做分解代谢率，Q/t 叫做产热率，A/t 叫做身体输出给外界的机械功率。由热力学第一定律可知 $\Delta E/t$ 受到 A/t 的影响。一个正常人在安静时代谢约为 $70 \text{kcal} \cdot \text{h}^{-1}$，代谢率和年龄、性别及人的活动状态有关。而在安静时产热主要在肝脏与肌肉的作用，并和体表面积有关，成年人约为 $50 \text{ kcal} \cdot \text{m}^{-2} \cdot \text{h}^{-1}$，少年为 $60 \text{kcal} \cdot \text{m}^{-2} \cdot \text{h}^{-1}$，老人约为 $45 \text{ kcal} \cdot \text{m}^{-2} \cdot \text{h}^{-1}$。轻活动时产热量约增加一倍，大运动量可增加 20 倍。各种活动的代谢率如下表 6-2 所示。

表6-2　各种活动的代谢率

活动类型	代谢率（kcal·m⁻²·h⁻¹）	估计的机械功率
坐（安静）	50	0
坐（制图）	60	0
立正	65	0
轻微活动	200	0.20

（2）体温　由于人体新陈代谢和环境间的动态平衡，生命现象可认为是一种化学反应，其反应速度 K 和所受的温度 T 及压力有关。可用**阿里缪斯公式**表示：

$$K = \alpha e^{-\frac{E}{RT}} \tag{6-9}$$

式中 α 为反应条件决定的常数，R 为气体普适常数，$R = 8.31 \mathrm{J \cdot K^{-1} \cdot mol^{-1}}$，$E$ 为反应时的活化能。

环境温度变化时，生物体的体温和生物功能都受到影响，人在环境变化的一定范围内体温不变，这是由体内化学反应、新陈代谢的方式和速度等因素决定的。所以要维持身体功能的稳定性，尽可能把体温保持在一定范围内，这要求有较好的调节体温的能力。人的体温调节能力较强，但全身各处温度并不相同。人体体温可分为核心部位的高温与末梢组织构成的外表层低温两部分。核心高温部分温度也有部位差。心、肝、肾、脑等脏器在安静时较骨骼肌代谢旺盛，并产热多，且被厚的体壁、脂肪囊、头盖骨等所绝热，所以它们温度高。肺由于吸气加温和加湿，其温度较低。血流量比较稳定的脑中，随部位差和时间差也有温度差异，此差异对体温调节机构起到刺激作用。

常用测温部位的体温中，直肠温最高，其次为口腔温及腋窝温。在研究上还有用鼓膜温作脑温指标，用食道温作体温调节反应时间变化的指标。

外表层温度是皮肤中平行的几层毛细血管网组成的温度，在温暖环境中，皮肤血管扩张，外表层仅为皮肤的厚度。在寒冷环境中，人的核心区缩小，四肢都属于外表层区，所以体内新陈代谢、组织中的血液氧化分解的大部分都在低温下进行。一般来说皮肤温是皮肤表面的温度而不是皮肤组织的温度，在稳定状态下，从皮肤表面向外界散失热量等于从体深部向皮肤表面移动的热量。设体内温度为 T_c，环境温度为 T_α，皮肤温度为 T_s，从皮肤表面向外界的热损失有辐射、对流、传导的干失热和由水分蒸发的湿失热。以 λ_α 表示干散热容量系数（$\mathrm{cal \cdot cm^{-2} \cdot \text{℃}^{-1}}$），它由皮肤和周围物质表面性质、气流所决定。$P_s$ 和 P_α 分别表示皮肤表面和外界的水蒸气压（mmHg），He 表示湿散热系数（$\mathrm{cal \cdot cm^{-2} \cdot mmHg^{-1}}$），它表示皮肤表面水分蒸发难易程度的系数。热传递时系数为 λ_s（$\mathrm{cal \cdot cm^{-2} \cdot \text{℃}^{-1}}$），是指垂直于皮肤表面方向上皮肤组织热传导快慢及血液流动产生的对流热移动的大小的量。依上述关系有

$$\lambda_\alpha(T_s - T_\alpha) + He(P_s - P_\alpha) = \lambda_s(T_c - T_s)$$

解出皮肤温度 T_s 为：

$$T_s = \frac{\lambda_s T_c + \lambda_\alpha T_\alpha - He(P_s - P_\alpha)}{\lambda_\alpha + \lambda_s} \tag{6-10}$$

上式表明皮肤温度 T_s 由外界气温 $T_α$、外界水蒸气压 $P_α$、皮肤深部温度 T_c、皮肤表面水蒸气压 P_s 以及皮肤血流量的 $λ_s$ 和气流环境条件 $λ_α$、He 等因素决定。皮肤血管中血流量变化使皮肤组织的传热性 $λ_s$ 变化，结果影响皮肤温度的变化。

2. 生物电位

生物电是自然界中普遍存在的现象，它是随生命活动而出现的，其机制比较复杂。应用生物电位的测定，在医学上有肌电位图、心电图、脑电图、体表等电位图和感受器的电现象等。其形成原因有以下几方面：

（1）能斯脱方程

细胞未受到各种物理化学因素的刺激（如热、冷、光、声和气味等）作用时所处的状态称为静息状态。在静息状态下，细胞膜外带正电，膜内带负电。细胞膜是一个半透膜，细胞膜外存在大量的 Na^+ 和 Cl^-，膜内有大量的 K^+。细胞膜内外存在着离子浓度差，膜两侧就会产生一定的电势差 $ΔU$，这种电势差称为**膜电位**。下面解释细胞膜电位产生的原因。

膜电位的形成必须具备两个条件：其一，膜内外存在着离子浓度差；其二，细胞膜对不同离子具有选择通透性。为了说明这个问题，现讨论两种不同浓度的某一种电解质溶液被半透膜分隔时的情形，并假设膜两侧浓度 $C_1 > C_2$，如图 6–16A 所示。假定半透膜只能容许正离子通过而负离子不能通过。那么，正离子将从浓度高的左边向低浓度的右边扩散，但因受到左边过剩的负离子的吸引，不能远离。结果就有正、负离子对在膜的两侧积累，形成一个阻碍正离子继续扩散的电场 E。当由浓度差产生的扩散力和阻碍扩散的静电场力平衡时，正离子由左侧向右侧的净扩散不再继续，在膜两侧形成一个恒定的电势差 $ε$（如图 6–16B），$ε$ 称为**平衡电位**或**能斯脱电位**。理论计算可以得到膜电位的计算公式

$$ε = ± \frac{kT}{Ze}\ln\frac{C_1}{C_2} = ±2.3\frac{kT}{Ze}\lg\frac{C_1}{C_2} \qquad (6–11)$$

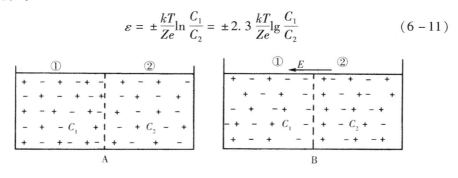

图 6–16 膜电位的产生

上式称为**能斯脱方程**，k 是玻尔兹曼常数，T 是溶液的热力学温度，Z 为离子的电荷数，e 为电子电荷量，C_1 和 C_2 分别为膜两侧溶液的浓度。若是正离子迁移上式取负号；若是负离子迁移则取正号。

图 6–17 是哺乳动物神经细胞内外溶液中各种离子浓度的分布。将细胞外电势规定为零，C_i 和 C_o 分别表示膜内外离子浓度。可根据式（6–11）计算 K^+、Cl^- 和 Na^+ 产

生的平衡电位，计算时取 $T = 37 + 273 = 310K$。

$$\varepsilon_{K^+} = -2.3 \times \frac{1.38 \times 10^{-23} \times 310}{1 \times 1.6 \times 10^{-19}} \lg \frac{141}{5} = -89mV$$

$$\varepsilon_{Cl^-} = 2.3 \times \frac{1.38 \times 10^{-23} \times 310}{1 \times 1.6 \times 10^{-19}} \lg \frac{4}{101} = -86mV$$

$$\varepsilon_{Na^+} = -2.3 \times \frac{1.38 \times 10^{-23} \times 310}{1 \times 1.6 \times 10^{-19}} \lg \frac{10}{142} = 70mV$$

实际测量的静息电位为 $-86mV$，正好与 Cl^- 平衡时的电位 ε_{Cl^-} 相等，表明 Cl^- 通过细胞膜扩散出入的数目保持平衡。K^+ 的平衡电位为 $-89mV$，比实际测量的 $-86mV$ 稍低，说明静息状态下仍会有少量 K^+ 由膜内流向膜外。Na^+ 的平衡电位和实际相差虽然很远，但是，因为在静息状态下细胞膜对 Na^+ 的通透性很小，所以只有少量 Na^+ 可以由浓度高的膜外扩散到浓度低的膜内。

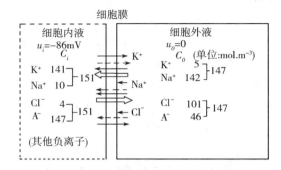

图 6-17　神经细胞静息状态下膜内外离子浓度

－－－▶ 表示由于浓度差所引起的流向
——▶ 表示由于膜电位差所引起的流动
⟹ 表示 Na^+-K^+ 泵的作用下所引起的迁移

（2）静息电位、动作电位　细胞在不受外界刺激时，细胞膜内电势低于膜外电势。一般将膜外电势规定为零电势点，故膜内电势为多少，实际就是膜内外的电势差，这个电势差称为**静息电位**。在静息状态下，K^+ 和 Cl^- 能通过细胞膜，而 Na^+ 的通透性很小。但是，细胞膜对 Na^+ 的通透性是可以调节的。当细胞受到刺激而发生兴奋时，细胞膜对 Na^+ 通透性迅速增大。膜电位在静息电位的基础上发生迅速而短暂的、可向周围扩布的电位变化，这一电位变化称为**动作电位**。动作电位又可分为两个过程，除极和复极过程。

当细胞膜对 Na^+ 的通透性突然增大时，因为膜外 Na^+ 的浓度远高于膜内，大量的 Na^+ 涌入细胞膜内，使得膜内正离子数激增，电位迅速提高。随着膜内电位的升高，Na^+ 从膜外向膜内的扩散运动受阻，达到平衡时，膜内带正电，膜外带负电，膜的极化状态发生逆转，膜电位由原来的 $-86mV$ 迅速上升为 $+60mV$ 左右，这就是**除极**过程。此后细胞膜对 Na^+ 的通透性又恢复原状，同时对 K^+ 的通透性又突然升高，使大量 K^+ 向膜外扩散。膜电位又从正值迅速下降为负值，直到恢复到原来的极化状态，这就是**复极**过程（如图 6-18）。

细胞膜在受到刺激而产生动作电位的过程中，有大量的 Na^+ 和 K^+ 分布从它

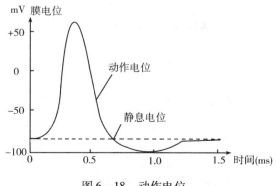

图 6-18　动作电位

们的高浓度区扩散到低浓度区。但是，在静息状态下膜内外的离子浓度又保持不变。这个事实说明存在着某种机制，把 K^+ 或 Na^+ 逆着浓度差从低浓度区返回到高浓度区，从而维持膜内外正常的离子分布。这种需要消耗能量的机制称为钠钾泵，钠钾泵的能源目前认为由细胞的代谢提供。

思考题

1. 简述色诊原理。
2. 列举常用的闻诊客观化方法。
3. 简述"寸口"桡动脉脉搏波的形成。
4. 经络客观化方法有哪些?
5. 简述证的客观化方法。

第七章　数据分析方法在中医学中的应用

第一节　数理统计方法

数理统计方法是以随机现象的统计规律为研究对象的一门应用性很强的学科。它研究如何有效地收集、整理和分析受随机影响的数据，并对所观察的问题做出推断或预测，直至为采取决策和行动提供依据和建议。本章将讨论数理统计的基础知识及一些在中医药学中有广泛应用价值的数理统计方法。

一、数理统计的基础知识

在一个统计问题中，我们把研究对象的全体称为**总体**，构成总体的每个成员称为**个体**。

在一个总体 X 中抽取 n 个个体 X_1，X_2，$\cdots$，X_n，这 n 个个体称为总体 X 的一个**样本容量**为 n 的**样本**。

数理统计的基本问题是由样本所提供的信息对总体进行统计推断。统计推断基本上包括**参数估计**与**假设检验**这两部分的内容。

1. 参数估计

参数估计的形式有两种：点估计与区间估计。

统计量：设 X_1，X_2，$\cdots$，X_n 为总体 X 的一个样本，g（X_1，X_2，$\cdots$，X_n）为一个样本函数。如果 g 中不含有任何未知参数，则称 g 为一个统计量。

点估计：设 θ 是总体 X 的一个参数，设 X_1，X_2，$\cdots$，X_n 是来自总体 X 的一个样本，我们用一个统计量 $\hat{\theta} = \hat{\theta}$（$X_1$，$X_2$，$\cdots$，$X_n$）的取值作为 θ 的估计，称这个统计量 $\hat{\theta}$ 为 θ 的一个估计量。例如，$\bar{X} = \dfrac{1}{n} \sum\limits_{i=1}^{n} X_i, S^2 = \dfrac{1}{n-1} \sum\limits_{i=1}^{n} (X_i - \bar{X})^2$ 分别为总体 X 的均数与方差的无偏点估计。

区间估计：设 θ 是总体 X 的一个参数，$\hat{\theta}_1$ 及 $\hat{\theta}_2$ 是由 X 的样本 X_1，X_2，$\cdots$，X_n 确定的两个统计量，如果对于给定的概率 α（$0 < \alpha < 1$），有 P（$\hat{\theta}_1 < \theta < \hat{\theta}_2$）$= 1 - \alpha$，则称随机区间（$\hat{\theta}_1$，$\hat{\theta}_2$）是参数 θ 的**置信度**为 $1 - \alpha$ 的**置信区间**。例如，正态总体 N（μ，

σ^2），在 σ 已知时，μ 的置信度 $1-\alpha$ 的置信区间为 $\overline{X} \mp z_{\alpha/2} \cdot \dfrac{\sigma}{\sqrt{n}}$；$\sigma$ 未知时，μ 的置信度 $1-\alpha$ 的置信区间为 $\overline{X} \mp t_{\alpha/2} \cdot \dfrac{S}{\sqrt{n}}$，$df = n-1$；$\sigma^2$ 的置信度 $1-\alpha$ 的置信区间为 $\left(\dfrac{n-1}{x_{\alpha/2}^2}S^2, \ \dfrac{n-1}{x_{1-\alpha/2}^2}S^2\right)$，$df = n-1$。

例 7-1 某批大黄流浸膏的 5 个样品中的固体含量经测定为 x（%）：32.5，32.7，32.4，32.6，32.4，设测定值服从正态分布。计算 μ 的无偏点估计及 95% 的置信区间。

解 计算得 $n=5$，$\overline{X}=32.52$，$S=0.1304$，$df=4$，查统计用表，$t_{0.05/2}(4)=2.776$，μ 的 95% 的置信区间：

$$\overline{X} \mp t_{\alpha/2} \cdot \frac{S}{\sqrt{n}} = 32.52 \mp 2.776 \times 0.1304/\sqrt{5} = (32.3581, \ 32.6819)$$

μ 的无偏点估计为 $\overline{X}=32.52$。

2. 假设检验

统计推断的另一个主要内容是假设检验，假设检验的基本思想是某种带有概率性质的反证法，假设检验的基本原理是**小概率原理**，即概率很小的随机事件在一次试验中认为是不可能发生的。在假设检验中，小概率常用 α 表示，称为**检验水准**或**显著水平**，α 通常取 0.05、0.01，实际问题中也可取 0.10、0.001 等。假设检验的基本步骤是：建立假设，选择检验统计量，给出拒绝域形式，选择显著性水平，给出拒绝域，作出判断。若总体的分布假设可用一个参数的集合表示，该假设检验问题称为**参数假设检验**问题，否则称为**非参数假设检验**问题。假设检验是根据概率来判断的，检验的结果与真实情况可能吻合也可能不吻合，因此，在进行判断时，检验是可能有错误的。假设检验中犯的两类错误的概率分别表示为：

P（拒绝 H_0/H_0 为真）$=\alpha$，P（接受 H_0/H_0 为假）$=\beta$。

单个正态总体 $N(\mu, \sigma^2)$ 的参数假设检验包括 μ 的 z 检验（见表 7-1）与 t 检验（见表 7-2），σ^2 的 χ^2 检验（见表 7-3）。

表 7-1 单个正态总体 $N(\mu, \sigma^2)$ 的 z 检验

前提	原假设 H_0	备择假设 H_1	统计量	拒绝域
正态 σ 已知	$\mu = \mu_0$	$\mu \neq \mu_0$	$z = \dfrac{\overline{X}-\mu_0}{\sigma/\sqrt{n}}$	$\|z\| \geq z_{\frac{\alpha}{2}}$
		$\mu > \mu_0$		$z \geq z_\alpha$
		$\mu < \mu_0$		$z \leq -z_\alpha$

表 7-2　单个正态总体 $N(\mu, \sigma^2)$ 的 t 检验

前提	原假设 H_0	备择假设 H_1	统计量	拒绝域
正态	$\mu = \mu_0$	$\mu \neq \mu_0$	$t = \dfrac{\overline{X} - \mu_0}{s/\sqrt{n}}$	$\lvert t \rvert \geq t_{\frac{\alpha}{2}}$
		$\mu > \mu_0$		$t \geq t_\alpha$
		$\mu < \mu_0$		$t \leq -t_\alpha$

表 7-3　单个正态总体 $N(\mu, \sigma^2)$ 的 χ^2 检验

前提	原假设 H_0	备择假设 H_1	统计量	拒绝域
正态	$\sigma^2 = \sigma_0{}^2$	$\sigma^2 \neq \sigma_0{}^2$	$\chi^2 = \dfrac{(n-1)\,S^2}{\sigma_0{}^2}$	$\chi^2 \leq \chi^2_{1-\frac{\alpha}{2}}$ 或 $\chi^2 \geq \chi^2_{\frac{\alpha}{2}}$
		$\sigma^2 > \sigma_0{}^2$		$\chi^2 \leq \chi^2_{1-\alpha}$
		$\sigma^2 < \sigma_0{}^2$		$\chi^2 \geq \chi^2_\alpha$

两个正态总体的参数检验主要包括配对 t 检验、成组 t' 检验、成组 t' 检验和方差齐性检验。具体内容在此不作详细介绍。

例 7-2　调查显示，我国农村地区 3 岁男童头围均数为 48.2cm，某医生记录了某乡村 20 名 3 岁男童头围，资料如下：48.29　47.03　49.10　48.12　50.04　49.85　48.97　47.96　48.19　48.25　49.06　48.56　47.85　48.37　48.21　48.72　48.88　49.11　47.86　48.61。试问该地区 3 岁男童头围是否大于一般 3 岁男童。

解　$H_0: \mu = \mu_0$　$H_1: \mu > \mu_0$

计算得 $n = 20$，$\overline{X} = 48.55$，$S = 0.70$

$$t = \frac{\overline{X} - \mu_0}{S/\sqrt{n}} = \frac{48.55 - 48.2}{0.7/\sqrt{20}} = 2.241, \quad df = n - 1 = 19$$

$t_{0.05}(19) = 1.729$，$2.241 > 1.729$，以 $\alpha = 0.05$ 的水准拒绝 H_0，可以认为该地区 3 岁男童头围大于一般 3 岁男童。

二、方差分析

在生产和科学研究中，经常要分析各种原因对某些特性值的影响。我们把影响试验结果的条件叫做**因素**。因素的不同数量等级或状态称为因素的**水平**。研究对象的特性值，即试验结果称为**试验指标**。

例 7-3　药材公司某研究小组为了研究五种不同的施用化肥方案对某种药材收获量的影响，进行了收获量实验，每五种方案做了四块地实验，试验结果如表 7-4 所示。试问施肥方案的不同，对收获量有无显著影响。

表 7 - 4　五种不同的施用化肥方案的某种药材收获量

试验号	因素等级				
	1	2	3	4	5
收获量　1	67	98	60	79	90
2	67	96	69	64	70
3	45	91	50	81	79
4	52	66	35	70	88

从收获量来看，好像不同的施肥方案对药材收获量有一定影响。但再仔细分析一下数据，可以看到在同一种施肥方案下，四块不同地的收获量也不完全一样，试验时已考虑到地块及其他条件一样，产生这种误差的原因是由于试验过程中各种随机因素所致。我们对不同施肥方案的药材收获量的差异进行分析时，应考虑是随机误差引起的，还是由于施肥方案不同引起的。如果药材收获量的差异仅仅是随机误差引起的，那么我们认为不同的施肥方案对药材收获量没有显著影响。如果除了随机误差以外，主要是由于不同的施肥方案所造成的，那么我们就认为施肥方案的不同水平会对药材收获量产生显著影响。方差分析就是通过对试验结果的分析去判断因子是否显著的一种统计方法。例题只就一个因素进行试验，这种试验称为**单因素试验**，相应的方差分析就称为**单因素方差分析**。若在一个试验中同时考察两个因素，则相应的试验称为两因素试验，这时所作的方差分析称为**两因素方差分析**，在多因素试验中要考察两个以上的因素，相应的方差分析称为**多因素方差分析**。下面我们以单因素方差分析为例，介绍方差分析的方法。

在试验中，把考察因素的变化分为 k 个等级，称为 k 个水平。每一个水平，视为一个独立、正态、等方差的总体。第 i 个水平进行 $n(i)$ 次试验，得到的观测值记为 x_{i1}，x_{i2}，…，$x_{in(i)}$，试验结果如表 7 - 5 所示。

表 7 - 5　单因素试验结果示意

水平	观测值				均数
1	x_{11}	x_{12}	…	$x_{1n(1)}$	$\overline{X}_1$
2	x_{21}	x_{22}	…	$x_{2n(2)}$	$\overline{X}_2$
…	…	…	…	…	…
k	x_{k1}	x_{k2}	…	$x_{kn(k)}$	$\overline{X}_k$

全部试验结果的总样本均数用 $\overline{X}$ 表示，全部试验结果存在的差异可以用总离差平方和表示为 $SS = \sum_{i=1}^{k} \sum_{j=1}^{n(i)} (x_{ij} - \overline{X})^2$，而总的离差平方和可以分成组内离差平方和与组间离差平方和的总和，即 $SS = SS_e + SS_A$，其中 $SS_e = \sum_{i=1}^{k} \sum_{j=1}^{n(i)} (x_{ij} - \overline{X}_i)^2$ 称为组内离差平方和，表示各水平内部的样本值差异，反映各总体内样本数据的随机误差。$SS_A = \sum_{i=1}^{k} n(i)$ $(\overline{X}_i - \overline{X})^2$ 称为组间离差平方和，表示各水平之间的样本值差异，反映各总体之间的样

本数据的差异。在 H_0：$\mu_1 = \mu_2 = \cdots \mu_k$ 的假定下，用 F 统计量

$$F = \frac{\dfrac{SS_A}{\sigma^2} \Big/ (k-1)}{\dfrac{SS_e}{\sigma^2} \Big/ (N-k)} = \frac{\dfrac{SS_A}{k-1}}{\dfrac{SS_e}{N-k}}, \quad df_A = k-1, \quad df_e = N-k,$$

进行 F 检验，判断 k 个总体均数是否相等，称为单因素方差分析。

在例 7-3 中，H_0：$\mu_1 = \mu_2 = \cdots \mu_k$，$H_1$：$\mu_1$，$\mu_2$，$\cdots$，$\mu_k$ 不全相同。

$$SS_A = \sum_{i=1}^{k} n(i)(\overline{X}_i - \overline{X})^2 = 3536.3, SS_e = \sum_{i=1}^{k}\sum_{j=1}^{n(i)}(x_{ij} - \overline{X}_i)^2 = 2102.25$$

$$F = \frac{\dfrac{SS_A}{k-1}}{\dfrac{SS_e}{N-k}} = \frac{\dfrac{3536.3}{5-1}}{\dfrac{2102.25}{20-15}} = 6.308，显著水平 \alpha = 0.05，查统计用表得，F_{0.05}(4，15) =$$

3.056，因 $F > F_{0.05}(4，15)$，所以以 $\alpha = 0.05$ 的水准拒绝 H_0，认为施肥方案的不同对收获量有显著影响。

若要同时比较多个水平之间试验指标差异是否显著，则需要用到多重比较，通过多重比较可以帮助我们选择最优条件。

三、回归分析

变量间常见的关系有两类：一类称为确定的函数关系，例如正方形的面积 A 与边长 r 之间的关系 $A = \pi r^2$。另一类称为相关关系，例如父亲的身高 x 与成年儿子的身高 y，两者之间有相关关系，一般来讲，父亲较高的成年儿子也较高，但是同样身高的父亲，他们的成年儿子的身高也可以不同。这种变量间的相关关系不能用完全确定的函数形式表示，但在平均意义下有一定的定量关系表达式，寻找这种定量关系表达式就是回归分析的主要任务。

一元线性回归模型：$y_i = \beta_0 + \beta_1 x_i + \varepsilon_i$，$i = 1，2，\cdots，n$，各 ε_i 独立同分布，其分布为 $N(0，\sigma^2)$。由数据 $(x_i，y_i)$，$i = 1，2，\cdots，n$，可以得到 β_0，β_1 的估计 $\hat{\beta}_0$，$\hat{\beta}_1$，称 $\hat{y} = \hat{\beta}_0 + \hat{\beta}_1 x$ 为 y 关于 x 的**回归方程**，其图形为回归直线。给定 $x = x_0$ 后，称 $\hat{y}_0 = \hat{\beta}_0 + \hat{\beta}_1 x_0$ 为**回归值（拟合值、预测值）**。回归系数的最小二乘估计为：$\begin{cases} \hat{\beta}_1 = \dfrac{l_{xy}}{l_{xx}} \\ \hat{\beta}_0 = \overline{y} - \hat{\beta}_1 \overline{x} \end{cases}$

例 7-4 随机测量了 13 名 8 岁儿童的体重和心脏横径，结果见表 7-6，散点图有直线趋势，建立 y 关于 x 的回归直线方程。

表 7-6 13 名 8 岁健康男童体重（x）与横径（y）的测量值

编号	1	2	3	4	5	6	7	8	9	10	11	12	13
x（kg）	25.5	19.5	24.0	20.5	25.0	22.0	21.5	23.5	26.5	23.5	22.0	20.0	28.0
y（cm）	9.2	7.8	9.4	8.6	9.0	8.8	9.0	9.4	9.7	8.8	8.5	8.2	9.9

解　$\hat{\beta}_1 = \dfrac{l_{xy}}{l_{xx}} = \dfrac{16.3846}{80.2692} = 0.2041$

$\hat{\beta}_0 = \bar{y} - \hat{\beta}_1 \bar{x} = 8.9462 - 0.2041 \times 23.1923 = 4.2121$

故所求直线回归方程为　$\hat{y} = 4.2121 + 0.2041x$

四、主成分分析

在中医药研究中，我们经常会遇到多个指标的实际问题。在大多数情况下，这些指标之间既不完全独立，也不大可能完全相关，通常各指标之间存在一定的相关性。如果用所有的变量来分析，势必会增加问题的复杂性。主成分分析用降维分析技术对这些变量进行综合，将各个指标所提供的个体之间的大大小小的差异集中起来，形成几个新的综合指标。同时，可以按照实际需要，选择较少的综合指标，尽可能多地反映原来指标的信息。

设 X 为 $p \times 1$ 随机向量，其均数为 μ，协差阵为 Σ。考虑 X 的线性变换，

$$\begin{cases} F_1 = l_{11}x_1 + l_{12}x_2 + \cdots + l_{1p}x_p \\ F_2 = l_{21}x_1 + l_{22}x_2 + \cdots + l_{2p}x_p \\ \qquad\qquad \cdots \\ F_p = l_{p1}x_1 + l_{p2}x_2 + \cdots + l_{pp}x_p \end{cases}$$

易见

$$\mathrm{Var}(F_i) = l_i' \sum l_i, \mathrm{Cov}(F_i, F_j) = l_i' \sum l_j, i, j = 1, \cdots, p \qquad (7-1)$$

我们希望 F_1 能尽可能多地反映原来变量的信息，这里"信息"用方差来测量，$\mathrm{Var}(F_1)$ 越大，表示 F_1 包含的信息越多。但由（7-1）可以看出，对 l_1 不加限制时，$\mathrm{Var}(F_1)$ 会任意增大，我们对 l_1 必须有某种限制，常用的限制是

$$l_i' l_i = 1, \quad i = 1, \cdots, p, \qquad (7-2)$$

在约束式（7-2）下找 l_1，使 $\mathrm{Var}(F_1)$ 达到极大，称 F_1 为第一主成分。如果第一主成分不足以代表原来 p 个变量的信息，再考虑采用 F_2，即第二个线性组合，为了有效地代表原变量的信息，F_1 已有的信息就不需要再出现在 F_2 中，用数学语言来讲，就是

$$\mathrm{Cov}(F_1, F_2) = 0。 \qquad (7-3)$$

在约束式（7-2）和式（7-3）下求 l_2，使 $\mathrm{Var}(F_2)$ 达到极大，称 F_2 为第二主成分，依此类推可以构造出第三、第四、$\cdots$、第 p 个主成分。

1. 主成分分析的数学模型

$F = AX$，其中

$$F = \begin{pmatrix} F_1 \\ F_2 \\ \vdots \\ F_p \end{pmatrix} \qquad X = \begin{pmatrix} x_1 \\ x_2 \\ \vdots \\ x_p \end{pmatrix}$$

$$A = \begin{pmatrix} a_{11} & a_{12} & \cdots & a_{1p} \\ a_{21} & a_{22} & \cdots & a_{2p} \\ \vdots & \vdots & \vdots & \vdots \\ a_{p1} & a_{p2} & \cdots & a_{pp} \end{pmatrix} = \begin{pmatrix} a_1 \\ a_2 \\ \vdots \\ a_p \end{pmatrix}$$

A 称为主成分系数矩阵。

主成分系数矩阵 A 的元素是原始数据相关矩阵特征值相应的特征向量

于是，变量 $(x_1, x_2, \cdots, x_p)$ 经过变换后得到新的综合变量

$$\begin{cases} F_1 = a_{11}x_1 + a_{12}x_2 + \cdots + a_{1p}x_p \\ F_2 = a_{21}x_1 + a_{22}x_2 + \cdots + a_{2p}x_p \\ \qquad\qquad\qquad \cdots \\ F_p = a_{p1}x_1 + a_{p2}x_2 + \cdots + a_{pp}x_p \end{cases}$$

新的随机变量彼此不相关，且方差依次递减。

2. 主成分分析的计算步骤

样本观测数据矩阵为

$$X = \begin{pmatrix} x_{11} & x_{12} & \cdots & x_{1p} \\ x_{21} & x_{22} & \cdots & x_{2p} \\ \vdots & \vdots & \vdots & \vdots \\ x_{n1} & x_{n2} & \cdots & x_{np} \end{pmatrix}$$

第一步 对原始数据进行标准化处理。

$$x_{ij}^* = \frac{x_{ij} - \overline{x}_j}{\sqrt{\mathrm{Var}\ (x_j)}} \quad (i = 1, 2, \cdots, n; \quad j = 1, 2, \cdots, p)$$

其中 $\overline{x}_j = \dfrac{1}{n}\displaystyle\sum_{i=1}^{n} x_{ij}$

$$\mathrm{Var}(x_j) = \frac{1}{n-1}\sum_{i=1}^{n}(x_{ij} - \overline{x}_j)^2$$

$$(j = 1, 2, \cdots, p)$$

第二步 计算样本相关系数矩阵。

$$R = \begin{pmatrix} r_{11} & r_{12} & \cdots & r_{1p} \\ r_{21} & r_{22} & \cdots & r_{2p} \\ \vdots & \vdots & \cdots & \vdots \\ r_{p1} & r_{p2} & \cdots & r_{pp} \end{pmatrix}$$

为方便，假定原始数据标准化后仍用 X 表示，则经标准化处理后的数据的相关系数为：

$$r_{ij} = \frac{1}{n-1}\sum_{t=1}^{n} x_{ti}x_{tj} \quad (i,j = 1,2,\cdots,p)$$

第三步 求相关系数矩阵 R 的特征值 $(\lambda_1, \lambda_2, \cdots, \lambda_p)$ 和相应的特征向量 $a_i =$

$(a_{i1}, a_{i2}, \cdots, a_{ip})$，$i = 1, 2, \cdots, p$。

第四步　选择重要的主成分，并写出主成分表达式。

主成分分析可以得到 p 个主成分，但是，由于各个主成分的方差是递减的，包含的信息量也是递减的，所以实际分析时，一般不是选取 p 个主成分，而是根据各个主成分累计贡献率的大小选取前 k 个主成分，这里贡献率就是指某个主成分的方差占全部方差的比重，实际也就是某个特征值占全部特征值合计的比重。即

$$贡献率 = \frac{\lambda_i}{\sum\limits_{i=1}^{p} \lambda_i}$$

贡献率越大，说明该主成分所包含的原始变量的信息越强。一般根据累计贡献率来确定主成分个数 k 的数值，累机贡献率越大，表明通过所选取的少数几个主成分解释原变量的能力越强。实际应用中通常要求累计贡献率达到 85% 以上，这样既能使损失信息不多，又可以达到减少变量、简化问题的目的。

第五步　计算主成分得分。

根据标准化的原始数据，按照各个样品，分别代入主成分表达式，就可以得到各主成分下的各个样品的新数据，即为主成分得分。具体形式可如下。

$$\begin{pmatrix} F_{11} & F_{12} & \cdots & F_{1k} \\ F_{21} & F_{22} & \cdots & F_{2k} \\ \vdots & \vdots & \vdots & \vdots \\ F_{n1} & F_{n2} & \cdots & F_{nk} \end{pmatrix}$$

第六步　依据主成分得分的数据，则可以进行进一步的统计分析。

五、因子分析

因子分析模型是主成分分析的推广，它是利用降维的思想，把一些具有错综复杂关系的变量归结为少数几个不可观测的综合因子的一种多变量统计分析方法。

1. 数学模型

设 X 为 $p \times 1$ 随机向量，其均数为 μ，协差阵为 $\Sigma = (\sigma_i)$，若 X 能表示为

$$X_i = \mu_i + a_{i1}F_1 + \cdots + a_{im}F_m + \varepsilon_i, \quad (m \leq p),$$

称 $F_1, F_2, \cdots, F_m$ 为公共因子，是不可观测的变量，他们的系数称为因子载荷。ε_i 是特殊因子，是不能被前 m 个公共因子包含的部分。通常假定：① $E(F) = 0$，$D(F) = I_m$，② $E(\varepsilon) = 0, D(\varepsilon) = \mathrm{diag}(\sigma_1^2, \cdots, \sigma_p^2)$，③ $\mathrm{Cov}(F, \varepsilon) = 0$。

2. 几个重要概念

（1）**因子载荷**　因子载荷为某个因子与某个原变量的相关系数，主要反映该公共因子对相应原变量的贡献力大小。

（2）**变量共同度**　$h_i^2 = a_{i1}^2 + \cdots + a_{im}^2$，即某一个原变量其在所有因子上的载荷的平方和就叫做该变量的共同度。h_i^2 越大表明 X_i 对公因子的依赖程度越大，公共因子能解释 X_i 方差的比例越大，因子分析的效果越好。如果因子分析结果中大部分变量的共同

度都高于 0.8 ，说明提取的公共因子已经基本反映了原变量 80% 以上的信息，因子分析效果较好。变量共同度是衡量因子分析效果的常用指标。

（3）公共因子的方差贡献　公共因子 F_j 对原始变量 X 的方差贡献 $g_j^2 = a_{1j}^2 + \cdots + a_{pj}^2$，表示公共因子 F_j 对于 X 的每一分量 X_i（$i = 1$，2，$\cdots$，p）所提供的方差总和。它是衡量公共因子相对重要性的指标。g_j^2 越大，表明公共因子 F_j 对 X 的贡献越大，说明该因子就越重要。

3. 因子分析的三个步骤

因子分析可以分为确定因子载荷、因子旋转及计算因子得分三个步骤。确定因子载荷的方法多种多样，但最常用的是主成分分析法，在进行因子分析之前先对数据进行一次主成分分析，然后把前面几个主成分作为未旋转的公因子。在确定公因子数目时，一般选择主成分数使解释变异量累加到 80% 以上，但有时又需要结合公共因子的可解释性来确定提取的公共因子数。也可以用碎石图来直观反映主成分数与其解释原变量的累加效果以帮助确定提取公共因子数。

公共因子与因子载荷不是唯一的，当我们获得的公共因子及因子载荷难以和实际问题相对应时，可以对初始公共因子进行线性组合，即进行**因子旋转**，增加因子载荷的差异性，提高因子的可解释性。最常用的因子旋转是方差极大法，因为此种方法使因子载荷获得最佳分化。

当我们一旦获得了公共因子和因子载荷后，我们应当反过来考察每一个样品，也就是给出每个样品对公共因子的得分。这需要我们给出用原始变量表示公共因子的线性表达式。把原始变量的取值代入表达式中，就可以求出该样品的因子得分值。一般常用的方法有回归法、巴特莱特方法和 Anderson – Rubin 法等。

六、聚类分析

在生产和科学活动中经常需要对原始数据进行分类，以便发现规律，作进一步分析，例如医学中对各种病症的分析。聚类分析把性质相近的归为一类，使得同类的个体具有高度的同质性，不同类之间的个体具有高度的异质性。通常聚类分析分为 Q 型聚类和 R 型聚类。Q 型聚类是对样品进行分类处理，R 型聚类是对变量进行分类处理。聚类分析的方法很多，包括系统聚类法、动态聚类法和分解聚类法等，其中系统聚类法是聚类分析中应用最广泛的一种方法，它首先将 n 个样品每个自成一类，然后每次将具有最小距离的两类合并成一类，合并后重新计算类与类之间的距离，这个过程一直持续到所有样品归为一类为止。

1. 距离

在聚类之前，要首先分析样品间的相似性。Q 型聚类分析，常用距离来度量样品之间的相似程度。每个样品有 p 个指标（变量）从不同方面描述其性质，形成一个 p 维的向量。如果把 n 个样品看成 p 维空间中的 n 个点，则两个样品间相似程度就可用 p 维空间中的两点距离公式来度量。两点距离公式可以从不同角度进行定义，令 d_{ij} 表示样品 x_i 与 x_j 的距离，常用的距离有

（1）明考斯基距离

$$d_{ij}(q) = \left(\sum_{k=1}^{p} |X_{ik} - X_{jk}|^q \right)^{1/q}$$

（2）马氏距离

$$d_{ij}^2(M) = (X_i - X_j)' \Sigma^{-1} (X_i - X_j)$$

Σ 是指标间的协方差阵。

（3）兰氏距离

$$d_{ij}(L) = \frac{1}{p} \sum_{k=1}^{p} \frac{|X_{ik} - X_{jk}|}{X_{ik} + X_{jk}}$$

R 型聚类分析，常用相似系数来度量指标之间的关系，常用的相似系数有夹角余弦、相关系数等。

（1）夹角余弦　两变量 X_i 与 X_j 看作 p 维空间的两个向量，这两个向量间的夹角余弦可用下式进行计算

$$\cos\theta_{ij} = \frac{\sum_{k=1}^{p} X_{ik} X_{jk}}{\sqrt{\left(\sum_{k=1}^{p} X_{ik}^2 \right) \left(\sum_{k=1}^{p} X_{jk}^2 \right)}}$$

（2）Pearson 相关系数

$$r_{ij} = \frac{\sum_{k=1}^{p} (X_{ik} - \overline{X}_i)(X_{jk} - \overline{X}_j)}{\sqrt{\sum_{k=1}^{p} (X_{ik} - \overline{X}_i)^2 \sum_{k=1}^{p} (X_{jk} - \overline{X}_j)^2}}$$

2. 聚类分析的过程

在进行系统聚类之前，我们首先要定义类与类之间的距离，由类间距离定义的不同产生了不同的系统聚类法。常用的类间距离定义有 8 种之多，与之相应的系统聚类法也有 8 种，分别为最短距离法、最长距离法、中间距离法、重心法、类平均法、可变类平均法、可变法和离差平方和法。它们的归类步骤基本上是一致的，主要差异是类间距离的计算方法不同。

聚类的过程：

（1）确定待分类的样品的指标；

（2）收集数据；

（3）对数据进行变换处理（如标准化或规格化）；

（4）使各个样品自成一类，即 n 个样品一共有 n 类；

（5）计算各类之间的距离，得到一个距离对称矩阵，将距离最近的两个类并成一类；

（6）并类后，如果类的个数大于 1，那么重新计算各类之间的距离，继续并类，直至所有样品归为一类为止；

（7）最后绘制类似图 7－1 的谱系聚类图，按不同的分类标准或不同的分类原则，

得出不同的分类结果。

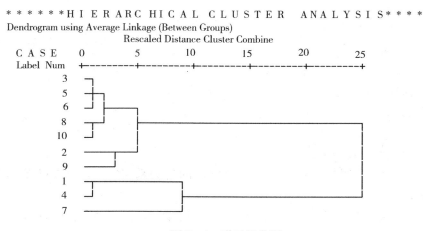

图 7 - 1　谱系聚类图

七、判别分析

判别分析是判别样品所属类型的一种方法。在日常生活和科研中，我们经常需要根据观测到的数据对所研究的对象进行分类。例如在医疗诊断中，根据病人的多种检查指标来判断此病人是否是患者。与聚类分析有所不同的是判别分析法首先需要对所研究对象进行分类，进一步选择若干对观测对象能够较全面地描述的变量，建立判别函数。对一个未确定类别的样本只要将其代入判别函数就可以判断它属于哪一类总体。判别分析内容很丰富，方法很多。判断分析按判别的总体数来区分，有两个总体判别分析和多总体判别分析；按区分不同总体所用的数学模型来分，有线性判别和非线性判别；按判别时所处理的变量方法不同，有逐步判别和序贯判别等。判别分析可以从不同角度提出问题，因此有不同的判别准则，如马氏距离最小准则、Fisher 准则、平均损失最小准则、最小平方准则、最大似然准则、最大概率准则等等，按判别准则的不同又提出多种判别方法。例如，常用的几种判别分析方法有：距离判别法、Fisher 判别法、Bayes 判别法和逐步判别法。验证判别分析的结果，通常采用分割样本或者交叉验证法。

第二节　数据挖掘方法

一、数据挖掘的定义与过程

1. 数据挖掘概述

在过去的几十年中，计算机硬件稳定的、快速的进步导致了功能强大的计算机、数据收集设备和存储介质的大量供应。这些技术大大推动了数据库和信息产业的发展，使得大量数据库和信息存储用于事务管理、信息检索和数据分析。比如：移动和电信公司每天的电话记录，银行每天的 ATM 交易和信用卡记录，医院每天的电子病历，分子生物学中基因 DNA 序列等。需要是发明之母,数据的丰富带来了对强有力的数据分析工具的需求。大量的数据被描述为"数据丰富,但信息贫乏"。随着数据库技术的迅速发展以及数据管理系统的广泛应用,人们积累的数据越来越多。激增的数据背后隐藏着许多重要信息,人们希望能够对其进行更高层次的分析,以便更好地利用这些数据。

人工智能技术自 1956 年诞生之后,取得了重大进展,经历了博弈时期、自然语言理解、知识工程等阶段,目前的研究热点是机器学习。机器学习是用计算机模拟人类学习的一门科学,比较成熟的算法有:神经网络算法、遗传算法等。用数据库来存储数据,用机器学习方法来分析数据,挖掘大量数据背后的知识,这两者的结合促成了数据挖掘的产生。

数据挖掘也称为数据库中的知识发现（Knowledge Discovery in Databases,KDD）。实际上,数据挖掘是一门交叉性学科,涉及人工智能、数据库、计算机技术、信息学、应用数学、统计学、机器学习、模式识别、知识获取、数据可视化、高性能计算、专家系统等多个领域。

数据挖掘是从大量的、完全的、有噪声的、模糊的、随机的数据集中识别有效的、新颖的、潜在的、有用的,以及最终可以被理解的信息和知识的过程。因此,数据挖掘受到来自不同领域的研究者关注,导致了它有很多不同的术语名称。其中,最常用的术语是"知识发现"和"数据挖掘"。相对来说,数据挖掘主要流行于统计界（最早出现于统计文献中）、数据分析、数据库和管理信息系统界;而知识发现则主要流行于人工智能和机器学习界。

2. 数据挖掘的过程

数据挖掘可以一般理解为三部曲:数据准备、数据挖掘和结果的解释评估。

根据数据挖掘的任务分,有如下几种:分类或预测模型数据挖掘、数据总结、数据分类、数据聚类、关联规则发现、序列模式发现、依赖关系或依赖模型发现、异常和趋势发现等。

根据数据挖掘的对象分,有如下若干种数据源:关系数据库、面向对象数据库、空间数据库、时态数据库、文本数据源、多媒体数据、异质数据库、遗产数据库,以及 Web 数据源。

根据数据挖掘的方法分,可分为:统计方法、机器学习方法、神经网络方法和数据库方法。统计方法中,可以细分为:回归分析（多元回归、自回归等）、判别分析（贝叶斯判别、费歇尔判别、非参数判别等）、聚类分析（系统聚类、动态聚类等）、探索性分析（主元分析法、相关分析法等）,以及模糊集、粗糙集、支持向量机等。机器学习中,可细分为:归纳学习方法（决策树、规则归纳等）,以及范例的推理 CBR、遗传算法、贝叶斯网络算法等。神经网络方法可细分为:前向径神经网络（BP 算法等）、自组织神经网络（自组织映射、竞争学习等）等。数据库方法主要是基于可视化的多维数据分析或 OLAP 方法,另外还有面向属性的归纳方法。

简单的说,数据挖掘是从大量数据中提取和"挖掘知识"。术语"数据挖掘"实际上有点用词不当。数据挖掘应当更正确地命名为"从数据中挖掘知识"。"数据挖掘"

虽然用词不当，但是反映了两个特点：挖掘的对象是大量的数据；挖掘的过程是从大量的、未经加工的材料中发现少量金块。

3. 数据挖掘基本步骤

许多人把数据挖掘视为数据库中的知识发现或 KDD 的同义词。而另一些人只是把数据挖掘视为数据库中知识发现的一个基本步骤。大部分研究者比较认同第二种观点。知识发现是一个交互和反复的过程，它的基本步骤包括：

（1）知识准备　了解要应用领域及相关的先验知识，从用户角度挖掘过程的目标。

（2）创建目标数据集　选择一个数据集或数据抽样，在其上进行数据挖掘。

（3）数据清理和预处理　消除噪声或不一致数据，处理遗失数据。

（4）数据压缩和投影　根据挖掘的目标发现有用的属性来表示数据。

（5）确定挖掘方法　将第一步中的目标与具体的挖掘任务匹配，如选择分类、回归、关联或者聚类等。

（6）模型和假设的选择　选择算法和参数等。

（7）数据挖掘　用智能方法提取数据模式，并以特定的形式表示出来。

（8）模式评估　解释挖掘到的模式，有可能返回（1）至（7）步进一步挖掘。这一步也包括模型和数据的可视化。

（9）知识应用　直接或与其他系统集成使用已发现的知识，或者仅仅记录下来报告给感兴趣的人，也包括检查和解决与已有知识的冲突。

4. 数据挖掘的数据形式

从原则上来说，数据挖掘可以在任何类型的信息存储形式上进行。这包括关系数据库、数据仓库、事物数据库、高级数据库系统、展开文件和 Web。高级数据库系统包括面向对象和对象－关系数据库、面向特殊应用的数据库，如空间数据库、时间序列数据库、文本数据库和多媒体数据库。通常我们所涉及的中医药研究领域中，挖掘的主要数据形式是关系数据库和事物数据库。

5. 数据挖掘的功能

数据挖掘的功能用于指定数据挖掘任务中要找的模式类型。数据挖掘任务一般可以分为两类：描述和预测。描述性挖掘任务刻画数据库中数据的一般特性。预测性挖掘任务是在当前数据上进行推断，以进行预测。具体来说，数据挖掘的功能可以分为：

（1）概念类描述　用汇总的、简洁的、精确的方式描述每个类和概念。这种描述可以通过数据特征化、数据区分以及结合使用这两种方法。

（2）关联分析　发现关联规则，这些规则展示属性－值对在给定数据集中出现的频繁情况。它广泛地应用于购物篮和事物数据分析。

（3）分类和预测　分类过程是找出描述并区分数据或概念的模型（或函数），以便能够使用模型预测类标记未知的对象类。然而，在某些应用中，人们可能希望预测某些空缺的或不知道的数据值，而不是类标记。当被预测的值是数值数据时，通常称之为预测。

（4）聚类分析　与分类和预测不同，聚类在不考虑已知的类标记或未知类标记的情况下分析数据对象。对象根据最大化类内相似性、最小化类间相似性的原则进行聚类或分组。

（5）孤立点分析　数据库中可能存在一些数据对象与数据的一般行为和模型不一致。这些数据对象是孤立点。在一些应用中，如欺骗检测，罕见事件可能比正常出现的那些更有趣。

（6）演变分析　描述行为随时间变化的对象规律或趋势，并对其建模。这类分析包括时间序列分析、序列周期模式匹配和基于类似性的数据分析。

二、几种常用数据挖掘技术

1. 关联规则方法

关联规则分析由 R. Agrawal 于 1993 年提出，是 KDD 研究的重要内容，侧重于确定数据中不同领域之间的联系。找出满足给定支持度和可信度阈值的多个域之间的依赖关系。例如，现在条形码技术的发展已经使得超级市场能够收集和存储数量巨大的销售数据，一条这样的数据记录通常都包括与某个客户相关的交易日期、交易中所购物品项目等。通过对以往的大量交易数据进行分析就能够获得有关客户购买模式的有用信息，从而提高商业决策的质量。在交易数据项目之间开采关联规则的问题是 R. Agrawal 等人首先引入的，其中有一个关联规则分析的例子就是"90%的客户在购买面包和黄油的同时也会购买牛奶"，其直观的意义是，客户在购买某些东西的时候有多大的倾向也会购买另外一些东西，找出所有类似这样的规则，对于确定市场是很有价值的。

关联规则的其他应用还包括附加邮递、目录设计、追加销售、仓储规划以及基于购买模式对客户进行划分等。

关联规则的挖掘是数据挖掘的一项重要任务。其目的就是从事务数据库、关系数据库中发现项目集或属性之间的相关性、关联关系、因果关系。

关联规则的主要概念：D 是一个事务数据库，其中每一个事务 T 由一些项目构成，并且都有一个唯一的标识（TID）。项目的集合简称为**项目集**，含有 k 个项目的项目集称为 k 项目集。项目集 X 的**支持度**是指在事务库 D 中包含项目集 X 的事务占整个事务的比例，记为 sup (X)，看作是项目集 X 在总事务中出现的频率，一般定义为

$$\text{sup}(X) = P(X) \approx \frac{X \text{ 出现次数}}{\text{事务总数 } T}$$

支持度应用于发现频率出现较大的项目集，体现"项目集相对总事务所占的比重"。

可信度是指在事务数据库 D 中，同时含项目集 X 和 Y 的事务与含项目集 X 的事务比，即 $\frac{\text{sup } (X \cup Y)}{\text{sup } (X)}$，看作是项目集 X 出现，使项目集 Y 也出现这一事件在总事务中出现的频率，一般定义为

$$Conf\ (Y \mid X)\ = P\ (Y \mid X)\ = \frac{P\ (YX)}{P\ (X)} \approx \frac{XY \text{ 出现次数/事务总数 } T}{X \text{ 出现次数/事务总数 } T}$$

$$= \frac{\text{sup } (XY)}{\text{sup } (X)} = \frac{XY \text{ 出现次数}}{X \text{ 出现次数}}$$

可信度应用于出现频率较大的项目集中发现频率较大的关联规则，体现"项目集在另一项目集影响下相对事务所占的比重"。

项目集中长度为 k 的子集称为 k 子项目集。如果一个项目集不是任何其他项目集的子集则称此项目集为极大项目集。如果项目集的支持度大于用户指定的最小支持度，则称此项目集为频繁项目集或大项目集。

关联规则可形式化表示为 $X \Rightarrow Y$，它的含义是 $X \cup Y$ 的支持度 sup（$X \cup Y$）大于用户指定的最小支持度，且可信度大于用户指定的最小可信度。关联规则挖掘就是在事务数据库 D 中找出满足用户指定的最小支持度和最小可信度的所有关联规则。

关联规则可分为两个子问题：①找出事务数据库中所有的大项集。②从大项目集中产生所有大于最小可信度的规则。相对来说，第二个子问题比较容易，目前大多数研究主要集中于第一子问题。关联规则描述虽然简单，但它的计算量很大。假设数据库中含有 m 个项目，就有 $2m$ 个子问题可能是频繁子集，可以证明要找出某一大项集（大频繁集）是一个 NP 问题。当 m 较大时，要穷尽搜索每一个子集几乎是不可能的；另一方面，处理数据库中存储的大量记录要完成繁重的磁盘 I/O 操作。因此，随着数据库规模的不断增大，数据属性向高维发展。

2. 神经网络方法

人工神经网络是一个由人工建立的神经元的、有着模拟人脑结构和功能的有向拓扑结构和学习规则的动态信息处理系统。

该系统的学习和运行取决于各种网络神经元连接权的动态演化过程，通过网络中各连接权值的改变，实现信息的处理和存储，每个神经元既看作是信息的存储单元，又看作是信息的处理单元，信息的处理与存储合二为一，在每个神经元的共同作用下，完成对输入模式的识别和记忆。人工神经网络简记为 ANN（Artificial Neural Network）。

（1）神经网络的基本特征

结构特征——并行处理、分布式存储与容错性。人工神经网络是由大量简单处理元件相互连接构成的高度并行的非线性系统，具有大规模并行处理特征。结构上的并行性使神经网络的信息存储必然采用分布式方式，即信息不是存储在网络的某个局部，而是分布在网络所有的连接权中。这两方面的特点使得网络中部分神经元损坏时不会对系统的整体性能造成影响，并能实现对不完整输入信息的正确识别。

能力特征——自学习和自组织。通过有导师或无导师的学习，神经网络能改变自身的性能以适应环境变化。自学习指当外界环境发生变化时神经网络能通过自动调整网络参数使得对于给定输入能产生期望输出，自组织表明网络能在外部刺激下按一定规则调整神经元之间的突触连接，逐渐构建起神经网络。

（2）神经网络的基本功能　神经网络是一种仿生物系统，在功能上也具有某些职能特点。

非线性映射：在客观世界中，许多系统的输入与输出之间存在复杂的非线性关系，对于这类系统，往往很难用传统的数理方法建立其数学模型。合理的神经网络能够通过对系统输入输出样本的学习，建立符合精度要求的非线性逼近映射。

　　分类识别：对输入样本的分类实际上是在样本空间找出符合分类要求的分割区域，神经网络对外界输入样本具有很强的识别和分类能力，与传统的分类器相比，神经网络还能很好地解决对非线性曲面的逼近。

　　知识处理：神经网络通过从输入输出信息中抽取规律而获得关于对象的知识，并将知识分布在网络的连接中予以存储。神经网络的知识抽取能力使其能够在没有任何先验知识的情况下自动从输入数据中提取特征，发现规律，如果将人的先验知识与神经网络结合将大大提高神经网络对知识的处理能力。

　　（3）神经网络的应用领域　　神经网络智能化的特征使得许多用传统信息处理方法无法解决的问题用神经网络后取得很好的效果。在信息领域中，神经网络通常用来进行信号处理、模式识别、数据压缩；在自动化领域，神经网络通常用来进行系统辨识、神经控制以及智能检测；在工程领域，神经网络能应用在汽车工程、军事工程、化学工程和水利工程上；在医学领域，神经网络被用来检测数据分析、进行生物活性研究、建立医学专家系统；在经济领域，神经网络通常用来进行信贷分析、市场预测。

3. 遗传算法

　　遗传算法是模拟达尔文的遗传选择和自然淘汰的生物进化过程的计算模型。由于遗传算法在机器学习、过程控制、经济预测、工程优化等领域取得了成功，已经引起了包括数学、物理学、化学、计算机科学、社会科学、经济学及工程应用领域科学家的极大兴趣。当前，遗传算法已表现出良好的应用前景，并且遗传算法的研究内容也十分广泛，如算法的设计和分析，其理论基础及在各个领域的应用等。

　　遗传算法的两大主要特点是群体搜索策略和群体中个体之间的信息交换，它实际上是模拟由个体组成群体的整体学习过程，其中每个个体都是给定问题搜索空间的一个解点。遗传算法从任一初始化群体出发，通过选择、交叉和变异等遗传操作使得种群一代一代地进入到搜索空间中越来越好的区域，直至得到最优解。

　　遗传算法与其他搜索算法相比，其主要优越性表现在：首先，遗传算法的搜索过程中不易陷入局部最优，即所定义适度函数非连续，不规则和伴有噪声的情况下也可能以极大概率找到全局最优解；其次，由于遗传算法固有的并行性，使得它非常适合大规模并行分布处理。遗传算法优越性还表现其智能性，即自组织、自适应和自学习性；此外，遗传算法易于和别的技术结合，形成更优的问题求解方案。

4. 聚类分析方法

　　分类可以分为有监督分类和无监督分类两种类型。有监督的分类又称为有教师的分类或有指导的分类。在这类问题中，已知模式的类别和某些样本的类别属性，首先用具有类别标记的样本对分类系统进行学习和训练，使该分类系统能够对这些已知样本进行正确分类，然后用学习好的分类系统对未知样本进行分类，这需要对分类的问题有足够的先验知识。

　　在没有先验知识的情况下，则需要借助无监督的分类技术。聚类就是按照一定的要求和规律对事物进行区分和分类的过程，在这一过程中没有任何关于分类的先验知识，没有教师指导，仅靠事物间的相似性作为类属划分的准则，因此属于无监督分类的范畴。聚类分析则是指用数学的方法研究和处理给定对象的分类，把一个没有类别标记的样本集按某种准则分成若干个子集（类），使相似的样本尽可能归为一类，而不相似的样本尽量划分到不同的类中。

（1）聚类分析的主要方法：聚类分析的算法可以分为以下几大类：分裂法、层次法、基于密度的方法、基于网格的方法和基于模型的方法等。

分裂法　给定一个有 N 个元组或记录的数据集，分裂法将构造 C 个分组，每一个分组就代表一个聚类，$C < N$，而且这 C 个分组满足以下条件：第一每一个分组至少包含一个数据记录；第二每一个数据记录属于且仅属于一个分组（这个要求在某些模糊聚类算法中不适用）。对于给定的 C，算法首先给出一个初始分组方法，以后通过反复迭代的方法改变分组，使得每一次改进后的分组方案都较前一次好。使用这个基本思想的算法有 C – means 算法、Clarans 算法。

层次聚类　这种方法对给定的数据集进行层次分解，直到某种条件满足为止。具体又可分为"自底向上"和"自顶向下"两种方案。在"自底向上"方案中，初始时每一个数据记录都组成一个单独的组，通过组间相似性度量，逐步把那些相互邻近的组合并成一个组，直到所有记录组成一个分组或者某个条件满足为止。代表算法有：系统聚类法、Birch 算法、Cure 算法、Chameleon 算法等。

密度方法　密度方法与其他方法的一个根本区别是：它不是基于两点间聚类度量类间相似性，而是基于密度来度量类间相似性，这样的度量克服了距离的算法只能发现"类圆形"聚类的缺点。这个方法的主要思想是，只要一个区域中的点的密度大过某个阈值，就把它加到与之相近的聚类中去。

网格方法　这种方法首先将数据空间划分成为有限个单元的网格结构，所有的处理都以单个单元为对象，其与记录的个数无关，只与数据空间分为多少个单元有关。这样处理的突出优点就是速度很快。代表算法有：Sting 算法、Clique 算法、Wave – Cluster 算法。

模型方法　基于模型的方法给每一个聚类假定一个模型，然后去寻找能够很好地满足这个模型的数据集。这样一个模型可能是数据点在空间中的密度分布函数或者其他。它的一个潜在的假定是：目标数据集是由一系列的概率分布决定的。通常的聚类模型为：统计的模型和神经网络的模型。

三、数据挖掘在中医药领域的应用

1. 现代中医药数据的特点

医学数据具有多态性、不完整性、较强的时间性、复杂性和冗余性。由于中医药历史悠久，加之我国幅员辽阔，形成了地域性的中医药文化，带来数据的不完整、不一致和异常等。中医药信息浩如烟海，我国的药用资源有 12807 种，文献记载的方剂有 10 余万首。由于中草药分布范围较广，同一中草药不同地域名称不同造成"同药异名"；方剂组成中存在多药一来源，如"薄荷油"、"薄荷梗"、"薄荷叶"同源于"薄荷"，药性相当；方剂量有离散型（如 200 g）、连续型（如 31.1% ~57.7%）、模糊型（如适量、少量及无药剂量）；药剂量的度量有质量、百分比、份数或只有份数无单位。诸多特点加大了数据处理的难度。使用数据挖掘技术能够针对中医药数据特点实施合理的数据处理和知识提取。采用聚类方法、数据归约技术、模糊集等进行数据的预处理，清理过滤数据，确保数据的确定性；采用数据融合技术消减数据的维数，使不同模式数据在属性上趋同或一致，之后进行综合；中医药数据库类型众多，信息量大，其挖掘算法应具有一定的容错性和鲁棒性。

2. 数据挖掘在中医诊断中的应用

数据挖掘可通过大量的临床数据发现证型和症状之间的关系，进而模拟中医专家的诊断推理过程辅助临床诊断。在中医诊断标准化方面，王学伟等应用贝叶斯网络方法，通过分析474例血瘀证临床诊断数据进行血瘀证定量诊断。结果发现了血瘀证的7个关键症状：疼痛程度、肢体麻木、舌质青紫、舌体瘀斑、舌脉曲张、口唇黯红和脉涩，并定量计算其诊断贡献度。基于这些关键症状建立的简单贝叶斯分类器模型对血瘀证诊断的准确率达96.6%。胡银娥等利用数据挖掘技术研究手法参数与针灸疗效之间的关系，为针刺手法的标准化、规范化及定量化研究奠定了理论基础。刘晋平等以明清、近现代3000余例病案为研究分析对象，将病案分为病名、证型、脉象、舌象及症状，探求疾病与其各个构成因素及各因素之间的相关影响。结果医案中细脉出现频率最高，为34.39%。秦中广等运用粗糙集方法进行中医类风湿证候的诊断，收集224个病例，每个病例有81个属性，并从这224个病例中随机抽取学习样本180例，进行预测诊断44例。利用属性约减得到寒湿阻络、湿热阻络、痰瘀阻络、气阴两虚、寒热错杂五种证的必定规则和可能规则。诊断正确率达90.0%以上，高于传统模糊数学方法。

3. 数据挖掘在中药药物分析研究中的应用

使用数据挖掘可用于对单味药方的管理与分析，对多种单味药的性味功能、药理作用、化学成分、治疗疾病、药用部位和产地进行统计分析，并用关联规则方法挖掘出上述各部分之间的关联关系，进而获得它与其他药物在配伍后所产生的相须、相使、相畏和相杀等方面的规律，以帮助人们设计出治疗某种疾病的最佳配伍方剂。

4. 数据挖掘在方剂配伍规律中的应用

数据挖掘可在一定程度上发现和认识临床病症与复方组方关系、复方药物的配伍关系、药味之间的相互作用关系等。姚美村等应用关联规则分析技术，以文献收录的106个消渴中药复方为对象，经解析后建立复方特征数据库，以数据挖掘系统 EnterPrise Miner 为平台，关联规则分析为工具，在单味药层次上进行消渴复方组成药味之间的关联模式研究，得出历代中医专家在治疗消渴的主要药物配伍方面的整体规律性。何前锋等运用数据挖掘方法，对中国方剂数据库、中药新药品种数据库、中药成方制剂标准数据库中各方剂药物进行分析，分别得到各个库的前20味高频药，得出古今用药频率的变化，并把高频药组合与经验药对进行比较分析，提示可能成为新药对的组合。成都中医药大学编制的"中药类方配伍规律的量化分析系统"，以中医脾胃方为研究样本，综合采用了多种计量分析方法对方剂数据进行相应分析、聚类分析、关联分析和概率分析，以揭示方剂的基本结构、用药趋向、组方模式、剂量与配伍的相关性、性味和合规律、方证对应关系等。

5. 数据挖掘在中医药文献研究中的应用

数据挖掘技术应用于文献研究可提高文献研究的水平及文献利用的效率，进而提高中医药科研的效率。中医药文化源远流长，历代中医药名家给我们留下了大量珍贵的学术论著。几千年来所积累的信息量十分巨大，又十分模糊，单纯的脑力分析日显无能。在信息技术高度发展的今天，通过简单地翻阅书籍方式已经无法适应现代中医药文献检索的要求。数据挖掘作为一种新的知识工程方法，已经越来越成熟，其利用数字资源的方法，与文献检索、引文分析等表现出很大的相似性。面对着大量数字化的中医药文献资料，数据挖掘方法的具体实现将会变得越来越简单，从而成为中医药文献检索方面新的工作手段。

中医药尚未被充分认识的丰富的科学内涵，已引起众多专家学者的关注，新的技术和方法不断引入中医药基础研究领域，如对中医"证"的现代科学基础、针刺镇痛原理和经络的研究以及中药复方作用机制的深入认识；中医药对特殊病、疑难杂症治疗的特殊疗效；活血化瘀中药治疗心脑血管病的重大疗效；中医药古典医籍的挖掘整理。应用基因组学、蛋白组学等最新成果，积极开展中药药效物质基础、方剂配伍规律以及证候理论、药性理论等研究，探索其现代科学内涵等。将数据挖掘应用于中医药领域的研究，是中医药现代化研究的重要组成部分，必将加速中医药现代化进程。

思考题

1. 从一批药丸随机抽取 35 丸，测得平均丸重为 1.5g，标准差为 0.08g，估计该批药丸平均丸重总体均数置信度为 95% 的置信区间，欲使用 $\bar{X} \pm 1.96S$ 计算。请问此分析是否正确，为什么？
2. 什么是假设检验中的两类错误？
3. 方差分析的三个前提条件是什么？
4. 为什么会出现数据挖掘？什么是数据挖掘？什么是知识发现？两者关系又如何？
5. 什么是聚类？常用的聚类分析方法有哪些？
6. 遗传算法的基本思想是什么？
7. 目前数据挖掘在中医药领域有哪些应用？具体是什么？

第八章　中医诊疗设备

第一节　医用传感器

一、医用传感器

随着现代医学科技的发展，尤其是电子技术、计算机技术以及数字信号处理技术的不断发展，带动和促进了相关科学技术的更新换代，同时，也使许多先进的高科技电子产品被广泛地应用到医学科技领域，如传感器技术。在信息社会里，各行各业和人们日常生活中所遇到的信号绝大部分是非电量的，对于这些非电量信号，即使能检测出来也很难放大、处理和传输。因此，传感器通常是用于检测这些非电量信号并将其转变成便于计算机或者电子仪器所接受和处理的电信号。从传感器的作用来看，实质上就是代替人的五种感官（视、听、触、嗅、味）的装置（如图 8 - 1）。人们把外界信息通过感官收集起来，传递给大脑，在大脑中处理信息，得出一个结果，发出指令。在电子设备中完成这一过程时，电子计算机相当于大脑，传感器作为电脑的感官，就像人的眼、耳、鼻、舌、皮肤那样收集各种信息，这些信息送入电脑等候，由电脑判断处理，并发出各种控制信号，从而满足各种社会需要。传感器在人类活动的各个领域都发挥着巨大作用，在生物医学中的应用更为广泛，可以说传感器是各种医疗设备的核心组件之一。

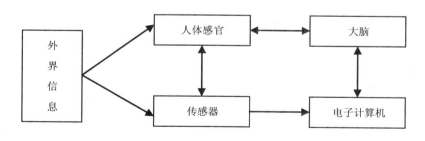

图 8 - 1　人体五官功能和传感器功能比较

1. 医用传感器的定义

传感器是将外界参量如物理、化学、机械等参量转化为电学量或光学量的一种装置，它是获取信息的重要工具。该装置通常由敏感元件和转换元件组成。**医用传感器**是指那些能将生物体各种不同的生命信息转换为生物测量和医学仪器可用的输出信号的器件或装置。它是生物医学测量、诊断、治疗、数据处理等工作中不可缺少的关键元件。由于医用传感器是用于生物体的，因此，除了一般测量对传感器的要求外，还必须考虑到生物体的解剖结构和生理功能，尤其是安全性和可靠性问题更应特别重视。比如：传感器必须与生物体内的化学成分相容、传感器和身体要有足够的电绝缘、传感器不应干扰正常的生理功能等。

2. 传感器的基本知识

医用传感器的输出量可以分为静态量和动态量两大类。所谓**静态量**是指固定状态的信号或变化极其缓慢的信号（准静态量），而**动态量**通常是指周期信号、瞬变信号或随进信号。无论对动态量或静态量，传感器输出量都应不失真地重现输入生理量的变化，其关键决定于传感器的静态特性与动态特性。

（1）传感器的静态特性　传感器在被测量的各个值处于稳定状态下，输入量为恒定值而不随时间变化时，其相应输出量亦不随时间变化，这时输出量与输入量之间的关系称为**静态特性**。这种关系一般根据物理、化学、生物学的"效应"和"反应定律"得到，具有各种函数关系。对于没有迟滞效应和蠕变效应的理想传感器，其静态特性可用麦克劳林级数如式（8-1）表示：

$$Y = a_0 + a_1 X + a_2 X^2 + a_3 X^3 + \cdots + a_n X^n \qquad (8-1)$$

式中：Y 为输出量；X 为输入量；a_0 为零位输出（零偏）；a_1，a_2，$\cdots$，a_n 为非线性项的特定系数。

由式（8-1）可知，如果 $a_0 = 0$，表示静态特性通过原点，这时静态特性是由线性项 $a_1 X$ 和非线性项 X 的高次项叠加而成。

传感器的静态特性实际上是非线性的，所以它的输出不可能丝毫不差地反映被测量的变化，对动态特性也会有一定的影响。

传感器的静态特性是在静态标准条件下进行校准的。静态标准条件是指没有加速度、振动、冲击，环境温度一般在室温 $20℃ \pm 5℃$，相对湿度不大于 85%，大气压为 $101.3 \pm 8kPa$。在这种标准工作条件下，利用一定等级的校准设备，对传感器进行反复的测试，将得到的输出-输入数据列成表格或画成曲线。把被测量值的正行程输出值和反行程输出值的平均值连接起来的曲线称为传感器的**静态校准曲线**。

（2）传感器的动态特性　所谓**动态特性**是指传感器对于随时间变化的输入量的响应特性。在传感器所检测的生理量中，大多数生理信号都是时间函数。为了获得真实的人体信息，传感器不仅应有良好的静态特性，还应有良好的动态特性。动态特性好的传感器，其输出量随时间变化的曲线与被测量随同一时间变化的曲线一致或相近，然而，实际的被测量随时间变化的形式可能是各种各样的，所以在研究动态特性时，通常根据标准输入特性来考虑传感器的响应特性。标准输入有两种：正弦函数和阶跃函数。传感器的动态特性分析和动态定标都以这两种标准输入状态为依据，对于任一传感器，只要输入量是时间的函数，其输出也应是时间的函数。

3. 医用传感器的主要用途

医用传感器能提供生物医学检测的信息；提供连续监护的信息；提供人体疾病治疗和控制的信息；提供临床检验的信息。

二、医用传感器的分类及工作原理

医用传感器在现代医学领域中得到了广泛应用，涉及现代医学仪器设备的方方面面。由于人体是一个复杂的生物有机体，因此，检测人体不同信息需要用不同的传感器。

1. 根据探测的变化量的性质分类

（1）位移传感器 该类医用传感器是利用测量人体的器官和组织的大小、形状、位置的变化来判断这些器官的功能是否正常的装置。如：测得大血管的周长变化和血压变化之间的关系，可以算出血管的阻力和血管壁的弹性；测量胸围变化来描记呼吸；测量肠蠕动、胃收缩以了解消化道功能等等。此类医用传感器不仅可用于直接的位移测量，还可以用于间接位移的测量，因此，往往是其他类型传感器（如膜片压力传感器、力敏传感器）的二次传感元件。

（2）振动传感器 该类医用传感器是利用人体中的各类振动量变化，判断这些器官的功能是否正常。如根据心脏的搏动，大动脉中的机械振动传到人体胸壁表面的可听部位的声音，判断出心脏的功能以及人体震颤等等。

（3）压力传感器 该类医用传感器是利用人体的各部位压力变化，判断这些器官的功能是否正常，如测量血压、心内压、眼压、颅内压、胃内压、食道压、膀胱压及子宫内压等等。

（4）流量传感器 该类医用传感器是利用人体中某部位的流量变化，判断这些器官的功能是否正常。如根据无名指血液容量在血循环过程中的搏动性充血变化，借助透光的多少，判断脉搏变化情况。这里还需提及的是氧合血对光的吸收系数在波长为650～700nm之间有个最小值，所以通常选择这个最小值时的光作检测光，这样的光被动脉血液吸收最少，使传感器的灵敏度得以提高。

2. 根据医用传感器的作用原理分类

（1）电阻式 电阻式位移传感器，是一种将位移转换成电阻变化的传感器。常用的有电位器式、应变片式和弹性变应计3种。如测量肌肉收缩线度的电位器，是一种特殊的双脚规，电位器作为它的中心轴，双脚规的两臂包围肌腹部分，肌肉收缩时，双脚规两臂分开带动电位器中心点移动，从而记录下肌肉的收缩曲线。又如应变片，当弹性元件在位移作用下变形时，粘贴在弹性元件上的应变片感受应变而使其电阻值变化，把应变片接入电桥，由输出电压（或电流）就可以知道位移大小。另外还有电阻式压力传感器等等。

（2）电感式 电感式位移传感器用位移来改变单线圈的自感或双线圈的互感。如用来测量机体内部各器官的大小尺寸变化，测左心室主动脉及腔静脉的尺寸变化，测定血管内外径以及监测早产婴儿呼吸等。电感式位移传感器可分为自感式、互感式和差动变压器式等。另外，还有电感压力传感器。

（3）电容式　电容式压力传感器利用压力来改变电容量，从而判断器官的功能是否正常，如压力计、压差计等。

（4）光电式　指动脉脉搏的监测，就是以光电容积描记法，利用光强度变化产生的电强度的变化，来测出脉搏波。

（5）压电式　测血压时，可用力敏元件根据脉搏搏动时表现出的压力不同而测出血压。

（6）热电式　测呼吸数时可用热敏电阻，热敏电阻是一种对温度变化非常敏感的半导体元件，当它周围的温度发生微小变化时，它的电阻就随之发生相应的变化。根据这个特点，将热敏电阻放在鼻孔附近，即可达到测量目的。但用此种仪器，需特别注意季节的温度变化，在有温差的情况下方可使用。

3. 根据变换的电学量分类

（1）有源型　该类医用传感器是将被测非电学量变换为电压（或电流）信号，如光电传感器，热电传感器，压电型传感器，电磁感应型传感器，驻极体传感器等。因用被测对象本身能量产生输出信号，也常被称为发生传感器。

（2）无源型　该类医用传感器是将被测非电学量变换为电阻、电感及电容等电学量，如热敏电阻传感器，光敏电阻传感器，压敏电阻传感器，气敏电阻传感器等。因需接收外部信号源的能量，通过被测对象改变外部能量，而最后形成输出信号，也常被称为调制传感器。

4. 生物传感器

生物传感器是以化学物质成分为研究对象的化学传感器。由于它是仿生物的味觉和嗅觉等生物机理制成的一种利用生物技能进行测量的技术，并又可用于测量生物体的化学成分，常被称为生物传感器，有酶传感器、微生物传感器、酶免疫传感器和激素传感器等。其原理是在生物体中存在着能分别对应反映味觉物质或嗅觉物质的感受物质固定膜，当有味觉、嗅觉刺激时，此膜上出现感受物和膜上特定化学物质所形成的复合体，进而使膜电位发生变化。

此外，随着生物活性物质固化技术的不断发展，将使医用传感器改变现行生物检验手段，为临床的病态监护和自动药物注入等方面开辟更为广阔的前景。

三、医用传感器的进展

近年来，针对临床医学的特点和临床应用的需要，医用传感器技术也发生了根本性的变革，已经彻底改变了传统医用传感器体积大、性能差的缺点，形成了现代的新型医用传感器技术，并向着崭新的方向快速发展。同时，新型的科学技术前沿成果和生命科学进步的结合是新型医用传感器研究和产品开发的推动力，促使医用传感器朝着智能化、量子化、集成化、微型化、可遥控化以及多参数、多功能化等方面发展。

1. 智能化

随着计算机技术的不断发展和普及，计算机已逐步应用到测量技术中，使传感器和测量仪器朝着智能化方向发展，从而大大地扩大了使用功能，并提高了测量精度。应用智能化传感器技术的现代医学仪器设备具有许多显著特点，主要体现在：

（1）自动数据处理　智能传感器改变了传统上对参数的被动测量，变为主动测量。

（2）自诊断和自报警功能　智能传感器能根据预先设定的算法对设备的工作是否正常进行检测，并能诊断故障根源，并以故障代码的形式进行显示。

（3）接口功能　智能传感器采用标准数字化输出，其输出的数字信号是符合某种协议格式的，从而将多个传感器以网络形式组成一个系统。

2. 量子化

医用传感器的检测技术正在迅速延伸，如利用核磁共振吸收（NMR）的磁传感器、利用约瑟夫逊效应的所谓 SQOTO 磁传感器，能测出其十分之一的微弱场强；利用约瑟夫逊效应热噪声温度计，可测出 0.00001K 的低温；基于原子力显微镜（Atomic Force Microscopy，AFM）微探针的超灵敏传感器，可以测定 0.000001N 的力；利用光子滞后效应，做出了响应速度极快的红外传感器等。这些都是量子力学发展的成果。

纳米技术的介入为医用传感器的发展提供了无穷的想象空间。中科院上海应用物理所研制出一种新型的电化学 DNA 纳米生物传感器，其特色是通过对电极界面纳米尺度的精细调控，同时引入金纳米粒子进行电化学信号放大，从而显著提高了 DNA 检测的灵敏度。该生物传感器可在 1~2 小时内快速检测到约 2 万多个 DNA 分子，检测灵敏度达到 10fmol/L，超出常规荧光 DNA 检测方法约 3 个数量级。

3. 集成化、微型化

随着半导体技术的发展，现在已经把敏感元件与信号处理以及电源部分做在同一个基片上，从而使检测及信号处理一体化。一种安装在微创手术所用导管顶端的微小力传感器，其大小仅为 1.6mm×12mm，最小可测量 0.5mN 的力。

最新的微电子封装技术、光电技术和一次性芯片等用于医用传感器的创新发展，比如最新的微机电系统（Microelectro - mechanical Systems，MEMS），使得封装技术得到了提高。阿肯色州大学已经开发了包括生物医疗设备在内的多领域的新 MEMS 封装技术。

4. 可遥控、无创性

遥控技术与传感器的结合形成了另一种新型的可遥控传感器。而随着人们健康意识的不断提高和现代医学手段的多样化，无创检测已经成为传感器发展的另一热门方向，通过改变敏感元件或检测原理来实现无创检测也成为现代临床诊断研究的重点领域。

5. 多参数、多功能化

多参数传感器则是一种体积小而多种功能兼备的探测系统，可借助于敏感元件中不同的物理结构或化学物质及其不同的表征方式，用单独一个传感器系统来同时测量多种参数，实现多种传感器的功能。

需要指出的是，虽然至今已研究开发了许多种类的生物传感器，但是在实际应用中还存在着一些问题。绝大部分的传感器都存在可靠性问题，一部分生物传感器因寿命短、不稳定、使用条件受限制、响应速度慢等缺点，成为实用化的障碍。此外，传感器的微型化、对生物体的相容性是与体内测量、人工脏器相关的重要问题。未来的研究开发工作重点应该放在如何进一步提高已有分子识别材料的功能，尤其是提高固定化膜的寿命等方面，以及如何改善微生物传感器的稳定性和响应时间等。与此同时，我们也应该看到，医用传感器的革新与发展，必将推动现代临床医学的更快发展，必将为人们提供更为方便、更为科学的医疗服务。

第二节　脉　象　仪

脉诊即切脉，是医师用手切按病人桡动脉的"寸口"，根据脉象了解病人所患疾病内在变化的诊断方法。前面已介绍脉诊的基本知识和客观化方法，本节主要结合分析脉象方法介绍几种常用的脉象仪。

一、时域分析法

时域分析即分析脉象信息随时间变化的动态特征。通过对主波、重搏波的波幅及各种比值、时差、夹角、面积等参量的分析，寻求某些特征参量与中医脉象的内在联系。利用该法研究脉象的仪器种类繁多，所依据的原理也不尽相同，但可归纳为压力脉波型、光电容积脉波型、心阻抗脉波型以及超声脉象仪等，现举例说明如下。

1. 压力脉波型脉象仪

（1）MX－3型脉象仪

①基本原理：利用半导体应变片将脉搏的机械能转变为电信号。为了提高仪器的灵敏度和解决互换性、平衡调节等问题，将两个半导体应变片和电阻、电位器等元件组成完整的惠斯通电桥。同时还设置了稳压电源，适应各种应用场合的需要，保证仪器性能指标的稳定性。

②仪器结构：该型脉象仪由HMX－3C型换能器、放大电路、脉搏波信号电路、取法压力信号电路、波形输出记录电路等部分组成。

HMX－3C型换能器的物理模型和结构：假定桡动脉被锁定在坚硬的桡骨上面，在最佳取法压力下，弹性血管周围的软组织已处于不可压缩状态而形成均匀力场。换能器的弹簧片悬臂梁上贴着两片半导体应变片，是惠斯通电桥的两个相邻臂，刚性触头压在桡动脉管上部的表皮软组织上。通过悬臂梁的传感作用，使应变片随着血管周期性搏动而成比例地产生应变，使其电阻值也产生相应的变化，这样电桥就输出一个正比于总的搏动力的电压信号。由于弹簧具有适当的弹性和刚度，它能对"血管－表皮组织系统"施加一定范围的压力，使其在不同取法压力下检测脉象信息。

检测电路：该电路包括脉搏波信号电路和取法压力信号电路。取法压力信号相对于脉搏波信号是一缓慢变化的压力信号，而脉搏波信号频率则相对地较高。在信号处理时，可根据频率差异将二者分离。取法压力信号回路的主要作用是对缓慢变化的压力信号进行滤波、幅度－脉宽变换等处理，以便定量读取并标记在脉搏波信号上。

显示记录装置一般用心电示波器或心电图机。

（2）电感换能式脉象仪

①基本原理：该仪器是根据电磁感应原理制成的。脉搏波的压力变化使由电感式换能器内的膜片、空气隙、磁铁构成的磁路磁阻发生变化，从而引起电感量变化，然后由电感线圈和电阻组成的电桥输出电信号。

②仪器结构：该仪器由电感式压力换能器、动态压力测量仪、电子示波器、心电图机等部分组成。

电感式压力换能器的作用是将脉搏波的压力变化转换成电感量的变化。它有一对导磁的壳体，在每个壳体内装有一个电感线圈，弹性膜片被夹持在两个壳体中间。两个电感线圈与动态压力测量仪内的两个无感电阻组成了测试电桥。

在没有压力作用时，膜片位于两壳体中间位置，膜片与壳体的间隙 $\delta_1 = \delta_2$，线圈电感 $L_1 = L_2$，电阻 $R_1 = R_2$。此时电桥处于平衡状态，无输出信号。如果当压力作用在换能器的膜片上，膜片发生位移，使壳体与膜片之间的间隙一边增大，另一边减小，即 $\delta_1 \neq \delta_2$，而改变量为 $\Delta\delta_1 = \Delta\delta_2$。电感线圈的磁路是通过导磁的壳体、膜片和空气隙构成的回路，由于气隙的变化引起磁路的磁阻发生变化，从而引起了电感量的变化，使 $L_1 \neq L_2$，因而破坏了电桥的平衡，此时电桥输出 ΔV，且 ΔV 与外加压力成正比。因此，脉搏波压力的变化被转换成为电量的变化。

在换能器的压力接收孔上加一个类似铅笔头的金属碗，碗顶有一个圆孔与换能器的气隙相通，构成了切脉的探头。切脉时将金属碗口扣在"寸口"某一部位上，使之接触严密。当桡动脉波动时，引起碗内空气容积变化。碗内的气体与电感式换能器的气隙相通，因而引起膜片发生位移，膜片的位移又使气隙变化转换成为电量变化。这种微小电量变化送入动态压力测量仪加以放大，然后一路输入示波器来观察脉图，另一路送入心电图机作脉图记录。

2. 光电容积型脉象仪

（1）基本原理 脉搏信息中包含着丰富的血流动力学和生理、生化等方面的信息。由于血管内血液的脉动，使血容量作相应的变化。当入射光照射血管时，使耦合到光电换能器的光通量发生变化，引起光电流的变化，即可描绘出血容量随时间变化的曲线。依此原理使脉象客观化的方法称为光电容积法。

（2）实验装置与方法 利用光电容积法测量脉搏的装置光源为一高亮度的卤素灯泡，光线经聚光耦合到入射光导纤维，照射放在特殊测量头内的手指。透过指尖的光信息由接收光导纤维传递给滤光器。由滤光器输出 700nm 和 800nm 两种波长的单色光，经光电换能器变换为电信号。脉搏检出电路输出有价值的信号经放大后由双向开关交替地在电子示波器（CRT）显示或被记录器记录。

3. 电阻抗法

描记脉图的方法很多，用压力法取得的脉图，反映脉管内压力的变化；用光电法取得的脉象容积图，反映脉管内容积的变化；而用电阻抗法获得的阻抗脉图，则反映脉管内阻抗的变化。

（1）心阻抗图的基本原理 随着心脏有节奏的搏动，组织器官的血管表现出节律性的扩张与收缩。当血管扩张时搏动性血容量相应增加，反之，血容量减少。在人体组织中，血液和组织液的电阻抗最小，导电能力则最强。脉管内搏动性血容量随心脏搏动而周期性地增加或减少，因而导致组织的阻抗也相应变化，从而通过组织的电流亦发生变化。据此原理描记出的图形，称为心阻抗图。

（2）心阻抗图的临床意义　心阻抗图可以反映心脏收缩能力、心输出量、动脉管壁弹性及张力、血压、脉压等参数。如与心电图同步描记，则电阻抗技术是研究脉象的一种迅速、安全、简便且准确程度较高的方法。

4. 超声波血流测量法

用超声技术实现脉象测量，具有无损伤性和广泛获取有用信息的优点，是一种很有发展前景的方法。

目前用超声研究脉象有两种方法，即连续脉冲反射法（回声）和调制超声多普勒法。前者是用 B 型超声诊断仪实现的。现仅将后者的基本原理作一简述。

（1）脉冲调制多普勒法　连续正弦波多普勒血流计没有距离分辨能力，在发射和接收声束方向重叠的范围内，不同距离处的血流多普勒信号将被同时检出，不能区别开来，在脉象研究中受到一定限制。

为了使多普勒法具有距离分辨能力，需给发射信号加上时间标记，在接收信号中借助这个标记可把目的物（如"扣"桡动脉）的反射信号检测出来。这种加有标记的方法就是调制多普勒法，所用的调制信号有脉冲信号、随机信号等。

（2）调制多普勒法脉象仪的基本原理　具有距离分辨能力的调制多普勒脉象仪的基本原理是：将高频载波用调制信号调制后加到发射探头上，从探头发射调制的超声波被桡动脉反射，产生多普勒频移并被接收探头接收。仪器有发射和接收三组探头，接收探头分别拾取"寸、关、尺"三部分的脉象信息，经转换开关输入调制器。再用一延时调制信号将接收信号再调制（所用延迟时间等于超声波到桡动脉反射体的往返时间），经放大、带通滤波器并解调后输入快速傅氏分析器，经分析后将脉象显示在示波器上或作记录。该脉象仪可以检测不同距离的脉象信息，初步满足了举、寻、按三种诊法的要求。

二、频域分析法

1. 脉象分析装置

脉象分析装置由动变应力换能器（如丹麦 B&K4171 型电容换能器）、动变计、自动平衡动变测量仪、示波器、数据记录仪、数学相关计、频谱分析仪及 x、y 记录仪等部分组成。脉象分析装置的换能器前端套一聚四氟乙烯管子，直径约 5mm，开口直接置于"寸口"处。脉搏信息通过极微小的空气隙传至换能器膜片，然后由动变计显示应变值，并转换成电信号，经自动平衡动变测定仪、数据记录仪、数学相关计输入频谱分析仪。脉象分析装置利用高速傅里叶变换的方法显示出脉象的频谱图、功率谱图及计算出有关参数。

2. 数据处理及临床意义

（1）**数据处理** 经对正常人、急性肝炎病人、心脏病患者、胃肠功能紊乱患者分组进行测试，得知脉搏波频谱图（PSG）中，50Hz 以上成分仅包含很少能量，低于 1Hz 的信号可忽视。从而把 1~50Hz 的频谱分成 5 个频带，带宽为 10Hz，对每个频带计算其谱密度的平均值，以 E 表示。可用下式定出能量比（ER）。

$$ER = \frac{E(\text{低于 }10\text{Hz 的均值})}{E(\text{高于 }10\text{Hz 的均值})}$$

结果用 ER 值和 PSG 表示。

（2）**临床意义**

①ER 值：正常人 ER 值均大于 100，而大多数病人 ER 值低于 100。因此 ER 值能够用来确定人的健康情况，标准值定为 100。

在各类病人的 ER 值中，急性肝炎患者左关（肝）的 ER 值均低于 100；心脏病患者的左寸（心）ER 值均低于 100；胃肠功能紊乱患者右关（脾胃）的 ER 值也低于 100；而且在反映小肠、大肠、胆等脏器相应的脉诊部位，它们的 ER 值均低于 100。这些实验为解决寸口脉反映脏腑病证找到了科学依据。

②PSG 特征：正常人 PSG 的特征在 5Hz 以上频率范围内曲线是光滑的，在 10Hz 处，功率降到 30dB 以下，并且"寸口六部脉"的曲线均较接近，这表明正常人的脉搏几乎没有差别，反映其脏腑功能正常。

急性肝炎患者 PSG 特征有二：一为曲线有许多峰谷；其次取自"肝"及"胆"的脉搏在 10Hz 的高频范围内，远高于"心"及"胃"。这意味着前者的 ER 值较低。

心脏病患者的 PSG 特征表明，"心"及"胃"的曲线均高。而在非心脏病患者中，"心"部位的 PSG 特征曲线均为低值。

胃肠功能紊乱的 PSG 特征为"胃"及"大肠"部位的曲线离得很近。

从 PSG 特征中可知，"寸口六部脉"所表征的脏腑病证有两个结果：一为在 10Hz 以上 PSG 特征曲线位置偏高，即其 ER 值低；其二：曲线起伏大。这些与切脉的手感相一致。

三、综合分析法

1. 基本原理

综合分析法通过模拟中医切脉手法，将脉象还原成七部分，然后用仪器将这七种自变量分别描绘成三种图表：①举、寻、按诊脉趋势图；②血管"粗细"力示意图；③波形图（压力脉波图、血管容积图、频谱分析图等）。对这三种图进行综合分析，便能读出 28 种脉象来。

举、寻、按诊脉趋势图是医生指端压力变化时脉搏波幅度变化的趋势图。对浮、中、沉的取法，不能简单地以力的大小或电表的刻度来划分范围。老中医切脉时，一般采取举、寻、按的手法，对患者脉搏由轻到重逐步加压，随时将加压后的指感及时送回大脑进行鉴别比较，得出浮、沉等概念。由此可知，脉象由加压后从脉幅的变化趋势来加以判别。据此，加压的绝对值意义不大，从变化的趋势中应多取观测点，以便得到比较完整的变化趋势曲线。其方法是改进加压技术，使探头对脉搏由轻到重分七次加压，随时记录脉搏波幅度，作出压力－幅度直方趋势图。描记的诊脉趋势图可分为以下七种基本类型：渐降型、正态型、渐升型、满实型、无根型、高大型、低平型，如图 8－2 所示。

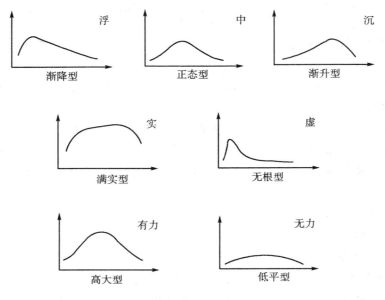

图 8－2　诊脉趋势图

2. 脉象图

脉象图可将位置、粗细、有力无力这三种感觉反映出来。关于迟数、节律、张力、流利程度等，可以利用频谱分析法测得。

分析举例

（1）浮脉

切脉要点：举之有余，按之不足。

趋势图：渐降型。

脉象图：弦、滑、缓。

（2）细脉

切脉要点：细直而软。

趋势图：正态型。

脉象图：柔。

（3）实脉

切脉要点：浮沉皆得大而长。

趋势图：高大满实型。

脉象图：略弦。

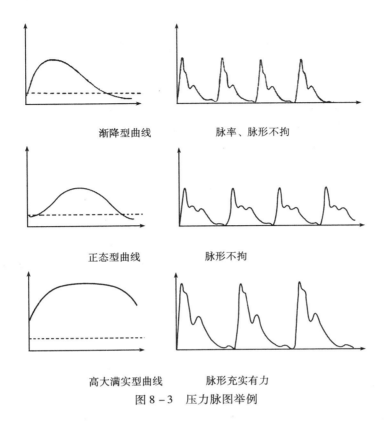

渐降型曲线　　　　　　脉率、脉形不拘

正态型曲线　　　　　　脉形不拘

高大满实型曲线　　　　脉形充实有力

图 8 - 3　压力脉图举例

3. 脉图的计算机分析

（1）电子计算机应用于脉诊客观化的方法

①离散化分析法：把通过各种脉象图仪获得的脉图进行离散化，即按照其表示的生理学意义抽取一定的特征点，运用一定的数学原理进行统计学处理。对从临床上得到的众多典型脉图，经处理后得到一组最能表现各自对应脉象的标准特征量。这样在特征空间中对以后所测得的各种脉图，利用综合分析法（或单一因素分析法），建立各自的判别式。借助计算机把多维的数据变为二维平面上的点，经计算机作图后，比较待定脉图与标准脉图的差异，就可根据相似程度定出所属脉象，如浮、沉、迟、数等。

②脉象信息自动提取法：脉图处理的第一步是脉图的计算机预处理和脉图信息计算机自动提取。用计算机自动确定脉图的起始点，然后用人机对话方式确定脉图上的各个特征点。

（2）计算机脉图分析在临床上的应用举例　临床脉图计算机分析不仅便于大规模、准确地收集并保存临床资料，总结临床经验和确切评价中医成果，而且还可以克服辨证时主观心理因素的干扰，减少各种脉象理解的模糊性，使各种脉象定量化、规范化。如利用计算机对早孕和未孕者脉图进行分析，建立判别早孕的指标及方程，直接从脉象图诊断早期妊娠。还有用计算机鉴别妊娠滑脉和病理滑脉的脉象及血流动力学分析。又如用计算机使用单因素分析法研究心血管血流动力学变化情况等。

第三节　舌诊仪

活体舌诊仪应满足以下基本性能：

1. 中医将舌划分为舌尖、舌中、舌根和舌边四个部分。认为舌尖反映心肺的病变；舌中反映脾胃的病变；舌根反映肾的病变；舌边反映肝胆的病变。因此，舌诊仪的探头体积要小，使用灵活，便于反映舌体不同部位的舌象。

2. 要求能反映舌质、舌苔的颜色以及苔的厚薄和舌体的大小。

3. 要求仪器灵敏度高，分辨本领较好。测试时间要短，避免病人疲劳。

4. 探头不能压迫舌体，以防产生假象。测量时，要求探头和舌体组成暗箱，以防杂散光干扰。

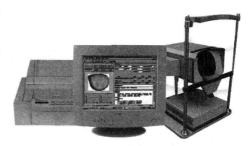

图 8-4　常用舌诊仪

本节重点阐述活体舌观察客观化的几种方法：三色测量法、分光光度法、显微镜观测法、染料印色法、标准色卡法和湿度测定仪等多种方法。

一、三色测量法

代表仪器是 LDS 型色诊仪。仪器的设计原理参照第六章第一节，即一般物体色的测量，要求用标准 C 光源照明下的颜色参数来表示：

$$X = K \int_{\lambda} S_C(\lambda) \bar{X}(\lambda) \mathrm{d}\lambda$$

$$Y = K \int_{\lambda} S_C(\lambda) \bar{Y}(\lambda) \mathrm{d}\lambda$$

$$Z = K \int_{\lambda} S_C(\lambda) \bar{Z}(\lambda) \mathrm{d}\lambda$$

式中 $S_C(\lambda)$ 为标准 C 光源的光谱功率分布。

因为标准 A 光源在实验室中容易获得，当用 A 光源代替 C 光源时，要求选择适当的色玻璃和光电转换元件的组合，才能满足和 C 光源照射下同样的颜色测量参数。为此，该仪器采用由色玻璃和硅光电池组成的光探测器，来模拟 CIE 标准观察者光谱三刺激值，光探测器的输出电流分别为：

$$i_x = K \int_{\lambda} S_A(\lambda) \tau_x(\lambda) \gamma_x(\lambda) \rho_x(\lambda) \mathrm{d}\lambda$$

$$i_y = K \int_{\lambda} S_A(\lambda) \tau_y(\lambda) \gamma_y(\lambda) \rho_y(\lambda) \mathrm{d}\lambda$$

$$i_z = K \int_{\lambda} S_A(\lambda) \tau_z(\lambda) \gamma_z(\lambda) \rho_z(\lambda) \mathrm{d}\lambda$$

式中：$S_A(\lambda)$ 为标准 A 光源的光谱功率分布；$\tau_x(\lambda)$、$\tau_y(\lambda)$、$\tau_z(\lambda)$ 分别为三色玻

璃的光谱透过率；$\gamma_x(\lambda)$、$\gamma_y(\lambda)$、$\gamma_z(\lambda)$为硅光电池的光谱灵敏度；$\rho_x(\lambda)$、$\rho_y(\lambda)$、$\rho_z(\lambda)$为物体的光谱反射率。

仪器用稳压电源向卤钨灯供电（12V，50W），使发光功率恒定。光源发出的光，用光导纤维导出，作为入射光照射舌体，再用另一光导纤维将舌体的反射光导入光探测器，经三色滤光片（由同步电机转动）采集三刺激值，由硅光电池分别转换成光电流。光电流经放大器、模数转换电路转变为数字信号，经计算机依色度学的有关公式进行计算和处理，根据中医专家经验，即可确定舌质、舌苔的颜色和苔的厚度，结果由显示终端显示，并可由打印机打印出来。这种方法迅速、准确、可靠，并能用中医术语打印，适合中医舌诊，也适用于喉科和眼科中有关颜色的测量。

二、分光光度法

分光光度法的理论依据是色度学的光谱分析原理和朗伯－比尔定律。根据此法研制的仪器主要有物理舌诊仪和荧光舌色仪。

1. 物理舌诊仪

舌对光的吸收具有选择性，如果对某些波长的光吸收较多，那么对这些波长的光反射就较少，反之亦然。测定反射光谱，就可以客观地定出舌质、舌苔的颜色。

棱镜分光舌诊仪的标准光源由稳压电源供电，所发出的复色光经棱镜色散，得到单色光，棱镜由同步电动机带动旋转，依次得各种波长的单色光。单色光经光导纤维照射到舌上，反射光由光导纤维导入，经光电换能器变成电信号，再经过放大，即可由显示器显示出舌的反射光谱。根据光谱分辨舌质的色调、亮度等，其结果与中医辨证分型有显著的相关性。

反射光栅式舌诊仪是用光栅代替棱镜，可获得更纯的单色光。

2. 荧光舌色仪

该仪器采用紫外线作光源，紫外线照射舌体，使舌面产生荧光。由于舌面色泽不同，所产生的荧光光谱不一样，峰值波长及峰值的大小也不一样。荧光的峰值波长按青紫舌、红绛舌、淡红舌、淡白舌而依次递增，即舌色越深，用紫外线激发所产生的荧光峰值波长越短。因此，选用荧光峰值波长作为客观指标来代表不同颜色的舌质，可达到区分不同舌质的目的。

三、活体舌显微镜观测法

该法使用微循环显微镜，从微循环变化的角度来研究舌象和甲皱微循环等。该型显微镜由双目显微镜、万向操纵架、照相机或电视摄像机、电视机等几部分组成。

1. 观察舌象的方法

被检查者在检查前安静休息60~90分钟，检查前2小时内不喝水，不吃东西，尽量少说话。观察时将微循环显微镜安装在万向操纵架上，使架上的消毒玻片与舌尖轻轻接触，在80~280倍镜下观察舌尖蕈状乳头内血管形态、血流的状态和血色。

2. 几种舌象的微循环变化

（1）淡红舌　正常人淡红舌质的舌尖蕈状乳头微循环图像清晰，微血管丛构形大多呈树枝或菊花状，微血管襻的外形完整，血色鲜红，微血流速度较快，流线是片流，无血细胞聚集和血管周围出血现象。

（2）淡白舌　淡白舌的蕈状乳头内微血管襻的动、静脉臂口径纤细，一部分毛细血管襻收缩甚至关闭。此外，由于淡白舌患者大多血浆蛋白低下，血管内渗透压降低，使微血管周围有明显渗出现象，组织水肿，微血管图像模糊不清，蕈状乳头横径增大。因此，淡白舌患者乳头内的微循环充盈不足。

（3）红绛舌　红绛舌患者的舌尖微循环特征是蕈状乳头横径较大，微血管丛中的管襻数目增多，管襻动、静脉臂口径粗大，异形血管丛较多，故血色鲜红，血管图像清晰。

（4）青紫舌　青紫舌比红绛舌、淡白舌舌质中的微循环障碍更为严重，在微血管丛构形、微血流障碍和微血管周围改变三方面都有明显变化。主要表现为异形微血管丛瘀血、扩张的微血管丛增多；血细胞聚集；流速减慢，出血，血色暗红；蕈状乳头横径减小。这些都是瘀证的微观表现。以上四类舌象的微循环变化比较见表8-1。

表8-1　四种舌象微循环变化比较

组　别	项　目（μm）			
	蕈状乳头横径	微血管丛中管襻数	动脉臂口径	静脉臂口径
淡红舌	524.8 ± 14.4	8.54 ± 0.19	8.56 ± 0.33	15.50 ± 0.63
淡白舌	617.3 ± 23.4	6.42 ± 0.25	5.46 ± 0.22	6.77 ± 0.41
红绛舌	620.8 ± 20.9	10.23 ± 0.36	10.10 ± 0.48	19.00 ± 1.18
青紫舌	477.7 ± 14.7	8.77 ± 0.32	9.21 ± 0.41	18.02 ± 0.72

四、染料印色法

舌的表面有很多乳头突起，例如舌蕈状乳头，它是舌面上突起的小圆点，宽0.4～1mm，顶大根小，如蕈之状。其分布舌尖较密集，舌边次之，舌中则稀疏少见。在正常情况下，舌蕈状乳头上皮角化层甚少，透过上皮可以隐约见到内部血管，故呈淡红色。舌蕈状乳头反应灵敏，在病理情况下，可呈鲜红肿胀，或淡白偏小，数目可以增多，也可以减少，有时可以完全萎缩。它的形态和数目变化与舌象有一定的关系。故可涂以染料印于纸上而显影，以观察舌乳头在各型舌象中的变化。

国外用一种特制墨水作舌印，主要试剂为伊文思蓝加上胶类和水制成。国内改用美蓝效果也很满意，用美蓝100mg和阿拉伯树胶2g，加10ml蒸馏水，煮沸10分钟即成。冷却后，加入几滴氯化丁烷醇以防腐。用较好而光滑的纸做成12cm×16cm大小，纸背再垫以作支持的硬纸。然后嘱患者口微张开，舌松弛地伸出门齿外约3cm，用消毒纱布擦干唾液，把墨水均匀地涂于舌上，然后轻而均匀地以纸压舌，连续做3～4次舌印。这些动作必须在几秒钟内完成，以免墨水干涸。从舌印上可清晰显现舌上蕈状和丝状乳头以及各种裂纹。

此外还可用舌印作丝状乳头与蕈状乳头计数。以距舌边和舌尖各1cm处为中心，作直径为0.5cm的圆，计算丝状乳头的数目。在舌边任取三个部位，各作直径为0.5cm的圆，计算蕈状乳头的数目，并求其平均值。正常人丝状乳头均值为5.22个，蕈状乳头均值为13.6个，中等大小的数目较多。而实热者蕈状乳头数目增加，平均为15.1个，形状中等大小的蕈状乳头减少。

这种方法能根据舌之病理改变来区别舌象，但因只能显示舌前三分之一的改变，且舌苔、舌质的颜色不能表现，对厚腻舌苔者更难应用，故对舌象研究有所限制。但可用彩色摄影技术正确记录舌苔、舌质颜色变化，以弥补染料印舌法之不足。

五、标准色卡法

历代医家在舌诊方面积累了丰富经验，并总结汇集成文，有的绘出了图谱，以指导后学。但由于条件限制，有些文字描述不太具体，或绘图粗糙，未能很好地反映舌与苔在病理变化下的真实情况。利用彩色摄影将各型舌象摄影成册，作为标准，以便和待观察的舌象作对比，这种方法称为**标准色卡法**。它的优点是方便教学，易于辨认，增加感性认识。但不能对舌象进行实时记录，不能作为定量化的标准。

六、舌体湿度测定仪

舌诊中除重视舌苔的颜色、厚薄、腐腻、花剥外，舌苔的润燥也是辨证的参考指标之一。舌苔湿润表明津液未伤。若苔面有较多的水分，甚至伸舌则下滴，称为水滑苔，多为水湿内停。舌苔干燥是津液已耗。外感热病多属高热伤津，杂病多属阴虚液亏。

舌苔湿度测定仪由 SM－1 型半导体陶瓷湿敏元件、方波发生器、采样及温度补偿电路、电压跟随器组成。其原理是：SM－1 型湿敏器件是由 $MgCr_2O_4 - TiO_2$ 多孔物质烧结体构成的金属氧化物陶瓷，其导电机理是物理吸附起支配作用。该器件的电导率随吸附的水分多少而发生变化，由于该器件有一定的温度系数，所以把温度补偿电路也设计在其中。取样电路的工作电压由带限幅电路的方波发生器提供，以防湿敏元件极化。工作电压经电压跟随器使输出低阻抗，有利于远距离传输。为了便于吸附水分，在该传感器中采取了加热措施。该传感器的特点是湿度量程宽，响应时间快（小于 10 秒）。

舌诊的客观化方法，除了上面介绍的几种以外，还有血液流变学方法、微血管造影和放射性核素标记法等。此外，还可以采用病理切片和刮舌涂片等离体舌研究方法来进行客观化的研究。

第四节 电 针 仪

电针疗法是用电针仪输出电流，针刺得气之后，在针上通以电流，利用电刺激代替手法运针，通过人体经络腧穴的作用以治疗疾病的一种方法。电针具有针刺和电刺激的双重治疗作用，是传统针灸方法与电子技术相结合的产物。其优点是能代替人作较长时间的持续运针，节省人力；且能比较客观地掌握刺激量；操作简便，疗效可靠，使用安全。

电针的形成是在针灸学发展的基础上，吸取了现代电子技术的理论，经过临床实践而逐渐产生的。1955年，陕西学者朱龙玉在总结前人经验和自己临床研究的基础上，提出以人体神经分布与经络相结合的"电针疗法"，并著书《中国电针学》，系统地阐述了电针原理、方法和临床治疗。之后开始在临床上广泛地使用电针疗法，从而扩大了电针临床应用的范围；同时还做了大量临床研究与实验研究，使电针疗法的临床应用得到肯定和推广。特别是自1958年开展针刺麻醉以来，电针的临床应用得到了迅速发展。

一、电针仪的种类

电针仪的种类很多，只要能控制输出电压、电流到所需强度的器械均可用作电针仪器。一般来说，电针仪以具有刺激量大、安全，电源不受限制（既可用交流电，也可用直流电），耗电省、体积小，携带方便，耐震、无噪音等特点为佳。临床上主要有以下几种类型。

1. 直流可调式电针仪

这类型电针仪为最原始、最简单的电针机，因其易发生折针或烧灼等意外事故，现已较少使用。

2. 蜂鸣（感应）式电针仪

该类型电针仪结构简单，造价较低，但频率变换困难，耗电量大，有噪音，也少用。

3. 降压式交流电针仪

该类型电针仪结构简单，但频率不能随意改变，亦少用。

4. 晶体管脉冲式电针仪

该类型电针仪是目前临床上应用最普遍的一种。脉冲电是指在极短时间内出现的电压或电流的突然变化，即电量的突然变化构成了电的脉冲，其输出的低频脉冲电流接近人体生物电，既可用作电针治疗，又可用作点状电极或板状电极直接放在穴位或患部进行治疗。

最常用的电针治疗仪是G6805型电针治疗仪，属于晶体管脉冲式电针仪。它的性能比较稳定，采用交直流两用电源，可输出连续波、疏密波、断续波，频率在0.6~100Hz范围内可调，用强度旋钮控制输出的电压或电流。

二、电针仪的物理参数

电针仪的输出物理刺激参数包括波形、波宽、波幅、频率、电压、电流强度和刺激时间等。大量的实验研究和临床实践表明，不同参数电针具有不同的治疗效果，故合理选用电针参数，有利于提高临床疗效。除了波形根据不同的类型进行研究外，其余几项需研究其数值的变化，即量化。这里主要介绍一下频率、波形和电流强度。

1. 频率

电针的频率有每分钟几十次至每秒钟几百次不等，频率快的叫高频（或密波），一般在 50～100 次/秒，频率慢的叫低频（或疏波），一般是 2～5 次/秒。频率与节律配合调节可以形成疏密波、断续波等。

2. 波形

从电针仪输出波的电特性分析，可以归纳为三类：第一类为规律脉冲波，其波形固定不变，如连续波，当人体接受这类波形电针治疗时容易产生电适应现象，即通电几分钟后，电刺激强度会逐渐变小。第二类为调制脉冲波，其波幅或频率随时间发生有规律的变化，如断续波、疏密波等，不易产生电适应现象。第三类为完全不规律脉冲波，其波幅或频率随时间发生无规律的变化，如产生音乐、噪音或语言的电脉冲，即声电波，因其是随机瞬变的复合波刺激，不易引起人体的适应性和耐受性，在长时间的治疗中作用与效果不易衰减。现将临床常用的几种波形简述如下：

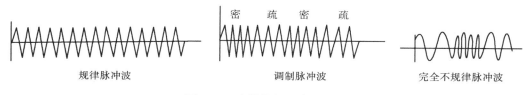

图 8 - 5　电针仪的三类波形图

（1）连续波　指电针仪输出的电脉冲是固定于某一波形和某一频率。

密波　它能降低神经应激功能，先对感觉神经起抑制作用，接着对运动神经也产生抑制作用。常用于止痛，镇静，缓解肌肉和血管的痉挛，针刺麻醉等。

疏波　它的刺激作用较强，能引起肌肉收缩，提高肌肉的张力。对感觉和运动神经的抑制发生较迟。常用于治疗痿症，各种肌肉、关节、韧带、肌腱的损伤等。疏波还可调节血管的舒张功能，改善血液循环状态，促进神经、肌肉功能的恢复，调整异常状态的血压，且常用于针麻的诱导期。

（2）疏密波　是疏波与密波自动交替出现的一种波型。疏、密交替持续的时间约各 1.5 秒，能克服单一波形易产生适应的缺点，动力作用较大，治疗时兴奋效应占优势。疏密波能促进代谢和气血循环，改善组织营养，消除炎性水肿。常用于止痛、扭挫伤、关节周围炎、脉管炎、坐骨神经痛、面瘫、肌无力、局部冻伤等。

（3）断续波　是有节律地时断时续自动出现的一种波型。断时指在 1.5 秒内无电脉冲输出，续时是密波连续工作 1.5 秒。断续波形机体不易产生适应，其动力作用颇强。能提高肌肉组织的兴奋性，对横纹肌有良好的刺激收缩作用。常用于治疗痿症、瘫痪，也可用作电肌体操训练。

（4）锯齿波　是脉冲波幅按锯齿形自动改变的起伏波，每分钟 16～25 次或 20～25 次，其频率接近人体的呼吸规律，故可用于刺激膈神经（相当于天鼎穴部位），作人工电动呼吸，抢救呼吸衰竭者，故又称呼吸波。并有提高神经肌肉兴奋性，调整经络功能，改善气血循环的作用。

3. 电流强度

当电针仪电流开到一定强度时，患者有麻刺感，这时的电流强度称为"感觉阈"。如电流强度再稍增加，患者会突然产生刺痛感，能引起疼痛的电流强度称为电流的"痛阈"。脉冲电流的"痛阈"强度因人而异，在各种病态情况下差异也较大。一般情况下，感觉阈和痛阈之间的电流强度，是最适宜的治疗刺激强度。但此区间范围较窄，须仔细调节。超过痛阈以上的电流强度，患者不易接受。临床上掌握刺激强度常以病人能耐受为宜，一般穴位可看到针体的跳动，肢体的穴位通电后多可见到肢体有节律的抽动（当电针频率较低时）。

三、电针仪的临床应用

1. 电针治疗时的强度

一般来讲，电针治疗的强度以患者适应为度，从零开始，逐步调高输出电流至所需要的强度，应注意缓慢旋动旋钮，以免给病人造成突然刺激，甚至引起弯针、断针。

2. 电针的治疗时间

一般通电时间为 15～30 分钟，有些病人可延长至几个小时，通电时病人出现酸、麻、胀、热等感觉或局部肌肉作节律性收缩。如作较长时间的电针，病人会逐渐产生适应性，感觉刺激逐渐变弱。此时可适当增加刺激强度，或采用间歇通电的方法，即停电几分钟，然后再通电。

3. 电针治疗时电极的接法

单穴使用电针时，可选取有神经干通过的穴位（如下肢的环跳穴等），将针刺入后接上电针仪的一个电极，另一个电极接在用水浸湿的纱布上，作为无关电极，固定在同侧经络的皮肤上。

双穴电针治疗，一般以同经、同侧的穴位为主，接电极的两个穴位之间距离不宜太远，一般以头部、面部、背部、腰部、腹部、胸部、四肢分别作为双极放置的位置，不宜将两个电极接在两个不同的部位。

4. 电针适用范围

电针的适用范围和毫针刺法基本相同，可广泛应用于内科、外科、妇科、儿科、五官科、骨伤科等各种疾病，并可用于针刺麻醉，尤常用于各类痛证、骨关节病变、肢体瘫痪、脏腑疾患、五官疾患、神经官能症、预防保健等。

第五节 灸 疗 仪

一、红外线灸疗仪

红外线灸是指利用红外线辐射器在人体的经络穴位上照射，使经穴产生温热效应，从而达到疏通经络、宣导气血、扶正祛邪的目的。

1. 红外线的基本知识

（1）**定义**　**红外线**即红外辐射，也叫热辐射，实际上就是波长在 0.76μm 到 1000μm 的电磁波。它在可见光谱红端以外，红外辐射即由此得名。

（2）**红外线的物理性质**　在光谱中波长自 0.76μm 至 400μm 的一般称为红外线（指的是医用），与工业用红外线不同，其划分也不一致（详见表 8-2）。

表 8-2　　红外线的分类 1

医	760mμm ~ 400μm
	700mμm ~ 800μm
用	770mμm ~ 1.5μm
	760mμm ~ 1mm
工业用	760mμm ~ 1000μm

表 8-3　　红外线的分类 2

分　类	波　长
近红外线	0.76 ~ 1.5μm
中红外线	1.5 ~ 5.6μm
远红外线	5.6 ~ 1000μm

红外线光谱分为两部分，近红外线（或称短波红外线）波长 0.76 ~ 1.5μm，穿入人体组织较深。远红外线（或称长波红外线）波长 1.5 ~ 400μm，多被皮肤吸收。在红外线光谱中，只有近红外线具有明显的光电作用、光化学作用。远红外线照射物体时只能引起分子或原子旋动或摆动加强，使分子动能改变，从而产热。

水吸收红外线的性能　，10cm 的水层可完全阻止红外线透过，因而高温车间常用雾状喷水的方法吸　　红外线来降温，在水中加入铜盐可加强其吸收红外线的性能。波长在 0.76　　μm 的红外线是日常生活中最常接触的红外线，波长大于 3μm 的红外线绝大部分被大气所吸收。

红外线光源温度与红外线辐射的关系：

温度 > -273℃　　均可辐射红外线

温度 < 500℃　　部分为红外线

温度 = 500℃　　红外线加红光

温度 < 1000℃　　长波红外线最强

温度 > 1000℃　　短波红外线最强

温度 > 3000℃　　最强可见光 + 红外线 + 部分紫外线

物体温度降低时，辐射的全部是看不见的红外线。当温度上升到 500℃ 时，除发出红外线外，还发出红光。红外线是外界环境最常作用于人体的因子之一，太阳是最强大的红外线辐射源。波长为 0.76 ~ 2μm 的红外线占全部太阳辐射的 70%，地球和大气层也不断发出红外线。

2. 红外线的生理作用及与人体的相互关系

（1）红外线的生理作用——温热效应

红外线局部照射首先引起照射部分的温度升高。但是当照射的强度大、时间长时，也可以引起身体其他部位的温度升高，如在红外线照射作用下，与其他部位相比较，肌肉和腺体的温度还可继续升高。

红外线照射引起的温度升高与加强代谢有关，具体可概括如下：

组织吸收红外线量子→温度升高↔代谢加强

红外线照射大腿时，一些部位温度的变化，如下表8-4所示。

据观察：在红外线直接照射的组织内出现一些活性物质，这些物质进入血管内，随血液循环而至其他部位，故可使远离部位的组织器官的代谢和产热均加强。用红外线照射失神经支配的部位如离体血管或一块皮肤时，均可产生一些活性物质。如以林格氏液冲洗这些被红外线照射过的组织，可发现氮，特别是残氮的含量明显增多。有人认为，这些活性物质即是蛋白分解的特殊产物。

表8-4　不同部位红外线照射后的温度变化情况

部位	温度升高时间（分钟）	40分钟后升高数值
肌　肉	5	3.3
股静脉	8	2.5
下腔静脉	12	0.7

红外线局部照射对远离部位温度的影响，不仅是由加热的血液所造成的，也是由被血液所传送的活性物质所引起的。

（2）人体与红外线的关系

①人体的红外线辐射：人体不断地辐射和吸收红外线，即进行辐射热代谢，人体发射的红外线波长为$9.3\mu m$，由于体温及其周围物体的温度变化，人体的红外线也有很大变化。在人体散热的总量中，因辐射红外线而散热占的比例最高，占43.75%，因传导所散的热量占30.85%，因蒸发所散的热量占20.75%，其余是通过呼吸、肌肉活动、加热食物而消耗的热量。人体的辐射热代谢对保持机体与外界环境的平衡，维护体内各系统器官的正常功能，以及反映机体的功能状况，均有重要意义。

②人体对红外线的反射和吸收：红外线照射到体表后，一部分被反射，另一部分被皮肤吸收。据观察：皮肤对红外线的反射程度，与色素沉着的状况有关。例如：用波长$0.9\mu m$的红外线照射时，无色素沉着的皮肤反射其能量达40%，长波红外线（波长$1.5\mu m$以上）照射时，绝大部分被反射和浅层皮肤组织所吸收，因此其直接穿透皮肤的深度仅达$0.05\sim2mm$。短波红外线（波长$1.4\mu m$以内）以及红色光的近红外线部分，透入组织最深，其直接穿透深度在10mm以内。

观察发现，波长为$0.8\sim1.2\mu m$的光线，经人体表的透过率最大，波长在$0.6\mu m$以下、$1.5\mu m$以上的光线，经体表的透过率最小。因此，长波红外线只能作用到皮肤的表层组织，短波红外线可直接作用到皮肤的血管、淋巴管、神经末梢及其皮下组织，如表8-5所示。

表 8 - 5　皮肤对红外线的透过率

波长（μm）	透过率（%）	波长（μm）	透过率（%）
2.0	16	0.7	37
1.5	39	0.6	37
1.2	40	0.57	32
1.0	40	0.54	16
0.8	40	–	–

③人体对红外线的感受和耐受：足够强度的红外线辐射作用于体表时，首先产生强度热辐射，进一步增加可引起痛感，甚至烧伤。实验观察发现：引起不可忍受的痛感的辐射强度，对于不同射线是不同的。例如：可见光线引起的不可耐受的痛感的辐射强度为 $3.11cal/(min \cdot cm^2)$（皮肤），短波红外线为 $1.79cal/(min \cdot cm^2)$（皮肤），长波红外线为 $1.33cal/(min \cdot cm^2)$（皮肤）。在同一照射条件下，人的体表不能耐受的最强辐射波长为 $2.5\mu m$，易耐受的最长波长为 $1.0\mu m$。若以温度为指标，对于短波红外线和可见光线的最大耐受温度，在皮表为 43.3℃左右，对于长波红外线则为 45℃左右。红外线多次重复照射皮肤时，感受性可以升高。人体最易感受较重复照射低强度的红外线辐射。

红外线红斑： 足够强度的红外线照射人的皮肤时，可出现红外线红斑，其特点是呈斑状或网状，与未照射的皮肤缺乏明显界线，停止照射后，可较快消失。仅仅在用接近引起烧伤的强度照射时，红斑反应才可持续数小时。大剂量红外线照射，可引起皮肤结缔组织成分的渗出性炎症改变或增殖性改变。大剂量红外线多次照射皮肤时，可产生褐色的大理石样红斑，且长时间不消退，即色素沉着。这与热作用加强了血管肾基底细胞层中黑色素细胞的色素形成有关。

表 8 - 6　皮肤对红外线的耐受

照射强度 （ $\times 10^3 lx$ ）	耐受时间
0.4 ~ 0.8	长时间
0.8 ~ 1.5	3 ~ 4 分钟
1.7 ~ 2.25	1 分钟
2.3 ~ 2.8	30 秒
4.2 ~ 5.0	3 ~ 4 秒
7	≤1 秒

3. 红外线的治疗作用

红外线治疗作用的基础是其照射后直接产生的温热效应，进而影响组织细胞的新陈代谢以及神经系统的功能。红外线作用的机理属于体液和神经的反应和调节作用。例如：红外线照射时产生的热，以及在此基础上所引起的代谢变化和产物，都是对机体大量的神经感受器的刺激信号。如皮肤的感受器，血管壁的植物神经末梢感受器等，都可以对此通过不同的反射途径产生一定的反应。在体液因子作用下，通过植物神经系统，可以反射性地调节热代谢，从而扩张血管，加强汗液的分泌，引起代谢强度的变化，进一步又可影响机体的免疫功能和神经功能。红外线照射的具体效果，一方面与其照射的方式、剂量等因素有关，另一方面与病理改变的特点和整个机体的功能状态也有非常密切的关系。实验证明，照射前注射肾上腺素，可显著提高机体对红外线的感受性。一些人主张，红外线治疗时，以选用短波红外线为宜。因可加热到皮肤深层，进而由毛细血管网将热扩散到更深更广泛的部位。近年来，我国不少地区和日本等有增加应用长波红外线的趋势。其直接作用于较浅部位，进而靠传导扩散热。但两者应用的疗效究竟有何显著差异，尚待进一步观察和研究。

　　红外线的具体治疗作用，主要对风、寒、湿三症有祛风、散寒、除湿的效果。对于慢性感染性炎症，可增强细胞的吞噬功能和机体免疫力，改善血液循环，降低神经的兴奋性。因此，具有镇痛、促进恢复正常的神经功能、解除横纹肌和平滑肌的痉挛等作用。可改善组织营养，防止废用性肌萎缩，消除肉芽水肿，促进肉芽和上皮生长，减少烧伤创面的渗出，消除扭、挫伤而引起的组织肿胀，加快血肿消散，减轻术后粘连，促进瘢痕软化，减轻疤痕挛缩等。

　　实验和临床观察发现，一定强度的红外线照射眼睛，可引起白内障。因为眼内含有较多的液体，对红外线的吸收较强，同时与波长有密切关系。研究结果证实：产生白内障与波长 1.5μm 的短波红外线作用有关，波长大于 1.5μm 的长波红外线不引起白内障。红外线与电针、中草药外敷等综合应用时，有显著的协同作用。

4. 红外线灸疗仪的结构及原理

　　红外线灸疗仪的外形结构，如图 8-6 所示。其原理比较简单，主要是利用电阻丝缠在瓷棒上（涂上远红外线原料），通电后电阻丝产生的热使罩在电阻丝外的碳棒温度升高，一般不超过 500℃。发出的光线绝大部分为长波红外线，其中最强的辐射是波长为 4~6μm 的红外线。电阻丝是用铁、镍、铬合金或铁、铬、铝合金制成，能反射 90% 左右的红外线。

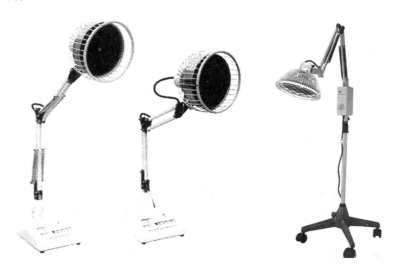

图 8-6　常用的红外线灸疗仪

还有的用碳化硅管，管内装有陶土烧结的螺旋柱，柱上盘绕铁铬铝电阻，通电后发出热能，穿过碳化硅层，透过红外线漆层，发射出红外线。另外，红外线在光疗中简称红外线灯，共分为两种。

（1）发光　即工作时同时发出短波红外线、可见光甚至还有少量的紫外线的光源。普通照明用的白炽灯泡即属此类，它发出95%的红外线，4.8%的可见光和0.1%的紫外线。

还有一种发光的红外线灯，称为石英红外线灯，是将钨丝伸入充气的石英管中构成。这种灯辐射效率很高，加热或冷却的时间均不超过1秒。

发光的红外线灯辐射的波长范围在$350m\mu m \sim 4\mu m$之间，属红外范围者为$760m\mu m \sim 4\mu m$的辐射，其中绝大多数为$800m\mu m \sim 1.6\mu m$，因此主要为短波红外线，灯管功率为$150 \sim 1500W$不等。

（2）不发光　工作时不发光或仅呈暗红色的辐射器，称为不发光的红外线灯。它是电阻丝绕在或嵌在耐火土、碳化硅（金刚砂）等物质上制成的棒或圆板。这种辐射器的波长$770\mu m \sim 1.5\mu m$，大部分在$2 \sim 3\mu m$之间，属长波红外线。这种辐射器的功率为$50 \sim 600W$不等，大者亦可达1500W。由于铜、铝等金属可以反射90%左右的红外线，不论是发光的还是不发光的红外线灯，其反射罩多用铝或铜制成。

（3）辐射器的选择　照射肩、手、足部的穴位，可用$150 \sim 250W$的小灯，照射腰、背、腹、躯干或双下肢等大部位的穴位，可用$500 \sim 1000W$的大灯，照射头面部或病人厌烦强光刺激时，则宜采用不发光的红外线灯。

二、艾灸仿真仪

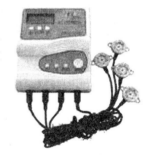

图8-7　艾灸仿真仪

艾灸仿真仪又称**仿灸保健仪**（如图8-7），它根据艾条燃烧时所辐射出的光谱，运用仿真技术模拟其辐射光谱，发挥传统灸法温阳益气、通络活血，化瘀消肿、祛湿止痛等功效，可以消除传统灸法燃烧缓慢，烟雾刺鼻熏眼，易于灼伤等缺点，使我国传统灸法在技术上、性能上获得新的发展。

第六节　其他医疗设备

一、激光针疗仪

激光是一种基于受激辐射原理而产生的一种高强度的相干光。激光的本质是普通光线，但又不同于普通光线，它具有亮度高、单色性好、方向性好和相干性好等特点。激光的生物作用机制包括热效应、压力效应、光化效应和电磁效应。激光器是产生激光的装置，由激光工作物质（包括固体、气体、液体、半导体等，不同的工作物质产生不同波长和不同性能的激光）、激发工作物质的能源（即激发能源，包括光、电、化学能激发等，视工作物质而定）和光学谐振腔（由相互平行的两个反射面构成，其中一个为全反射面，一个为半透半反射面）三个基本部分构成。激光由谐振腔的半反射面的一端辐射出来。

激光穴位照射仪，是现代激光技术与中医针灸疗法相结合的产物，一般用小功率激光束照射经络穴位代替针灸刺激以治疗有关疾病，故又称"激光针"（光针）或"激光灸"（光灸）。激光针的优点是无痛、无菌、安全、简便、省时。

1. 激光的物理特性

激光和普通光一样，也是以波的形式运动着的光子。因此，同样具有反射、折射、衍射、干涉、偏振，以及可以聚焦、散焦等性能。因激光是受激辐射光，故频率一致、方向一致、相位一致、偏振一致，具有高亮度、单色性好、相干性好、方向性好的特性。

（1）单色性好　光线越纯，光频越窄，单色性越好。所谓单色光实际上并不是单一的波长，而是波长范围很小（十分之几个纳米）的光。由于受激辐射作用发生在特定的能级之间，加之谐振腔对波长或频率的选择限制作用（只允许光频范围极窄的激光参与反馈放大），使光能在光谱上强烈集中，故光线极为单纯。激光出现之前，单色性最好的光源是氪灯，波长为 605.7nm，谱线宽度为 0.047nm，而氦氖激光的谱线宽度只有 10^{-8}nm，其单色性比氪灯高数百万倍。激光的这个特点对于研究、分析、化验、诊断、精密测量等方面的应用，有重要作用。

（2）相干性好　相干性包括时间相干性和空间相干性两方面的概念。

时间相干性，即光场中的某一点在不同时刻的波幅之间存在着的固定联系。光的单色性愈好，时间相干性也愈好。

空间相干性，即在同一时刻空间中不同点的波幅之间存在着的固定联系。方向性愈好，空间相干性也愈好。

普通光是物质中亿万个粒子在发光时，彼此互不相干。发光是自发的、任意的，发出的光具有不同的频率。即使频率相同，而相位却毫无关联，很少甚至不存在恒定的相位关系，故不易显示相干现象，或相干性很差。由于激光是受激辐射，各发光点密切相关，可在较长时间内保持恒定相差，频率又完全一致，干涉效应特别明显和强烈。

利用激光的良好相干性发展起来的激光全息照相术，可以记录和再现各种医用立体图像。观察生物结构，观测体内病变，甚至可记录与再现瞬间即逝的运动过程。全息术与显微术相结合，可记录与再现心、肺等组织结构与活动。

（3）方向性好　在光学谐振腔的作用下，输出的激光是平行传播的。一般激光器输出的激光束其发散角数量级为 mrad，所以激光的方向性非常好。

（4）高亮度　由于激光有良好的单色性和方向性，故它的单色能量可高度集中在发射方向上，通过会聚能集中于空间一点，此外还可通过采用压缩激光脉冲宽度的措施，使光能在时间上高度集中，因此激光具有高亮度。例如：过去曾认为世界上最亮的光源是太阳和氙灯（人造小太阳，其亮度和太阳差不多），而实际上一台巨脉冲红宝石激光器的亮度比太阳高几十亿倍。除核爆炸外，至今还找不到其他装置能够像激光器这样高度集中能量。一台大功率的玻璃激光器在瞬间的输出功率最大可达几百万千瓦，超过了全世界现有的全部发电站功率的总和。聚集高亮度巨脉冲激光，可在直径为千分之几毫米范围内产生几百万度的高温，几百万个大气压的高压和每厘米几千万伏的强电场，可使世界上任何一种物质气化，即使聚集中等亮度的激光，在焦点部也能产生几千度甚至几万度的高温。1mW 的氦氖激光比太阳的亮度强约 100 倍，激光聚集于 1/100 弧度时亮度则比同样光功率的普通光源的光亮度大 5 亿倍。利用高亮度的激光，可以破坏肿瘤，施行外科手术等。

2. 激光的生物作用机制

（1）热效应　激光的能量密度很高，作用于组织时其能量被吸收转变为热。当功率足够大时几毫秒内即可使组织温度升高到 200℃ ~1000℃，停止作用后，45℃ ~50℃左右的温度仍坚持 1 分钟左右。这种效应足以使蛋白变性、凝固，甚至炭化、气化。这种效应，是激光用作光刀以切割组织的基础。

（2）机械效应　机械效应是由两方面引起的，一方面是高能量的激光本身就有光压作用。目前，激光器的最大功率为 17KMW，作用时间为 3ms，作用于受照射物质上时能产生 $1005kg \cdot cm^{-2}$ 的压力。虽然医用激光器的功率不会这样大，但有光压作用这一点是无疑的。另一方面，激光还能产生所谓次生冲击波的压力效应。

（3）光化效应　有些激光器工作在蓝光或紫外光范围内。蓝光和紫外光都有一定的光化效应，因此这种激光亦将引起一系列的光化学反应。

（4）电磁效应　激光也是一种电磁波，故可以产生很强的电磁场，有时达几十万伏，这样的电磁场将对生物机体产生不同的影响。

3. 激光针疗仪种类及特点

（1）氦氖激光针疗仪　现多用连续型氦氖激光器作为激光针的光源，激光为红色。工作物质为氦氖原子气体，发射波长为 632.8nm，功率为 1mW 到几十毫瓦，发散角为 1mrad。国内一般用几毫瓦，小功率氦氖激光有刺激作用，这刺激作用既是局部的，又是全身的；氦氖激光束又能部分地达到生物组织 10 ~15mm 深处。正是这两个特点，使氦氖激光束能够代替针刺对穴位起刺激作用。激光输出可以是连续的或脉冲的，脉冲激光可起捻针作用。

（2）二氧化碳激光针灸仪　艾灸对穴位的作用之一是热作用。而弱二氧化碳激光照射穴位时，既有热作用，又有刺激作用，因而可用二氧化碳激光束作激光灸。目前，在我国多用 20 ~30W 二氧化碳激光束散光，使它通过石棉板小孔照射病人穴位（以感到温暖为度）。其工作物质是二氧化碳分子气体，发射波长为 $1.06 \times 10^4 nm$，属长波红外线波段。输出形式为连续发射或脉冲发射，发散角 1 ~10mrad。由于脉冲的作用时间短，在组织上不会产生热积累而发生碳化现象，同时其脉冲峰值功率高，因而更适合于切割和美容。二氧化碳激光针灸仪的主要缺点是激光进入皮肤深度太浅，只有 0.2mm，只对皮肤浅表层起作用。

（3）掺钕钇铝石榴石激光针疗仪　该激光针疗仪光源为掺钕钇铝石榴石近红外激光，这种激光进入皮下组织层时，还有相当大的强度，可引起深部的强刺激反应，输出方式为连续发射。

4. 激光的治疗作用

不同波长和功率的激光作用于人体时，所产生的生物效应及治疗作用不同。一般来说，小功率低能激光的作用比较明显，可影响组织的代谢，促进组织再生，加速炎症消散。

激光针疗仪具有消炎、镇静、镇痛、抗过敏和调节神经系统机能、扩张血管、改善血液循环及促进新陈代谢等作用。实验证明，光针具有一定穿透力，与传统针刺治疗相比有近似的生理效应。国外，有人认为激光不能用于麻醉和治疗外伤性截瘫，但国内却有不少麻醉成功的案例。目前一般认为，本疗法对支气管哮喘、过敏性鼻炎等疾病有较好疗效。

二、微波针灸仪

微波针灸仪是在毫针针刺的基础上，把微波天线连接到针柄上，向穴位注入微波，将针刺和微波的热效应相结合，激发经络之气，达到治疗疾病的一种新型针灸仪器，如图 8－8 所示。

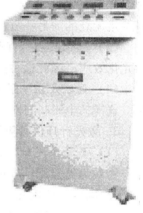

微波是指波长为 1mm～1m，频率为 300～300000mHz 的一种特高频电磁波，根据波长范围，可将微波分为分米波（11～100cm），厘米波（1～10cm），毫米波（1～10mm）三个波段。医疗上最常用的微波频率为 2450MHz，波长为 12.5cm。在医用电磁波谱中，它位于超短波和长波红外线之间。微波和其他高频电磁波不一样，因为它已具有一定的光学性能，能反射、折射和衍射，并可通过反射器和透镜进行聚焦。微波对人体组织的穿透力与其频率有关，频率越高，穿透能力越弱。微波对人体辐射时，分米波（460MHz）的有效作用深度可达 7～9cm，厘米波的最大有效作用深度为 3～5cm，毫米波有效穿透深度很小，通常能量的 70% 在 300μm 深的生物组织内，即在皮肤的真皮浅层被吸收。

图 8－8　微波针灸仪

1. 微波的特性

当微波辐射到人体时，一部分能量被吸收，另一部分能量则为皮肤及各层组织所反射，因而会损失部分能量，不能全部进入人体。微波穿过脂肪层时，有一部分被脂肪层吸收消耗，脂肪层越厚，被吸收消耗的能量也越多，所以通过脂肪层后能量强度有所减弱。当穿过脂肪－肌肉分界面时，又有约 30% 的能量被反射而不能进入肌肉层。微波在肌肉层被吸收、消耗得很快，因此只能到达浅层肌肉，而不能达到深层肌肉。厘米波辐射机体时的反射率为 40%～50%。富于水分的组织能较多地吸收微波能量，而脂肪、骨骼等则反射相当部分的微波。所以当微波作用到有多数界面的部位或器官（如眼、盆腔等）会引起过热现象，要加以注意。

微波治疗的主要作用因素分为热效应和非热效应。脉冲式微波治疗时，其所产生的热为脉冲间期时的血流所消散，故其热作用小，适合于对热禁忌的疾病，如急性病，且能作用于更深的组织。但由于其物理特性所致，微波的热效应和非热效应与超短波引起的也不一样。

（1）热效应　微波辐射人体后，电解质离子随微波频率迅速振动以及电介质的束缚电荷作相对移动，偶极子产生转动，为克服所在媒质的黏滞性而消耗能量并产热。实验证明，使水分子转动180°所需的时间大致与微波之半周期相适应，水分子的固有振荡频率与波长3cm之微波频率相近，可吸收微波能量的98%，10cm微波可被水吸收50%，介电常数较大的组织吸收微波较多，水的介电常数大，故富于水分的组织（如血液、肝、肾、肌肉等）吸收微波能量最多而产生大量热能，引起组织温度升高，而脂肪和骨组织吸收能量最少。

微波对生物体加热的深度取决于波长、组织的导电率、反射能力、介电性、分层厚度、总的容积和几何形状等。厘米波最显著的能量吸收发生在浅表组织内，其穿透组织深度仅为数厘米，同时大部分能量在组织的交接面上被反射，在此处可能形成驻波而导致邻近组织过热。微波透入机体组织的特点，使在某一种动物身上所研究的结果很难或根本不可能应用到另一种动物身上，更不能应用于人体。例如，用波长12.6cm的微波同样作用于老鼠、兔和人，可刺激不同的器官引起反应。由于多种因素影响电磁能吸收的精确测定，故目前在临床治疗和实验研究中，微波对机体作用强度的最可靠的指标，仍然是测量受作用组织或器官的温度变化。

（2）非热效应　动物和临床实验证明，微波的热作用是明显的，但实验中，出现一些不能用热效应解释的生物学现象，例如鸽子在微波束（雷达）中出现慌乱而古怪的飞行。鸽子这种异常活动，不可能与热有关，因为根据辐射器的功率和辐射源与鸽子的距离分析，其能量密度绝不会引起热效应。又如以脉冲持续时间为$1/10\mu s$的微波作用于兔眼时，20分钟后可出现严重损害，但测到的平均功率远不足以引起热效应；还有当以不会引起产热的剂量作用于机体时，发现血流加速，接受低场强微波照射后，在不引起温度升高的情况下，却能引起某些系统和器官的机能或形态学方面的变化，如嗜睡、心动过缓、血压下降等反应，前苏联学派称此为热外作用。认为当接受作用的介质发生温度变化之前，已发生了非常复杂的物理-化学过程，有机物和无机物荷电颗粒随电磁场方向的变化而转移，膜上荷电粒子浓度和通透性改变，蛋白构造过程发生变化，细胞上的胺基基团及细胞的结构等方面发生变化，这与电磁场频率、受作用的动物种类、作用部位和机体原始状态有关。这种特殊作用在较低强度微波作用时（小于$10mW/cm^2$）表现明显，高强度作用时引起的明显热效应掩盖了细胞和组织内的小能量作用下产生的物理化学变化，故非热效应就不易显示出来。因此，可以总结为：微波的非热效应在细胞内的布朗运动产生热效应之前最为突出，尤其是当应用低强度微波时最为明显。在微波的作用机制中，当受作用的细胞内结构的固有频率与电磁场频率相一致或成倍数时所产生的效应最大。有人指出在微波作用上，细胞内水分发生构形过程，而这些水分的固有频率大约为500MHz，而蛋白质分子内的结合水本身又决定了分子形态的变化。因此整个机体系统对低强度微波振荡不仅具有特殊的极高的敏感性，而且接受其影响的能力也增强。有人提出，微波的非热效应需从信息论的观点来认识电磁场的生物学活性问题。在基本相同条件下的外源热作用不引起类似的非热效应。但国际上对此尚有争议，需待继续研究。1973 年国际微波华沙会议曾建议 $1mW/cm^2$ 以下为非热效应，$1 \sim 10W/cm^2$ 为非热效应和热效应的复合作用，$10mW/cm^2$ 以上为热效应作用。现初步认为从微波卫生防护和微波临床应用出发，应考虑到微波的热作用和非热作用的生物效应因素。

2. 微波的治疗作用

（1）微波辐射有使组织温度升高，血管扩张，局部血流加速，血管壁渗透性增高，增强代谢，改善营养，促使组织再生和渗出液吸收等作用。

（2）微波有镇痛、解痉、消炎作用，对肌肉、肌腱、韧带、关节等组织及周围神经和某些内脏器官炎症损伤和非化脓性炎症效果显著，并主治亚急性炎症，弱剂量对某些急性炎症（如浸润性乳腺炎等）亦有效。

（3）眼睛及睾丸对微波特别敏感，治疗时应防护，对血循环差和富于水分的组织应避免过量引起病情恶化。

总之，微波有镇痛、抗炎、脱敏和改善组织代谢和营养等作用。

3. 微波针灸仪的特点和治疗作用

微波针灸仪对经络穴位有其独特作用，利用微波输入穴位，对人体经络系统产生温热作用和热外效应，其表现为得气感和针感强烈，沿经传导，发热出汗（颇似烧山火手法）。针感强弱可用微波功率定量控制，热量的大小可以通过微波输出功率定量，能够快速控制温热和热外效应。针感可产生胀、重、酸、麻、辣、窜动及温热等感觉，其后效应长，即针感可保持 4 小时到 $1 \sim 2$ 日不等。

三、磁疗器材

磁疗法是利用磁场作用于人体患区、经络穴位治疗疾病的一种方法。磁疗有明显的消肿、止痛作用，而且疗效迅速。

世界上的一切物体，小至基本粒子，大至天体都具有一定的磁性。地球本身是一个巨大的磁场。地球上的一切生物和人体一直受着地磁场这一物理环境因素的作用，地磁场成为生物体维持正常生命活动不可缺少的环境因素。在两千多年前，我国西汉时代已利用磁石（Fe_3O_4，为天然矿石）来治病。在国外，16 世纪末已制成各种磁疗器械，如磁椅、磁床、磁枕等用于临床。近 20 年来，国内外对磁场的生物学作用进行了广泛的研究，包括磁场的治疗和诊断疾病的应用，形成磁卫生学、磁生态学、生物磁学等学科，并且取得了明显的进展。

磁疗器材主要有磁片、磁珠、旋转磁疗机和电磁疗机（如图 8-9）。操作方法有静磁法的直接贴敷法、间接贴敷法和磁针法，动磁法的脉动磁场疗法和交变磁场疗法。

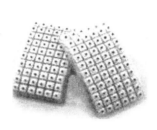
A 磁珠

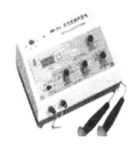
B 磁疗仪

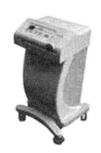
C 旋磁机

图 8 - 9　各种磁疗器材

1. 磁场的生物学作用

（1）不同强度磁场的生物效应　应用强磁场或弱磁场的实验研究很多，其结果也不相同。将小鼠放在 100000 ~ 140000 奥斯特的超导磁场中 1 小时后，体重正常增长；果蝇的卵、幼虫蛹和成虫经过 1 ~ 2 小时后，在发育、染色体或性别比例上无显著变化；海胆卵经过 2 小时后，发现早期分裂显著延迟。有人实验证明，人的红细胞凝集随着磁场强度的变化而增加，在约 50 奥斯特、400 奥斯特和 5000 奥斯特均匀磁场中，凝集率分别增加 21%、25% 与 30%。关于极弱（近于零）磁场的生物效应，也积累了较多的实验资料。小鼠在（0.1 ± 0.5）× 10^{-3} 奥斯特的磁场中 1 年，寿命缩短并产生不育。眼虫藻、绿藻和纤毛虫从低于 10^{-3} ~ 10^3 奥斯特磁场中经过 3 周，发现在极弱磁场中生长繁殖加速，而在强磁场中生长繁殖受抑制。

（2）磁场对细菌生长的影响　有实验研究证实，脉冲磁场（峰值场强几十个高斯，频率 10 ~ 100Hz）、旋转磁场（平均强度 1100GS）和稳定磁场（3000GS）对金黄色葡萄球菌和大肠杆菌有明显的抑制作用。抑菌率以低频脉冲磁场效果最佳。另有实验报道，金黄色葡萄球菌经高频电磁场多次作用后不再生长繁殖，从而认为高频电磁场有杀菌作用。

（3）磁场对组织细胞的影响　实验证明，不均匀磁场对在体鸡心纤维细胞的生长有促进作用。但有人用 1000 奥斯特的磁场强度作用于鸡心组织，发现细胞生长延缓，并出现大量异常的巨细胞。还有人研究了磁场对创伤愈合及组织再生的影响。在 3 ~ 4 月龄的小鼠背部造一圆形创口，在此创伤前，把小鼠置于磁场强度为 3000 ~ 4000 奥斯特的磁场中 1 个月，创伤后 5 ~ 9 日处死小鼠进行组织学检查，显微镜下看到纤维细胞的增生及纤维化均受到明显抑制。但临床上采用比上述场强更低的磁场治疗溃疡面，其结果是促进愈合，甚至长期皮肤溃疡也得到治愈。

（4）磁场对组织器官的影响　有研究证实，磁场作用动物后，容易使其活动增多，而动物由于电流或其他因素刺激引起活动时，磁场作用反而使其活动被抑制。交变磁场与脉动磁场比恒定磁场更易引起动物的活动。有学者用磁场作为条件刺激，在人体形成了条件反射，如有的用场强为 0.1 ~ 0.2 奥斯特、频率为 0.01 ~ 0.3Hz 的交变磁场作为条件刺激，形成了条件反射性睡眠。磁场不仅对脑功能有一定的影响，还能影响脑神经细胞的组织学变化。有人用场强 200 ~ 300 奥斯特的恒定磁场作用于兔头后，使脑组织的星形胶质细胞增加，对神经元无影响。但当磁场作用增加到60~70小时，则神经胶质与神经元均出现增殖性改变。在磁场作用下神经胶质细胞数的变化，可能系因磁场影响了神经胶质的氧化还原电位。

（5）磁场对代谢的影响　有人在6个月内用脉冲磁场多次作用于大白鼠，发现肝内氧化磷酸化偶联过程分离，使ADP与AMP堆积和ATP含量减少。在交变磁场多次作用下，肝糖原下降，心肌糖原蓄积增加，这可能由于肝糖原的氧化增强而心肌中糖的利用受到抑制；但经交变磁场作用3个月者，鼠的糖代谢物明显变化，脑组织中乳酸含量降低。有些学者研究了磁场对电解质浓度的影响。他们以5000奥斯特恒定磁场连续3天作用于鼠，血中Na^+、Ca^{2+}降低，而K^+增高。肝脏内K^+、Na^+在磁场作用1天时降低，而6天后则增多。肾内Ca^{2+}降低，而K^+、Na^+无明显变化。有人用1000奥斯特磁场作用于大鼠1小时和1天，血中K^+、Na^+都没有明显改变。有人用5000奥斯特恒定磁场作用小鼠3天，小鼠肝中及红细胞内铁的含量增多。还有人发现血栓性静脉炎患者，在恒定磁场作用下，血中铁的含量增多。有人用热电偶测定小鼠肛门温度，经过磁场处理的小鼠肛门温度，略低于未经磁场处理的对照鼠。

（6）磁场对血液生物化学的影响　磁疗有降低血脂的作用。有人报道经3个月磁疗，血清总胆固醇下降46.5%，甘油三酯下降39.9%，磷脂/胆固醇的比值提高85%。有人在家兔腹腔造成人工肠粘连后，应用恒定磁场作用于家兔腹部，观察磁场对防止肠粘连方面是否有影响，结果说明磁场有一定的抗粘连作用。磁场还可能对免疫有促进作用。

2. 磁场的治疗作用

（1）镇痛作用　磁疗的镇痛作用是多方面的，如：①磁疗能改善血液组织营养，因而可以克服因缺铁缺氧、炎性渗出、肿胀压迫神经末梢和致痛物质聚集等引起的疼痛；②磁场能提高致痛物质水解酶的活性，使致痛物质水解或转化，达到止痛的目的；③磁场可刺激穴位，疏通经络，调和气血，通过穴位下的神经反射来降低末梢神经的兴奋性，进而达到止痛效果。

（2）镇静解痉作用　磁疗对经络和神经、体液等都有一定的调节作用。镇静作用主要表现在改善睡眠状态，促进入睡和延长睡眠时间；解痉作用主要表现在对胃肠痉挛及面肌抽搐等肌肉痉挛有缓解作用。中药磁石有镇心安神、平肝潜阳作用。

（3）消炎消肿作用　炎症的病因有生物性和非生物性两种：①生物性炎症是由细菌、病毒、寄生虫引起的；②非生物性炎症是由低温、高温、各种毒性、机械创伤等引起的。

一般来说，磁疗对非生物性炎症和生物性炎症的慢性炎症作用较好。因为磁场可以使局部血液循环加强，组织通透性改善，有利于渗出物的消散、吸收；加之磁场还能提高人体的非特异性免疫力，使白细胞活跃，吞噬能力增强，故而有消肿消炎作用。但磁场无明显直接抑菌作用。

（4）降压降脂作用　①磁场能加强大脑皮层的抑制过程，对自主神经有调节作用，使人体微循环功能加强，可引起血压下降。②磁场能使胆固醇的碳氢长链变成短链，成为多结晶中心，加上红细胞转动，胆固醇不易沉着，而易于排出，所以又有降血脂作用。

（5）抑制肿瘤作用　磁疗对良性和恶性肿瘤均有一定的抑制作用。①对良性肿瘤，如纤维瘤、脂肪瘤、毛细血管瘤、腱鞘囊肿等，可使之缩小或消失；②对恶性肿瘤，如消化道肿瘤、淋巴肿瘤、肝癌、肾癌等，亦可改善症状、抑制生长或缩小肿块等。

大剂量非均匀磁场效果显著，一般均匀磁场对恶性肿瘤无效。磁场对肿瘤作用的机制尚不清楚。

（6）止泻作用　磁疗法不仅对一般单纯性消化不良及肠炎等引起的腹泻有明显的止泻作用，而且对中毒性和消化不良性腹泻，也有良好的止泻效果。

①磁场能减低肠蠕动。腹泻时肠蠕动增强，磁场通过降低肠蠕动起到止泻作用。

②磁场促进肠黏膜对水分、电解质、葡萄糖等物质的吸收作用。

3. 磁疗的作用机制

（1）通过经络穴位产生作用　现代仪器检查证实：穴位经络存在电活动现象，如穴位比周围有较高的电位，当某脏器的功能亢进时，相应经络穴位皮肤电位增高或电阻下降。磁场可能影响经络的电磁活动过程而起功能调节作用。国内外研究资料证明，内关穴、关元穴磁疗有降低低密度脂蛋白的作用。埋磁可降低血清胆固醇和三酰甘油的含量。这些都表明不同腧穴的磁疗具有特异性效应。

（2）神经反射作用　当磁场作用于机体时，引起皮肤感受器的兴奋，这些兴奋通过神经纤维传到神经系统，包括传到相应的脊髓节段与大脑皮层，再由中枢神经系统发出离心冲动，传达到内脏、躯干、腺体等组织，发生相应的反应。实验研究表明，一定的磁场强度作用于生物体时，出现类似睡眠或麻醉时的脑电波，说明大脑皮层的抑制过程加强而产生镇静作用，这种作用的产生，可能是通过无条件反射来达到的。

（3）磁场对细胞的影响　研究结果表明，不同的细胞对相同的磁场强度有不同的敏感性，相同的细胞在不同的磁场强度下产生不同的反应，细胞产生的磁生物效应的大小与细胞在磁场下所处的时间长短有关，与细胞所处的细胞周期有关。同时还发现较低磁场促进细胞生长，而较强磁场对细胞生长起抑制作用，并认为磁生物学效应是磁场对细胞各成分各结构综合干扰的结果。通过磁场对细胞的影响，而产生有利于治疗作用的效应。

（4）磁场对酶的影响　酶是在细胞内生成的，其化学本质属于蛋白质的生物催化剂。有些酶类的催化活性，除了蛋白质部分外，还需要金属离子，即金属离子是酶活性中心的组成部分。有些酶的分子中虽不含有金属，但需要金属离子激活。例如，许多磷酸转换酶需要 Mg^{2+} 激活，许多水解肽键的酶需要 Co^{2+}、Mn^{2+}、Mg^{2+} 或 Zn^{2+} 的激活，才转变成具有活性的酶。此外，Na^+、K^+、Ca^{2+}、Cu^{2+} 等十余种阳离子及一些阴离子（Cl^- 等）均对某些酶具有激活作用。磁场可能通过对上述金属离子和非金属离子的作用影响酶的催化活性，而对人体产生作用。有人认为磁场有镇静止痛、降低血压和减轻炎症反应等作用，与磁场提高胆碱酯酶、单胺氧化酶、组胺酶和激肽酶的活性有关。

（5）调节体内生物电磁场　人体内有生物电流存在，根据电磁感应原理就应有生物磁场存在。有人用仪器测量和计算机处理，观察到人的心脏、大脑、肺部、肌肉和腹部等处产生的微弱磁场（如表8－7）。生物电是生理活动的重要组成部分。在外加磁场作用下，生物电流将受到磁场力的作用，即磁场将对生物电流的分布、电荷运动形式及其能量状态发生作用，因而引起有关组织器官的功能发生相应的变化。此外，生物体的氧化还原反应过程中，发生电子的传递，磁场可能对电子传递过程产生作用而影响生化反应过程。

表8－7　人体不同部位产生的微弱磁场

磁场来源	磁场强度（奥斯特）	磁场频率（赫兹）
心脏	约 $\leq 10^{-6}$	$0.1 \sim 40$
脑	约 $\leq 5 \times 10^{-9}$	交变
肌肉	约 $\leq 10^{-7}$	$1 \sim 100$
腹部	约 $\leq 10^{-8}$	0

（6）产生微电流　当机体受到磁场作用后，可产生电流，由于这种电流的强度很弱，所以叫做微电流。我们知道，人的心脏始终在进行收缩舒张活动，人体各处的血管也随之不停息地进行收缩和舒张运动，血液也是不断地在血管中流动，受到磁场作用后，随着血管的运动和血液的流动，对磁场的磁力线进行切割，从而产生微弱的电流。血管中的血液是一个导电体，血管壁是半透膜，在其周围存在液体流动，液体内有带电粒子，在微电流的作用下，引起离子浓度和运动速度的变化。微电流可能通过刺激神经末梢，影响神经机能，也可能有调整体内生物电流的作用。

4. 磁疗仪器

（1）*磁片*　磁片为永磁体。磁片的材料有铁氧体、金属磁和稀土钴三类。铁氧体有钡铁氧体（$BaFe_{12}O_9$）和锶铁氧体（$SrFe_{12}O_9$），其矫顽力（抗退磁能力）较高，电阻率高，磁性较低，价格低廉。金属磁性材料通常分为5类磁钢（AINiCO－5）和8类磁钢（AIMiCO－8），矫顽力较低，磁性强。稀土钴磁性材料是由稀土元素，如钐、铈、镨等与钴元素合成的合金材料，如钐钴合金（$SmCO_5$）、铈钴合金 [Ce（CoCuFe）$_5$]、钐镨钴合金 [（Smpr）CO_5] 等，其特点是磁性强，矫顽力高，但价格昂贵。常用的磁片形状有圆形、方形、柱形和圆珠等，有各种不同面积和厚度，它们的表面磁场强度参见表8－8。

表8－8　磁疗用的永磁体的各种规格表

磁体的尺寸（mm）		磁体的表面磁场（Bd）（GS）	磁体的尺寸（mm）		磁体的表面磁场（Bd）（GS）
直径	厚度		直径	厚度	
30	7	$1300 \sim 1600$	20	7	$1600 \sim 2000$
30	5	$1100 \sim 1300$	20	5	$1200 \sim 1500$
15	5	$1600 \sim 2100$	10	3	$1600 \sim 1800$
15	3	$1100 \sim 1300$	9	2.5	$1700 \sim 2100$
13	3	$1200 \sim 1400$	8	2	$1600 \sim 1900$
13	1.5	$600 \sim 800$	6	2	$1800 \sim 2200$

按照穴位位置，将磁片缝缀在布料上制成磁帽、磁衣、磁腰带、磁表带、磁枕等，以进行长时间治疗，适用于治疗一些慢性病，如高血压、神经衰弱、慢性腰痛、乳腺增生等。

（2）旋转磁疗机　旋转磁疗机一般要用高磁场强度的钐钴合金永磁体，其表面磁场强度应在2500GS以上。旋转磁疗机上的磁体，一般是两个，其排列有两种形式，比较普遍的是两个磁体之间有一定的距离，磁体面积直径在1cm左右。另一种形式是将两个直径2cm的永磁体并列在一起，此型使用锶铁氧体。此外还有用3~4个磁体制作的。关于极性配置，一般用同名极，也有用异名极的。所谓同名极即磁体朝向保护罩的极性均是南极或北极，所谓异名极即朝向保护罩的极性分别为南极与北极。前者产生脉动磁场，后者产生交变磁场。磁体的重量应相等，磁体距中轴的距离应相同，以便转动时保持平衡。

（3）电磁按摩器　电磁按摩器又称为震动磁疗机或磁按摩器，它是利用电按摩器带动磁片作用于机体。电磁按摩器机头由软橡皮或微孔塑料制造，其上面嵌有2~4个磁体，磁体表面磁场强度为3000GS左右。当电磁按摩器接通50Hz、220V的交流电后，带动磁片震动，对局部有机械按摩和磁场作用。

（4）交变磁疗机　交变磁疗机利用低频交变磁场治疗疾病，主要有带调压装置的电磁治疗机和无调压装置的磁疗器。

①电磁治疗机由电源和磁头部分组成。磁头由矽钢片叠成铁芯插入线圈，固定在特制的铁壳内，铁壳四周和底板构成磁路，只有一面开口，使磁场透出进入人体。磁头的开放面安装一块铜片，系弹簧装置，在交变磁场作用下，使线圈产生震动，此震动传到铜片上，铜片发生震动，对组织有按摩作用。铜片对磁场不发生屏蔽，不影响磁力线通过。磁头用矽钢片做芯，可以得到较强的磁场强度。

②磁疗器是一种较简易的交变磁疗机，其构造原理与电磁治疗机的磁头相同。由于没有调压装置，直接给线圈通以50Hz、220V的交流电，安全性较差，必须严格注意，以免触电。要绝缘良好，在线圈外面应有外壳，避免线圈外露。交变磁疗机的磁场强度一般为200~3000GS。

（5）脉动磁疗机　脉动磁疗机产生脉动磁场，由电源和磁头组成。脉动磁场通过磁头，作用于机体。脉动磁疗机的磁场强度为2000~4000Gs，亦有高达8000Gs者。穿透力深，可以直接作用到深在病变与器官。

（6）脉冲磁疗机　将各种不同频率和波形的脉冲电流通过电磁铁的线圈，即产生脉冲磁场。又分为直流脉冲磁场、均匀脉冲磁场、疏密脉冲磁场和渐强脉冲磁场四类：①直流磁场：磁场强度8000Gs；②脉冲磁场：频率20~160次/分，磁场强度1000~8000Gs；③疏密磁场：磁场强度1000~8000Gs；④渐强磁场：频率20~160次/分，磁场强度1000~8000Gs。

（7）磁椅　在特制的躺椅上，安装6块永磁铁氧体分别对准头部、背部、腰骶部、上肢前臂和小腿后面或足底，利用恒定磁场治疗疾病。也可以利用一般的躺椅，在相当于上述的部位分别固定永磁铁氧体，成为简易磁椅。

（8）磁极针　磁极针是一种用永磁合金材料制作的功能性针灸针。它把传统针灸疗法和磁疗的功能特点有机地结合起来，集针磁于一体，协同发挥作用，以提高传统毫针在针灸临床上的治疗效果。

磁极针的针具主要由针尖、针身、针根、针柄及针尾构成。磁极针选用矫顽力和磁能积较高的材料制作，按针具尖端的磁极性，分为 S 型（南极）和 N 型（北极）两种，并用不同的针柄形式环柄（S 型）或平柄（N 型）相区别。

磁极针结构原理基本同毫针，其针尖不宜过锐，需圆而不钝，形如松针，针身必须挺直、光滑、坚韧而富有弹性，无斑剥、裂痕和曲折，具有良好的耐腐蚀性能，针根必须牢固不能有斑剥、裂痕或松动现象，针柄以铜丝缠绕紧密为佳。针柄不宜过长或过短，过长在浅部留针或装置艾绒时会发生垂倒现象，针柄过短运用手法时手指不易着力。环柄针针尾用一根绕柄铜丝缠绕，呈圆筒状；平柄针针尾用铜丝缠绕柄到规定尺寸后截断，呈齐平状针尾。磁极针经充磁后，其针具尖端的表面磁场强度应在 180 ~ 240GS 之间。

5. 磁疗方法

（1）静磁场疗法　常用的有磁片贴敷法，是指将永磁体贴敷在人体体表穴位处治疗疾病的一种方法，又可分为体穴贴敷法、耳穴贴敷法、间接贴敷法几种。用胶布或其他方法将磁片固定在治疗部位进行治疗。根据病情可贴敷一块或多块磁片，常用异极对置法。磁片与皮肤距离越大，作用于组织的磁场强度越弱，因此，常将磁片直接贴在皮肤上或只垫一层薄的纱布。磁片贴敷法操作简便，病人不需要经常到医院，根据病情定期到医院复查即可。

（2）旋转磁疗法　简称旋磁法。根据旋磁机机头上磁片安装方式的不同，分为同名极（脉动磁场）旋磁法与异名极（交变磁场）旋磁法。旋转磁疗器的磁头对准治疗部位进行治疗，磁头贴着治疗部位。适用于外伤血肿、急性扭挫伤、冻伤、小儿肌性斜颈、小儿肠炎腹泻等病，均有较好疗效。

（3）电磁治疗法　目前国内用得较多的是下述几种疗法。

①交变磁场疗法（低频交变综合磁疗法）：低频交变综合治疗机是一种能同时产生磁场、震动、热能 3 种综合效应的治疗器械，对消化系统、呼吸系统及因风寒引起的疾病有较好疗效。

②脉冲磁场疗法：目前国内生产的脉冲磁疗机，有多种类型。构造复杂的可产生均匀、疏密、渐强脉冲磁场。大磁头的直径达 150mm，小磁头的仅 10mm，磁场强度分别可达 1000 ~ 8000Gs 不等。双磁头者较多，亦有单磁头的。

③直流脉动磁场疗法：直流脉动磁场是在铁芯上绕以线圈，再经过变压、整流一系列装置，而后制成各种形状的磁疗机。这种脉动磁场与旋磁机、震动磁疗机机头上产生的脉动磁场不同，它是通过电磁体产生的，波形比较规律，患者觉察不到它的跳动。目前国内生产此种磁疗机者较少。

（4）磁化水疗法　经过磁场处理的水称为**磁化水**，应用磁化水治疗疾病的方法叫**做磁化水疗法**。

①磁化水对结石的作用：临床证明，内服大量磁化水后，对尿路结石有一定疗效。其机制目前尚不清楚。磁化水对结石可能有助溶作用，有人用电子显微镜观察结石经过磁化水浸泡后的细微改变，将结石切开后分别放到磁化水和自来水中浸泡10天，然后进行扫描电子显微镜观察。结果，磁化水浸泡的结石均出现了大面积平板破碎或孔穴，原来的结晶变成小球状物。这说明磁化水使结石变为疏松、碎烂甚至溶解。

②医用磁水器：医用磁水器是制造磁化水的器械，它由若干块永磁铁氧体、铁、铁柱、软胶管等组成。医用磁水器的主要数据为：磁场强度2000～5000GS；水流速度每秒0.1m或每分钟120～150滴；水流切割磁场次数，一般不少于10次。所谓水流切割磁场，就是普通水垂直流经磁场，切割速度就是普通水流经磁场的次数，而次数多少通过医用乳胶管缠绕永磁铁氧体的圈数来实现。

③治疗方法：患者提取磁化水，宜用塑料、木、玻璃铝或陶瓷等容器，为避免影响磁性，磁化水煮沸时间不能过长，煮沸后灌入保温瓶待服，也可冷饮。磁化水保存时间为1～2日。

磁化水疗法用于治疗尿路结石，每天用量2500～3000ml，早晨空腹服用1000ml，其余分次服完。小儿服量适当减少。一般2～3个月为1个疗程，必要时还可以延长。

磁化水治疗期间，一般无不适感觉，仅有少数患者出现腹胀、胃部不适等副作用，但经过一段时间后，副作用逐渐消失。

6. 磁疗剂量及副作用

（1）**磁疗剂量的分级** 按磁片的表面磁场强度分为三级 ①小剂量或称低磁场：每块磁片的表面磁场强度为200～1000Gs；②中等剂量或称中磁场：每块磁片的表面磁场强度为1000～2000Gs；③大剂量或称强磁场：每块磁片的表面磁场强度为2000Gs以上。

按人体对磁场强度的总接受量分级 ①小剂量：磁片的总磁场强度为3000Gs以下；②中等剂量：磁片的总磁场强度为3000～6000Gs；③大剂量：磁片的总磁场强度为6000Gs以上。

对于动磁场（包括低频交变磁场、脉冲磁场、脉动磁场）的剂量划分，初步分为三级 ①小剂量或称低磁场：磁场强度1000Gs以下；②中等剂量或称中磁场：磁场强度1000～3000Gs；③大剂量或称强磁场：磁场强度3000Gs以上。

在临床上既要获得好的疗效，又要减少副作用的发生，在选择磁场强度时，宜注意以下几个方面：①患者情况：年老体弱，久病，儿童，过敏体质等开始先用小的场强，而年轻体壮者可用中或大的场强。②病变性质：急性疾病开始时用小场强或中场强，慢性疾病开始即可用中场强或大场强。③疾病种类：对于疼痛性疾病可用中等剂量或大剂量，如对恶性肿瘤的剧烈疼痛用高磁场。而对神经衰弱、高血压等功能性疾病，可以用较低磁场。④治疗部位：头、颈、胸部开始时用小场强，腰、腹、四肢及深部开始即可用中或大的场强。

（2）**磁疗的时间** 一般每次20～30分钟，每日或隔日1次。贴敷法每疗程为3～4周，但对于慢性支气管炎、支气管哮喘、高血压病，在无副作用的情况下，疗程可以延长至 2~3 个月。对于病程不长或浅表性疾病，疗程可以缩短，当症状体征消失后即停止磁疗。旋磁法和电磁法每个疗程 5~20 次。疗程之间的休止期一般为 5~10 天。

（3）磁疗的副作用　磁疗副作用的发生率一般在 10% 以下。副作用的产生与年龄、体质、治疗部位、使用方法、磁场强度、磁片多少和穴位不同都有关。主要表现为心悸、气短、无力、头晕、失眠、嗜睡、兴奋、恶心和胃部不适等症状，个别患者白细胞一时减少。此外，局部表现为疼痛、烧灼感、瘀斑或水疱。副作用一般较轻，不需处理，可以继续磁疗。有些患者副作用较多，可以试换敷磁的穴位、时间、强度和方法。对少数副作用明显、持久和白细胞减少时，则应中断磁疗。如皮肤刺激反应持续不退或发生水疱时，应改为间接敷贴法、动磁法，或更换敷磁部位。副作用多发生在磁疗后头两天，可嘱患者及时复诊。白细胞计数偏低的患者，定期复查血象。

思考题

1. 脉象仪有哪些种类？各有什么用途？
2. 何谓传感器的静态特性和动态特性？
3. 医用传感器的发展趋势是什么？
4. 磁疗法有哪些治疗作用？在治疗中有哪些注意事项？
5. 激光的生物效应有哪些？
6. 人体与红外线的关系有哪些？
7. 哪些是常用的电针治疗仪参数？各有什么作用？

参考文献

1. Arthur E. Chapman. 人体基本运动的生物力学分析. 北京：北京体育大学出版社. 2010

2. 陈仲本，况明星. 医用物理学. 北京：高等教育出版社. 2005

3. 戴红. 人体运动学. 北京：人民卫生出版社. 2008

4. D. R. 韦斯特海德，J. H. 帕里斯，R. M. 特怀曼. 生物信息学（中译本）. 第二版. 北京：科学出版社. 2011

5. 何雁，马志庆. 医药数理统计. 北京：科学出版社. 2009

6. 胡炳生. 现代科学技术基础. 南京：南京大学出版社. 2006

7. 胡新珉. 医学物理学（第六版）. 北京：人民卫生出版社. 2006

8. 姜宗来，樊瑜波. 生物力学—从基础到前沿. 北京：科学出版社. 2010

9. 金新政，陈敏. 医院信息系统. 北京：科学出版社. 2004

10. 李松山，翟光玫. 人体力学基础. 河南：河南大学出版社. 1990

11. 梁路光，赵大源. 医用物理学. 北京：高等教育出版社. 2004

12. 刘华，梅光泉. 自然科学概论. 北京：海洋出版社. 2003

13. 陆爱云. 运动生物力学. 北京：人民体育出版社. 2010

14. Margareta Nordin，Victor H. Frankel. 肌肉骨骼系统基础生物力学. 第三版. 北京：人民卫生出版社. 2008

15. 彭承琳. 生物医学传感器—原理与应用. 重庆：重庆大学出版社. 1996

16. 栾玉广. 自然科学技术研究方法. 北京：中国科学技术大学出版社. 2003

17. 谈正卿，顾启秀. 中医工程学概论. 上海：上海中医学院出版社. 1990

18. 体育院校成人教育协作组《运动生物力学》教材编写组. 运动生物力学. 北京：人民体育出版社. 1999

19. 余奎，林国庆，曲哲等. 传感器在现代医学科技领域中的应用特点及发展趋势. 医疗卫生装备. 2003（9）

20. 张安玲，徐胤聪. 中医基础理论. 上海：同济大学出版社. 2009

21. 张大新. 临床医学生物力学疗法. 北京：化学工业出版社. 2008

22. 赵焕彬，李建设. 运动生物力学（第三版）. 北京：高等教育出版社. 2008

23. 周仁郁. 中医药统计学. 北京：中国中医药出版社. 2008

24. 朱扬勇，熊赟. 生物数据整合与挖掘. 上海：复旦大学出版社. 2009